E-BOOK INSIDE + ARBEITSMATERIAL

Lotz: Metaphern in der Akzeptanz- und Commitmenttherapie
Mit dem untenstehenden Download-Code erhalten Sie die PDF-Version dieses Buches inkl. aller Downloadmaterialien.

So laden Sie Ihr E-Book inside herunter:

1. Öffnen Sie die Website: http://www.beltz.de/ebookinside
2. Geben Sie den untenstehenden Download-Code ein und füllen Sie das Formular aus.
3. Mit dem Klick auf den Button am Ende des Formulars erhalten Sie Ihren persönlichen Download-Link.
   [Für den Einsatz des E-Books in einer Institution fragen Sie bitte nach einem individuellen Angebot unseres Vertriebs: vertrieb@beltz.de. Nennen Sie uns dazu die Zahl der Nutzer, für die das E-Book zur Verfügung gestellt werden soll.]
4. Beachten Sie bitte, dass der Code nur einmal gültig ist. Bitte speichern Sie die Datei auf Ihrem Computer.

Download-Code

KM273KG7DW

Lotz

Metaphern in der Akzeptanz- und Commitmenttherapie

Norbert Lotz

Metaphern in der Akzeptanz- und Commitmenttherapie

Mit E-Book inside und Arbeitsmaterial

BELTZ

Anschrift des Autors:
Prof. Norbert Lotz, Ph. D.
FIRST Institut
Sandweg 53
60316 Frankfurt
E-Mail: norbert.lotz@first-institut.de
www.first-institut.de
www.akzeptanz-commitmenttherapie.de

1. Auflage

Werderstraße 10, 69469 Weinheim
Programm PVU Psychologie Verlags Union
http://www.beltz.de

Lektorat: Antje Raden
Herstellung: Sonja Frank
Umschlagbild: mauritiusimages / food collection
Satz und Bindung: Beltz Bad Langensalza GmbH, Bad Langensalza
Gesamtherstellung: Beltz Bad Langensalza GmbH, Bad Langensalza

Printed in Germany

ISBN 978-3-621-28294-9

Inhaltsübersicht

Vorwort 9
Geleitwort 10
Bitte lesen 13

1 Die Akzeptanz- und Commitmenttherapie 15
2 Die Bezugsrahmentheorie (BRT) 20
3 Metaphern gekonnt einsetzen 26
4 Gegenwärtig leben 39
5 Achtsamkeit 54
6 Kreative Hoffnungslosigkeit 73
7 Kontrolle 84
8 Erlebensvermeidung 103
9 Bereitwilligkeit 115
10 Akzeptanz 131
11 Defusion 146
12 Selbst 172
13 Engagiertes Handeln: Commitment 183
14 Wert(e)orientierungen 208

Literatur 226
Metaphernverzeichnis 232
Sachwortverzeichnis 238

Inhalt

Vorwort 9
Geleitwort 10
Bitte lesen 13

1 Die Akzeptanz- und Commitmenttherapie 15
1.1 Grundannahmen der Akzeptanz- und Commitmenttherapie 15
1.2 Therapeutische Beziehung oder: Heilung ist immer auch ein zwischenmenschlicher Prozess 15
1.3 Psychische Flexibilität 16
1.4 Zusammengefasst: Wofür steht ACT? 19

2 Die Bezugsrahmentheorie (BRT) 20
2.1 Funktionaler Kontextualismus 20
2.2 Analogien und Metaphern im Verständnis der Bezugsrahmentheorie 21
2.3 Wie wirken Metaphern im Alltag? 22
2.4 Regelgeleitetes Verhalten 22
2.5 Pliance 23
2.6 Therapeutische Wirkung von Metaphern in der Akzeptanz- und Commitmenttherapie 24

3 Metaphern gekonnt einsetzen 26
3.1 Die Metaphern-Runde – eine Metapher 26
3.2 Charakterisierung von Metaphern 30
3.2.1 Funktion 30
3.2.2 Physiologische Prozesse 31
3.3 Präsentation von Metaphern 32
3.3.1 Fremd verfasst – eigen verfasst 32
3.3.2 Ansprache 32
3.3.3 Einflussmöglichkeiten der Präsentation 33
3.3.4 Mit / ohne Vorbesprechen – mit / ohne Nachbesprechen 34
3.3.5 Timing 35
3.4 Umgang mit Metaphern 36
3.5 Vorzeitiges Beenden 37

4 Gegenwärtig leben 39
4.1 Einführung 39
4.2 Metaphern 40

5 Achtsamkeit 54
5.1 Einführung 54
5.2 Metaphern 56

6 Kreative Hoffnungslosigkeit 73
6.1 Einführung 73
6.2 Metaphern 74

7 Kontrolle 84
7.1 Einführung 84
7.2 Metaphern 85

8 Erlebensvermeidung 103
8.1 Einführung 103
8.2 Metaphern 104

9 Bereitwilligkeit 115
9.1 Einführung 115
9.2 Metaphern 116

10 Akzeptanz 131
10.1 Einführung 131
10.2 Metaphern 132

11 Defusion 146
11.1 Einführung 146
11.2 Metaphern 149

12 Selbst 172
12.1 Selbst-als-Konzept 172
12.2 Beobachtendes Selbst 173
12.3 Selbst-als-Kontext 173
12.4 Metaphern 174

13 Engagiertes Handeln: Commitment 183
13.1 Einführung 183
13.2 Metaphern 184

14 Wert(e)orientierungen 208
14.1 Einführung 208
14.2 Metaphern 209

Literatur 226
Metaphernverzeichnis 232
Sachwortverzeichnis 238

Vorwort

In diesem Buch werden Geschichten zur Akzeptanz- und Commitmenttherapie präsentiert – bekannte, neu erzählte, sowie eigens hierfür geschriebene.

Geschichten bewegen. Sie sind Wegweiser und Wegbegleiter.

Ich danke dem Beltz-Verlag, im Besonderen Frau Antje Raden, die diesen Weg geebnet und das Buch lektoriert hat, und meinem Freund, dem Schriftsteller Jonas Torsten Krüger, für seine Inspirationen.

Ich widme das Buch meiner Frau Christina Oxfort, die mein Leben verzaubert hat.

Frankfurt, im Januar 2016 *Norbert Lotz*

Geleitwort

ACT unterscheidet sich radikal von den meisten Formen der Psychotherapie. ACT ist auch mehr als nur eine Psychotherapie – eigentlich eher eine offenere und sanftere Art zu leben, die uns allen gut tun würde. Diese radikale Andersartigkeit wird dem Leser im vorliegenden Buch sehr schnell deutlich. Wie auch bei der ACT selbst, so vermeidet der Autor langatmige, theoretisch kopflastige Erklärungen der zentralen ACT-Therapieprozesse, sondern verlässt sich stattdessen auf die anschauliche Erklärungskraft von Metaphern. In der Tat könnte man dieses Buch durchaus als eine Einführung in die ACT anhand von Metaphern charakterisieren. Darüber hinaus hat der Autor die bemerkenswerte Fähigkeit, immer wieder kreative Wortspiele und sprachliche Verfremdungen dort strategisch einzusetzen, wo die Leser vielleicht eher geneigt wären, linear geradeaus zu denken. Das hält das Interesse am Weiterlesen wach.

Die Vorgehensweise dieses Buches ist nicht nur eine interessante und originelle Art, Leser in die Anwendung von ACT-Metaphern einzuführen, sondern vor allem auch sehr ACT-konsistent. Der Grund dafür ist, dass dies genau der Vorgehensweise von guten ACT-Therapeuten entspricht: weniger Theorie oder kühle Logik und dafür mehr Bilder, Paradoxien und Spiele. So lassen uns Metaphern und Geschichten unterhaltsam und humorvoll erfahren, dass unser eingefahrenes, vom Verstand gelenktes Denken (auch als Therapeuten!) nicht immer unser bester Ratgeber ist.

Das vorliegende Buch ist dennoch auch eine Einführung in die ACT. So behandelt fast jedes Kapitel einen der zentralen Veränderungsprozesse. Die didaktische Vorgehensweise unterscheidet sich jedoch deutlich von anderen ACT-Einführungsbüchern, die ihren Schwerpunkt auf die Vorstellung und Diskussion der Therapieprozesse selbst legen und im Verlauf dabei vielleicht zwei bis drei Metaphern beispielhaft vorstellen. Die meisten Kapitel beginnen damit, den jeweiligen Therapieprozess kurz zu erklären und dann noch einmal prägnant und griffig zusammenzufassen. Danach beschäftigt sich der Hauptteil des Kapitels mit der Vorstellung von Metaphern, die alle sehr originell sind. Sie sind originell, weil sie in der hier beschriebenen Form in anderen Büchern so noch nicht vorgestellt worden sind, obwohl einige durchweg von »klassischen« Metaphern und Geschichten inspiriert wurden. Insofern ist das Lesen dieses Buches nicht nur eine Bereicherung für ACT-unerfahrene Leser, sondern auch für »alte ACT-Hasen«. Wie die auf den folgenden Seiten vorgestellten Metaphern und Geschichten, so ist der Schreibstil des Autors weniger sachlich-nüchtern, sondern kreativ und vor allem fantasievoll. Ich bin daher überzeugt, dass dieses Buch auch die Fantasie des Lesers stimulieren und beflügeln wird.

Auf der Inhaltsebene macht der vorliegende Band die zentrale Bedeutung von Metaphern im Rahmen der ACT sehr deutlich und zeigt, dass ihre Anwendung wirklich alle Phasen und Prozesse von ACT durchzieht. Ein Ziel der Anwendung von Metaphern, Geschichten und Paradoxien ist, die starre und unflexible verbale Verhaltensregulation von Klienten zu lockern, damit sie eine flexiblere Beziehung zu ihren als aversiv empfundenen Erfahrungen eingehen können. Obwohl Metaphern zwar verbal vermittelte Geschichten sind, so beinhalten sie doch in erster Linie Analogien und Bilder, die man also nicht unbedingt wörtlich nehmen kann und soll. Dadurch vermögen sie die Dominanz von Sprache und kognitiven Fusionsprozessen zu unterwandern und zu schwächen. Sie erlauben uns, unmittelbaren Kontakt mit Aspekten unseres Erlebens aufzunehmen, und dies aus einer neuen Perspektive heraus zu tun. Dadurch schaffen wir Abstand zwischen unserem eigentlichen Selbst und der Art und Weise, wie wir unseren Problemen mit unserem Verstand begegnen. Zugleich öffnet sich dabei die Tür für das Entstehen neuer, oft unerwarteter und überraschender Lösungen.

Zur Einführung in dieses Buch möchte ich noch einige Anmerkungen zur praktischen Anwendung von Metaphern machen, die vielleicht besonders für »ACT-Neulinge« hilfreich sein könnten. Aufgrund von Ergebnissen von empirischen Untersuchungen mit Erwachsenen und Kindern empfiehlt es sich für Therapeuten, alle sich dazu eignenden Metaphern mit ihren Klienten zusammen auszuagieren, anstatt sie nur verbal darzubieten. Diese spielerische, direkte Interaktion macht Metaphern für die Klienten persönlich besonders relevant und lebendig, maximiert ihren direkten Erfahrungswert und verankert sie erheblich stärker in die Erinnerung.

Bei der Anwendung von Metaphern empfiehlt es sich auch, zunächst eng im Rahmen der jeweiligen Geschichte zu bleiben und nicht bereits während der Durchführung die mögliche Beziehung der Metapher zur Lebenssituation des Klienten zu besprechen. Dies würde die Klienten vom augenblicklichen Erleben ablenken und in unnötige verbal-gedankliche Analysen verwickeln. Erst gegen Ende oder nach Abschluss der Übung sollten Therapeuten die Bedeutung und Beziehung der aktuellen Metapher zum Problem der Klienten besprechen. Einer Besprechung, die nicht zu ausführlich sein sollte, damit sich Klienten nicht im »neuen Verständnis« des Problems verstricken und sie nicht wieder zu kopflastig werden.

Die ACT ist kein einfacher Bausatz von Texten, Techniken und Übungen – auch wenn es viele davon gibt. Ich würde dem Leser daher empfehlen, die vorgestellten Metaphern und Geschichten durchaus zu individualisieren und den spezifischen Umständen und Reaktionen des einzelnen Klienten anzupassen. Mit anderen Worten: Es ist vollkommen in Ordnung, wenn Therapeuten die Beschreibung der Metaphern und Geschichten verändern und an die spezifischen Bedürfnisse der Klienten anpassen. Auf diesem Weg werden wahrscheinlich sogar neue Metaphern und Variationen entstehen. All dies ist durchaus gut und wünschenswert, solange der Leser die kritischen Prozesse im Auge behält, die dem Problem und dessen Behandlung zugrunde liegen.

Es kommt nicht oft vor, dass man dem Leser eines eigentlich wissenschaftsorientierten Textes am Ende eines Vorwortes »Gute Unterhaltung« wünschen kann und darf – in diesem Fall ist dies jedoch durchaus berechtigt. In diesem Sinne wünsche ich Ihnen gute Unterhaltung bei Ihrem Eintauchen in die Welt der ACT-Geschichten und Metaphern: Mögen diese Sie sowohl persönlich inspirieren als auch beruflich für Sie eine Hilfe sein.

Port Angeles, Washington, USA, Januar 2016 *Prof. Dr. Georg H. Eifert*

Bitte lesen

So heißt das erste Kapitel. Würde ich es Einleitung nennen, würden es möglicherweise einige (viele?) von Ihnen nicht lesen. Vorbemerkungen, Einführungen, Einleitungen, Vorworte, Vorspiele – nicht Vorlesungen! – werden oft nicht so recht ernst genommen, es sei denn, sie sind von einer im Fachgebiet bekannten Persönlichkeit verfasst: Herzlichen Dank, Herr Prof. Dr. Eifert, für Ihr Geleitwort.

Metaphern und Geschichten

Unser Leben ist eine Geschichte – unsere Lebensgeschichte.

Unsere Sprache lebt in Metaphern, unser Denken ist reich an Metaphern (»reich an«: schöne Metapher!). In jedem Augenblick (wieder eine!), bei fast jedem Ausdruck (haben Sie es bemerkt?) greifen wir (das hört ja gar nicht auf!) zu entsprechenden Formulierungen. Wenn sich so viel in und durch Metaphern und Geschichten abspielt, dann könnten Botschaften, die sich genau dieser Form bedienen, doch besonders passend und »denkgerecht« ankommen, sich unbemerkt einschleusen, beeinflussen und gewünschte Veränderungen einleiten. Nicht zuletzt sind es auch Geschichten, mit denen zum Beispiel Klientinnen und Klienten zur Therapie kommen. Geschichten, die sie plagen und die sie nicht loswerden. Kaum jemand beginnt eine Therapie und sagt: »Guten Tag. Depression.« Oder »Guten Tag. Panik / Zwang«. Bereits mit dem ultrakurzen Satz »Ich leide unter Panikattacken« hat er bzw. sie eine metaphorische Beziehung ausgedrückt: »unter«. Er / sie leidet nicht »über« Panikattacken oder »hinter, bei, zwischen, auf«. Andere leiden »an« Panikattacken. Spüren Sie, sagen Sie beide Sätze laut: Ich leide unter Panikattacken. Ich leide an Panikattacken. Aber »leiden« ist doch gebunden an bestimmte Wörter, an die sogenannten Präpositionen! Übersetzt: vor(an) Stellung. Im Deutschen: Verhältniswort. Sie gehen ein Verhältnis ein! Diese Gebundenheit (und wieder eine Metapher) widerspricht aber nicht der Auffassung, dass ein solches Wort, eine solche kurze Präposition, selbst Metapher sein kann – interessant.

Zurück zum Ausgangspunkt: Durch Metaphern und Geschichten scheinen wir sehr »tief« ansprechbar zu sein. In besonderer Weise hat die ACT den Metaphern einen wichtigen Platz im therapeutischen Prozess eingeräumt. Sie wissen natürlich, »ACT« kann das nicht, »ACT« kann nichts einräumen, auch nichts aus-, um- oder wegräumen. ACT ist ein Name, ein Begriff, kein Agens. Man sagt nur so.

ACT-Metaphern in diesem Buch

In vielen Büchern über ACT finden Sie Metaphern, zum Teil nur mit dem Titel benannt. Fast alle können Sie auch hier im vorliegenden Buch auffinden. Es versteht sich (was eigentlich auch nicht geht – ein Buch kann sich nicht verstehen) als eine Sammlung der gängigsten Metaphern und Geschichten im Anwendungsprozess der ACT. Außerdem finden Sie viele eigene Geschichten im Buch.

Quellen

Auch nicht wörtlich zitierte Verweise werden fast immer mit genauen Seitenzahlen angegeben, es sei denn, die jeweilige Aussage bezieht sich auf einen Artikel insgesamt. Das resultiert aus einem persönlichen Erlebnis jüngster Zeit: Ich fand zu einem für mich interessanten Stichwort eine Literaturangabe, wie fast immer nur mit Autor(en) und Erscheinungsjahr. Beim Recherchieren stellte ich fest: ein Buch mit 800 Seiten. Ohne Register. Das möchte ich anders, lassen Sie mich sagen besser, nein, lassen Sie mich sagen, benutzerfreundlicher machen. Die Einleitungen zu den jeweiligen Kapiteln sind ebenfalls mit Literaturangaben versehen, was den Lesefluss hoffentlich nicht hemmt. Bei den Geschichten selbst finden Sie die Angaben im Anschluss des Textes. Dabei weise ich darauf hin, welche Quelle ich als Grundlage zu der jeweiligen Metapher genutzt habe. Folgt nichts weiter, ist die Geschichte zitiert, manchmal nicht ganz wörtlich. Ich habe mir erlaubt, zum Teil andere Absätze zu machen oder Wörter in Anführungsstriche zu setzen. Finden Sie das Wort »Nach«, dann habe ich mich deutlich vom Ursprungstext entfernt; bei »Idee« habe ich nur die Grundidee der Metapher aufgegriffen, sie umgestaltet oder ihr einen gänzlich anderen Rahmen gegeben.

Länge der Metaphern und Geschichten

Was ist günstiger: länger oder kürzer? Eine mögliche Antwort lautet: kürzere Metaphern. Und doch werden Sie in diesem Buch viele etwas längere Ausführungen finden, um die Atmosphären der Situation einzufangen. Denn Atmosphären öffnen unsere Bereitschaft, unser Interesse am Inhalt.

Ein metaphorischer Abschluss

Und jetzt: Tauchen Sie ein. In die Welt der Geschichten und Metaphern.

1 Die Akzeptanz- und Commitmenttherapie

Wenn es an der Akzeptanz- und Commitmenttherapie (ACT) irgendetwas Neues gibt, dann ist es die spezifische Art und Weise, wie sie Philosophie, Theorie und Praxis kombiniert (Hayes et al., 2004, S. XI).
ACT zielt darauf ab, Klienten zu unterstützen, ihr Leben im Einklang mit ihren Werten und Zielen zu leben (Blonna, 2013, S. 33).

1.1 Grundannahmen der Akzeptanz- und Commitmenttherapie

Aus der ACT-Perspektive entsteht menschliches Leiden größtenteils aus normalen psychischen Prozessen, die man nur schwer kontrollieren oder verhindern kann; diese Prozesse sind meistens an Sprache gekoppelt (s. Kap. 2 Bezugsrahmentheorie; Hayes et al., 2014, S. 27; Benoy et al., 2015, S. 237). Will man im weitesten Sinne schmerzhaftes Erleben vermeiden – z. B. durch Gedankenunterdrückung, Umgehen von gefürchteten Situationen etc. – oder versucht man, innere Vorgänge durch Kontrolle einzugrenzen beziehungsweise »wegzubekommen« (Erfahrungsvermeidung: experiential avoidance), so kann dies – bei möglicher, wenn auch nur kurzfristiger Beschwerdereduzierung – psychisches Leiden aufrechterhalten und sogar verstärken (Feldner et al., 2003). Durch Kontrollbemühungen, insbesondere in ausgeprägter, rigider Form, werden wir leicht und dauerhaft von unseren Lebenszielen weggeführt. Aktuelle Situationen beantworten wir dann mehr und mehr mit starren Abwehr- und Rationalisierungskonzepten. Psychische Inflexibilität (Levin et al., 2014, S. 160 f.) engt unseren Verhaltensspielraum ein.

1.2 Therapeutische Beziehung oder: Heilung ist immer auch ein zwischenmenschlicher Prozess

Und siehst du mich auf Bergen stehen,
Beneid mich nicht um meine Flügel!
Du wähnst mich hoch und himmelnah –
Ich seh, der Berg war nur ein Hügel.
(Hermann Hesse, 1977, S. 44: aus dem Gedicht *Rat*)

In der Akzeptanz- und Commitmenttherapie schreibt man der therapeutischen Beziehung maßgeblichen Einfluss bezüglich des Erfolges einer Therapie zu – eine Auffassung, die sich in den derzeitigen Stand der Forschung einreiht (z. B. Boeger, 2013, S. 23 f.). Eine solche explizit als »heilend« verstandene Beziehung zeichnet sich durch »die Einebnung der Hierarchie zwischen Patient und ACT-Therapeut« (Hayes et al., 2014, S. 181) aus. Diese horizontale Sichtweise, die Begegnung auf Augenhöhe –

entgegen der meist kulturell erwarteten Hierarchie – führt zu einem größeren Gefühl der Verbundenheit.

Berg-Metapher. Eine ACT-Metapher soll diese Vorstellung festigen – die Berg-Metapher: Der Therapeut steht nicht oben auf der Spitze des Berges des Klienten, als hätte er als Quasi-Erleuchteter bereits alle Lebensthemen vorbildhaft gelöst und könne den Klienten erkenntniserfahren richtig führen. Nein. Jeder hat seinen eigenen Berg zu besteigen, und jeder ist lebenslang auf dem Weg. Wahrscheinlich und hoffentlich hat der Therapeut mehr Wissen und Erfahrung beim Bergsteigen, wovon der Klient profitieren kann. Der entscheidende Vorteil der Zusammenarbeit ist jedoch, dass der Therapeut von seinem Berg auf den Berg des Klienten schauen und aus dieser Perspektive Vorgänge erkennen kann, die der Klient von seinem eigenen Standort aus schwerlich sieht. So hat er eher einen Überblick, ob sich der Klient gewünscht insgesamt bergauf bewegt, zeitweise bergab oder auf gleicher Höhe bleibt, langsam talwärts oder immer weiter sich auf einem sich wiederholenden Rundweg scheinbar »voran« bewegt (Metapher-Idee: Harris, 2011, S. 92).

Die ideale ACT-Beziehung beschreiben Hayes und Lillis (2013, S. 212) als »die Verkörperung psychischer Flexibilität«. Sie wird nicht nur für den Klienten angestrebt, sondern soll auch vom Therapeuten selbst vorgelebt werden. Die diesbezügliche Einbringung und Lebendigkeit des Therapeuten ist deshalb so bedeutsam, da einige Fähigkeiten und Fertigkeiten, die psychische Flexibilität ausdrücken und bewirken, nicht durch direkte, wörtlich formulierte Regeln vermittelt werden können, sondern nur durch Erfahrungen. In dieser Hinsicht stellen Metaphern und Geschichten über ihre Denkimpulse hinaus auch mitgeteilte Erfahrungen dar. Doch was genau bedeutet psychische Flexibilität im Sinn der ACT?

1.3 Psychische Flexibilität

Psychische Flexibilität ist das Resultat des Zusammenwirkens von sechs Kernprozessen:

- Gegenwärtig leben
- Akzeptieren
- Defusion
- Selbst als Kontext
- Commitment
- Werteorientierungen

Alle Prozesse hängen interaktiv miteinander zusammen. Grafisch dargestellt finden wir diese Module oft als Hexagon; da sie alle zu Flexibilität führen bzw. diese vergrößern sollen, wird diese Darstellung oftmals als Hexaflex (Abb. 1.1) bezeichnet.

Entsprechend diesem ACT-Modell für psychische Gesundheit führen die entgegengesetzten Prozesse in ihrer Wirkung zu psychopathologischen Zuständen.

In der folgenden Übersicht finden Sie in knapper, prägnanter Form die inhaltlichen Ausprägungen dieser sechs Prozesse. Das Erreichen von psychischer Flexibilität wird in

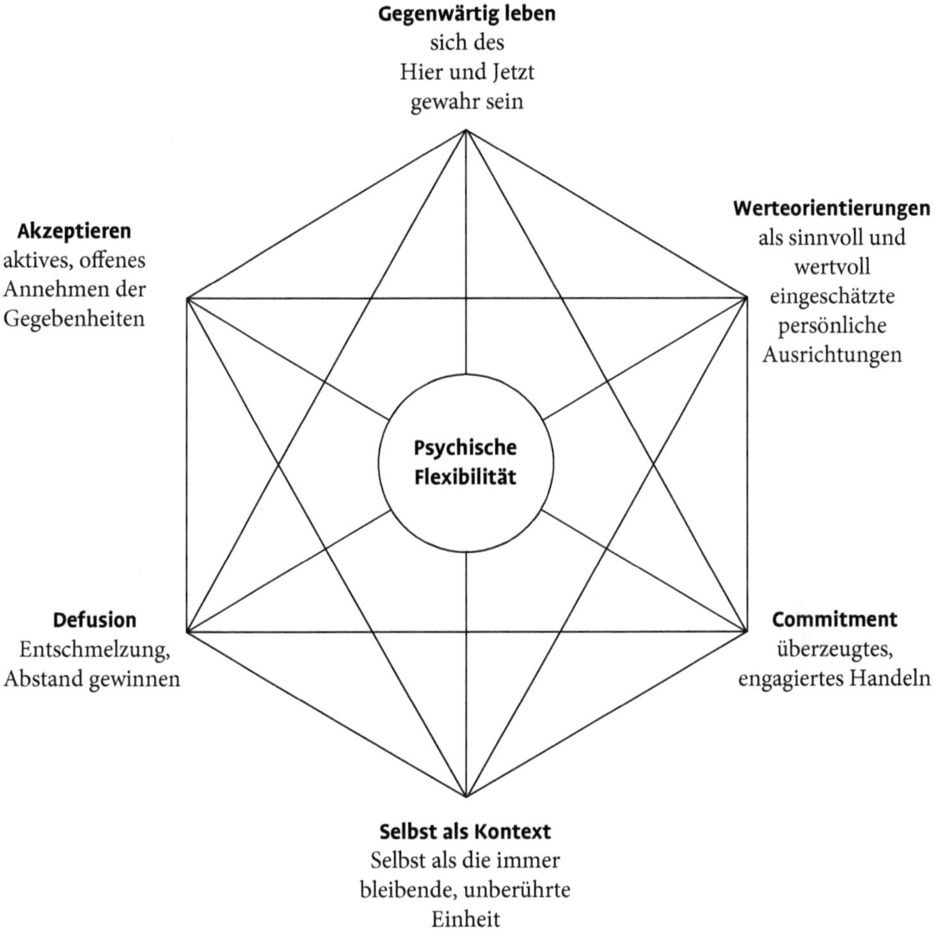

Abbildung 1.1 Hexaflex: Handlungsprozesse in der ACT

der linken Spalte durch positives, förderliches Hinwirken formuliert. Die rechte Spalte zeigt die Möglichkeiten eines Dagegenwirkens im jeweiligen Zusammenhang auf: Auf was muss ich achten, damit es mich nicht überrollt und in Besitz nimmt, damit es nicht zu möglichen psychopathologischen Zuständen kommt.

Förderliches Hinwirken	Förderliches Dagegenwirken
Gegenwärtig leben	
Ich lebe in Kontakt mit dem jetzigen Moment, ich bin präsent hier und jetzt. Immer wieder und immer öfter bin ich mir des gegenwärtigen Augenblicks gewahr. Auch im Erleben meiner Vergan-	Ich lasse mich von der Vergangenheit und Zukunft nicht dominieren. Bei bestimmten Eindrücken, Erlebnissen und Vokabeln lasse ich mich von meinen Assoziationen nicht überrollen; auch

Förderliches Hinwirken	Förderliches Dagegenwirken
genheit und Zukunft trete ich mit dem Ich / Jetzt / Hier in Kontakt.	verharre ich in ihnen nicht, ohne es zu bemerken.
Akzeptieren	
Ich nehme das Gegebene, Daseiende, die Ist-Zustände, also das, wie sich etwas zuträgt, aktiv-aufgeschlossen an. Ich öffne mich bejahend-feststellend für alles, was ist. Einen möglicherweise erwünschten Veränderungsprozess werde ich danach einleiten. Bei für mich Unerwünschtem werde ich gegebenenfalls nach Ursachen suchen; das (jedoch) mit der Grundhaltung: Alles ist, weil es so ist. Die Führung, die ich mir hierfür vorgebe, lautet: Mit Gelassenheit das aufzunehmen, was ich nicht ändern kann, mit Mut und Entschlossenheit das zu ändern, was ich ändern kann, und in der Weisheit des Abstandes das eine vom anderen zu unterscheiden.	Ich lasse mich nicht leiten von Einstellungs- und Wahrnehmungsfiltern wie »Das darf nicht wahr sein, das gibt es nicht, das muss doch …« Mein Leben ist nicht geprägt von Abwehr und Erlebensvermeidung, wenn ich dadurch so handele, wie ich nicht leben will. Unerwünschte Erinnerungen, Gedanken, Gefühle und Körperempfindungen werde ich nicht gleich loswerden wollen, werde ich nicht unüberlegt bekämpfen und vermeiden.
Defusion	
Ich kann in neugierig-staunenden Abstand treten zu dem, was in mir vorgeht. Ich kann Spielraum (im Bewusstsein dieses Wortes) finden und aufbauen.	Ich bin mit meinen Gefühlen, Gedanken, Erinnerungen und Bewertungen, kurz: mit meinem assoziativ sich verknüpfenden Innenleben, nicht verschmolzen, nicht unlösbar davon abhängig.
Selbst als Kontext	
Ich erlebe die Vorgänge des Lebens, an denen ich über das Beobachtende Selbst teilhabe, aus einer von Inhalten und Gefühlen unberührten Daseins-Ebene. Bei und mit allen Veränderungen der Inhalts-Konzepte bin ich der gleichbleibende »Ort«, die unabhängige Perspektive, die Selbst-Transzendenz.	Ich halte nicht starr an meinen Selbst-Konzepten fest und bin darin nicht unbemerkt gefangen. Ich bin nicht eine Figur des Spiels, auch wenn es viele Figuren sein können; ich bin das Spielbrett, das Feld, die Arena, die Bühne, worauf und worin unüberschaubar viel möglich ist.
Commitment	
Ich tue, was für mich wichtig ist, und das engagiert und entschlossen. Ich weiß,	Ich bin nicht passiv-untätig, verharre nicht in wachstumshemmendem Ver-

Förderliches Hinwirken	Förderliches Dagegenwirken
dass ich mich in jedem Moment (immer wieder) frei entscheiden kann.	meiden; ich bin nicht unwirksam-impulsiv.
Werteorientierungen	
Ich weiß, was für mich zählt, und bin mir meiner Werteorientierungen, also dessen, wie ich mein Leben führen will, gewahr. Diese persönlichen Ausrichtungen habe ich für mich selbst gewählt.	Ich lebe nicht in Mangel an Klarheit und Kontakt zu meinen Werteausrichtungen. Ich lasse mich nicht leiten von primär sozial erwünschten, unreflektiert ängstlich-vermeidenden Lebensvorstellungen.

1.4 Zusammengefasst: Wofür steht ACT?

> »Die ACT bedient sich der Prozesse der Akzeptanz und der Achtsamkeit sowie derjenigen des Commitments und der Verhaltensaktivierung, um psychische Flexibilität zu fördern. Sie versucht, Sprache und Kognition des Menschen unter bessere kontextuelle Kontrolle zu bringen und so die Repertoire begrenzenden Effekte zu überwinden, die auftreten, wenn man sich übermäßig auf einen Problemlösungs-Geistesmodus stützt, sowie eine offenere, zentriertere und engagiertere Lebenseinstellung zu fördern« (Hayes et al., 2014, S. 131).

Die Akzeptanz- und Commitmenttherapie lässt sich einer Gruppe von Verhaltenstherapien zuordnen, die seit den 1980er-Jahren entwickelt wurde. Steven Hayes (2004) hat dieses Aufkommen als »dritte Welle der Verhaltenstherapie« bezeichnet – ein Begriff, der sich trotz kritischer Betrachtungen rasch etabliert hat (vgl. Schweiger & Sipos, 2015). Durchschlagend bekannt wurde ACT mit der Veröffentlichung des Buch von Hayes, Strosahl und Wilson im Jahre 1999 (deutsch: Hayes et al., 2004). Seitdem kam es zu einer raschen Verbreitung dieses Ansatzes: Seit 2011 ist ACT beispielsweise in den USA als empirisch gut gestützte Therapieform staatlich anerkannt und in die Online-Datenbank NREPP aufgenommen.

In vielen Studien wurde die Wirksamkeit von ACT bei verschiedenen Patientengruppen überprüft – etwa bei Angst- und Zwangsstörungen, Depressionen, chronischem Schmerz, Tinnitus, Essstörungen, Substanzmissbrauch und -abhängigkeit, somatoformen Störungen, Posttraumatischen Belastungsstörungen oder Schizophrenie. Recht eindeutig lässt sich sagen, dass die Akzeptanz- und Commitmenttherapie eine (meist mindestens) genauso große Wirksamkeit zeigt wie die Kognitive Verhaltenstherapie (vgl. Benoy et al., 2015, S. 240). Für die Effektstärken liegen teilweise unterschiedliche Ergebnisse vor (A-Tjak et al., 2015; Ruiz, 2012; Swain et al., 2013; Öst, 2014).

2 Die Bezugsrahmentheorie (BRT)

2.1 Funktionaler Kontextualismus

Der ACT liegt eine behaviorale Theorie, »ein moderner verhaltensanalytischer Ansatz zur Erklärung menschlicher Sprache und Kognition« (Twohig et al., 2011, S. 180) zugrunde, die man als Bezugsrahmentheorie, BRT, bzw. als Relational Frame Theory (RFT), bezeichnet. Sie soll Antwort geben auf die Fragen, »wie Sprache von Menschen verwendet wird und wie Sprache den Kontext des Verhaltens bestimmt« (Glosters et al., 2015, S. 20). Philosophisch betrachtet, basiert diese Theorie auf dem funktionalen Kontextualismus.

Mit Kontextualismus wird ein Ansatz bezeichnet, der ein Ereignis zunächst als ganzheitliche Einheit annimmt. Zum Kontext gehören die entsprechende Vorgeschichte und die situativen Bedingungen. Wenn wir in diesem Rahmen von Verhalten sprechen, so meinen wir hiermit sowohl das nach außen gerichtete wie auch das innerlich ablaufende kognitiv-emotionale Verhalten, also jegliche registrierbare Aktivität. Ausgeführtes Verhalten wird in seinem Wesen nicht durch die Form definiert, sondern durch die beabsichtigten Folgen, d. h. in seiner Funktion beurteilt. So bezieht sich der Wahrheitsbegriff nicht auf eine vermeintliche Übereinstimmung von begrifflicher Aussage und Realität, sondern auf das Umsetzen-Können von Vorhaben. Wahr in diesem Sinne ist, was funktioniert wie gewollt.

Eine Metapher als Beispiel: Rote Ampel

Stellen Sie sich vor, ein Mann hält bei Rot an der Ampel an. So weit, so gut – doch dieser Mann steht in einem Museum vor einer historischen Ampelanlage aus den 1920er Jahren. Ich beobachte das und sage zu ihm: »Sie brauchen dort nicht anzuhalten, Sie sind zu Fuß in einem Museum!« »Oh!«, sagt er und zieht eine Kopie der Straßenverkehrsordnung hervor. »Warten Sie mal ... ja, ich habe die Seite gefunden und hier steht nicht, dass Stoppzeichen in Museen nicht gelten.«

Ich stöhne leise und sage: »Nein, Sie brauchen hier keine Straßenverkehrsordnung!«

Er sagt: »Moment!«, stöbert hinten im Buch und meint: »Ah gut, ich habe den Teil ›Wann Sie die Straßenverkehrsordnung nicht brauchen‹ gefunden.«

Ich stöhne wieder. Der Mann braucht doch nicht die Seiten seiner Straßenverkehrsordnung durchzublättern oder die kleinen Anmerkungen am Ende des Buches zu studieren!

Die Diskussion über die Regeln scheint müßig. Stimmt oder stimmt nicht scheint uns nicht voranzubringen. Hier, im Kontext des Museums, hat die rote Ampel eine andere Funktion als im Kontext des öffentlichen Straßenverkehrs. Das gilt es zu erkennen.

Quelle: Nach Gauntlett-Gilber (2007, S. 186)

2.2 Analogien und Metaphern im Verständnis der Bezugsrahmentheorie

Die Bezugsrahmentheorie und damit die Akzeptanz- und Commitmenttherapie basieren auf der Vorstellung, dass die menschliche Sprache – gemeint ist jede Form symbolischer Aktivität wie Laute, Schrift, Gestik – und das Denken sowohl für großartige Errungenschaften wie auch für Leiden und Nöte des Menschen maßgeblich verantwortlich sind. Das liegt an der emotionalen Bedeutung, die wir der Sprache und auch unseren Gedanken beimessen. Grundlage dafür ist assoziatives Lernen – das »Herstellen von Beziehungen zwischen Ereignissen« (Törneke, 2012, S. 131). Hierbei gehen wir teilweise »willkürlich« vor; immer wieder neu können Erfahrungen und Ereignisse kombiniert werden. Ständig können wir Beziehungen setzen – neue Bezugsrahmen bilden. Dies gelingt durch die Gestaltung der Sprache und Schöpfung neuer Wort-, Satz- und Bedeutungskombinationen. Hierzu gehören vor allem die Analogien. Als das Kennzeichnende einer Analogie können wir benennen, dass Wissen von einem Erfahrungsbereich in einen anderen transferiert wird.

Der eine Erfahrungsbereich, als Basisbereich oder Vehikel bezeichnet, ist derjenige, der am vertrautesten ist. Der andere, als Zielbereich bezeichnet, ist der, in dem Wissen erweitert werden soll. Dies wird durch die Herstellung einer Beziehung zwischen beiden vollzogen (Törneke, 2012, S. 133). Ein Beispiel für eine Analogie ist: Ein Atom ist wie das Sonnensystem. Wenn wir davon ausgehen, dass uns das Sonnensystem bekannter und vertrauter ist als das Atom, so fungiert hier das Sonnensystem als der Basisbereich, das Atom als der Zielbereich.

Die Treibsand-Metapher

Gegen unangenehme Gefühle wie z. B. Angst anzukämpfen, ist wie wildes Umhertreten und -rudern im Treibsand – man versinkt immer tiefer und steckt fest (Stewart & Barnes-Holmes, 2001, S. 194, übers.).

Viele Menschen, denen diese Metapher erzählt wird, haben bereits über vorherige verbale Kommunikation gelernt, dass ein wildes Umhertreten im Treibsand dazu führt, dass man tiefer einsinkt und sich nicht mehr befreien kann. Es wurde demnach schon eine assoziative Verknüpfung, eine Bedeutung, erlernt (Treibsand → nicht treten). Der Treibsand ist damit der Basisbereich der Analogie. Der neuere, unerfahrenere Zielbereich ist das Ankämpfen gegen die Angst. Wird also durch die Metapher das Umhertreten im Treibsand mit dem Ankämpfen gegen Angst verglichen, ist die zuhörende Person dazu eingeladen, eine neue Verknüpfung zu erlernen und ggf. neues Verhalten zu zeigen. Anstatt gegen die Angst anzukämpfen, könnte sie versuchen, sich »ruhig« zu verhalten, um nicht tiefer in die Angst »einzusinken«.

Durch die Metapher wird ein neues relationales Netzwerk gebildet:

Angst (A) verhält sich zu psychischem Kampf (B) **wie** Treibsand (C) zu physischem Kampf (D).

$$A \rightarrow B = C \rightarrow D$$

Der »kontextuelle Hinweisreiz« (Törneke, 2012, S. 137) der Metapher besteht in dem Wort »wie«. Dies führt dazu, dass im Sinne der BRT zwei scheinbar völlig unterschiedliche Ereignisse – Kämpfen gegen Angst sowie Umhertreten im Treibsand – in einem relationalen Netzwerk miteinander in Beziehung kommen.

Metaphern in der BRT. Metaphern funktionieren aus der Perspektive der BRT genau über diese relationalen Netzwerke: Indem das Gleiche, also die Analogie in bestimmten Wortkombinationen, erkannt wird, kann ein Transfer stattfinden. In dem konkreten Beispiel wird dem Zuhörer dabei geholfen zu erkennen, dass Kampf zu mehr emotionalem Leid führt, eben weil auch physischer Kampf zu tieferem Einsinken im Sand führt. Der Unterschied von einer Metapher zu einer bloßen Analogie liegt darin, dass wir keine Symmetrie zwischen den beiden Beziehungen herstellen können (Törneke, 2012, S. 137 f.). Bei der Analogie »Ein Atom ist wie das Sonnensystem. Das Sonnensystem ist wie ein Atom.« kann jeder Bereich einen Bezugsrahmen für den jeweils anderen darstellen (Atom für Sonnensystem und vice versa): Basis- und Zielbereich sind theoretisch austauschbar. Bei einer Metapher ist das nicht der Fall. Hier werden die Qualitäten aus dem Basisbereich stärker betont als jene aus dem Zielbereich.

Übertragen bedeutet das: Wenn man den Begriff und die Eigenschaften von Treibsand nicht kennt, kann auch kein neuer Bezugsrahmen gesetzt werden. Die Metapher funktioniert nicht. Laut Törneke (2012, S. 140) ist eine gute Metapher dadurch gekennzeichnet, dass »die Eigenschaft typischerweise im Basisbereich sehr offensichtlich und im Zielbereich kaum zu bemerken [ist], sodass diese subtile Eigenschaft dann durch eine Metapher präzise hervorgehoben wird«. Metaphern wirken demnach darüber, dass Begriffe, Dinge, Ereignisse miteinander in Beziehung gesetzt werden. Vor allem »gleichsetzende (koordinative) Bezugnahme« bildet hierbei das Wesen einer Metapher (Sonntag, 2014, S. 939). Ein anderer Ausdruck kann also die gleiche Wirkung erzielen wie der ursprüngliche.

2.3 Wie wirken Metaphern im Alltag?

Wir alle verwenden Metaphern, wenn wir kommunizieren – und dies meistens unbemerkt. Metaphern helfen uns, Dinge, die wir ausdrücken möchten, besser zu veranschaulichen. Im Alltag haben Metaphern eine weitere Funktion – sie werden genutzt, um zu »beeinflussen«. Die Metapher »Der frühe Vogel fängt den Wurm« legt beispielsweise nahe, dass man morgens früh aufstehen sollte.

Mithilfe von Metaphern kann Verhalten gelenkt, können Regeln und Aufforderungen transportiert werden, die befolgt werden sollen. Sprache und Gedanken haben demzufolge eine nicht unerhebliche appellative Wirkung auf den Menschen.

2.4 Regelgeleitetes Verhalten

Alles, was wir erleben, erleben wir in komplexen Zusammenhängen. Den Lebens- und Erlebensfluss strukturieren wir, machen Geschichten daraus, die zu unserer Geschichte werden. Die Eindrücke werden im autobiografischen Gedächtnis repräsentiert, auch in anderen Gehirnvernetzungen. Beim Aufnahme-, Speicher- und Abrufprozess werden die Informationen als und mit kognitive(n) Prozessen codiert. Hier treffen sie aufeinander und werden zu Sprache, füllen und formen sie. Dies passiert bereits sehr früh in unserer individuellen Biografie und ist Kernelement des Spracherwerbs – wir lernen »bestimmte Reizfunktionen von Geschehnissen oder Gegenständen auf sprachliche Ausdrücke zu übertragen« (Sonntag, 2014, S. 939). Über Sprache erlernen wir auch soziale Normen und Regeln (»Man darf nicht …! Tu dies nicht … tu das nicht!«). Ferner machen wir schon in den ersten Lebensjahren die Erfahrung, dass das Einhalten von Normen und Regeln – regelgeleitetes Verhalten – zu positiven Konsequenzen führt. Wir werden sozial verstärkt beim Befolgen oder sogar bestraft bei Nichteinhalten dieser Regeln. »Regelgeleitetes Verhalten« beruht auf einer inneren »funktionalen Analyse« (Törneke, 2012, S. 157). Dinge, die unserem Verhalten vorausgehen, das Antezedens, und Dinge die aus unserem Verhalten folgen, die Konsequenz, werden als Aspekte dieser funktionalen Analyse mit einbezogen. Dabei nimmt die in dem Antezedens ausgedrückte Regel oder Instruktion das bereits vorweg, was geschehen wird oder geschehen könnte.

Ein Beispiel. Die Mutter sagt zu ihrem Kind: »Fass die heiße Herdplatte nicht an, sonst verbrennst du dich!« Das Antezedens ist hier »die heiße Herdplatte«, die nicht berührt werden darf. Die Konsequenz eines nicht beachteten Antezedens ist das schmerzhafte Verbrennen. Kinder, die »hören«, werden aufgrund des Antezedens in der Aussage der Mutter die Herdplatte nicht anfassen und sich daher nicht verbrennen – es wurde vorweggenommen, was noch nicht geschehen ist.

Das Besondere an menschlichem regelgesteuerten Verhalten ist mithilfe der BRT einfach zu erklären. Wir müssen eine bestimmte Konsequenz nicht unmittelbar selbst erlebt haben, um ein Antezedens als Hinweisreiz zu verstehen – wir legen willkürliche Beziehungen fest. Durch unsere Fähigkeit, Bezugsrahmen zu bilden, gelingt es uns, verbale und nonverbale Kommunikation als Regeln zu nutzen. Dies ist häufig sehr hilfreich für uns. Hängt an einem Gartentor das Schild »Bissiger Hund«, bilden wir einen koordinativen (d. h. gleichsetzenden) Bezug. Wir beziehen die geschriebenen Buchstaben auf einen echten Hund, der zudem noch bissig ist. Weiterhin wird eine zeitliche kausale Beziehung zwischen »Gartentor öffnen« und »von Hund gebissen werden« geknüpft. Eine Regel im Sinne der Bezugsrahmentheorie ist entstanden (Beispiel aus Törneke, 2012, S. 159).

2.5 Pliance

Die oben beschriebenen Regeln sind explizit formuliert. Im Laufe eines Lebens – lerntheoretisch ausgedrückt: im Lauf einer Lerngeschichte – werden allerdings bestimmte Sätze (z. B. »Sei perfekt!«) zu Hinweisreizen, die wiederum implizite Regeln (»Sei perfekt, dann wirst du von jedem gemocht!«) »kontaktieren« (Törneke, 2012, S. 160), nach denen dann gehandelt wird. Im Sinne der BRT werden auch hier wieder individuell und willkürlich Beziehungen gezogen. Die eigentliche Regel muss dabei noch nie explizit formuliert und ausgesprochen worden sein. Es kann sogar sein, dass die bloße Anwesenheit einer in den eigenen Augen perfekten Person die eigene Regel aufruft. Regeln, Aufforderungen, Normen werden von uns verinnerlicht, können sogar zu tief verwurzelten, überdauernden und generalisierten Überzeugungen (z. B. »Ich muss immer alles perfekt machen!«) und dann zu starren Verhaltensankern werden. Die Befolgung von Regeln, sogenannten Plys (von engl. to ply: ausüben, hantieren), wird bezeichnet als Pliance (von engl. compliance: Einhaltung, Befolgung, Gehorsam). Hayes et al. (2014, S. 79) definieren Pliance als »die Gewohnheit, einer verbalen Regel aufgrund permanenter sozialer Verstärkung des Regelbefolgens nachzukommen«. Sie ist die Basis allen regelgesteuerten Verhaltens.

Bereits als Kind erlernen wir, dass das Befolgen von Regeln positive Konsequenzen hat. Pliance bedeutet, Regeln zu befolgen aufgrund der positiven Konsequenzen, die das Befolgen dieser Regeln beinhaltet. Die echten Konsequenzen des regelbrechenden Verhaltens müssen dabei nicht genannt werden. So erlernen wir bereits sehr früh das Wort NEIN! und befolgen diese Regel – wenn wir unsere Eltern nicht verärgern wollen. Diese frühe Pliance ist durchaus sinnvoll. So werden bestimmte Regeln nicht »getestet«, wie zum Beispiel die Finger in eine leere Glühbirnenfassung zu stecken, wenn die Stromzufuhr eingeschaltet ist.

Rigidität. Pliance kann allerdings dann zu einem Problem werden, wenn Verhalten zu unflexibel wird und die Kontextbedingungen der jeweiligen Lebens- und Erfahrungsumwelt nicht mehr sensibel wahrgenommen werden. Handlungen werden dementsprechend nicht mehr flexibel ausgewählt und an den eigenen Werten orientiert – die Regel schränkt das Verhaltensrepertoire an dieser Stelle ein, es entsteht Rigidität.

So können auch Metaphern, wie sie oben in ihrer alltäglichen Form beschrieben wurden (siehe Beispiel: Der frühe Vogel fängt den Wurm), zu Einschränkung der Flexibilität des Verhaltens führen, da auch sie als konkrete Verhaltensregeln – Plys – aufgefasst werden können.

2.6 Therapeutische Wirkung von Metaphern in der Akzeptanz- und Commitmenttherapie

In der ACT sollen Freiheit und Flexibilität des Verhaltens mit Hilfe von Metaphern gefördert werden. Rigidität hingegen soll reduziert werden. Ziel ist es, eine Haltung zu etablieren, die dazu führt, dass soziale normative Regeln als Plys erkannt werden und immer wieder neu und damit flexibel entschieden wird, ob diese befolgt werden oder nicht. Die Entscheidung verläuft dann nicht mehr regelgesteuert, sondern im besten Falle orientiert sie sich an den gesetzten Werten und Zielen.

Metaphern eignen sich deswegen für die Reduzierung von Pliance, weil sie nicht spezifisch sind – in Anlehnung an die Bezugsrahmentheorie: im Zielbereich nur subtile Eigenschaften aufweisen – und nichts Konkretes vorschreiben. Es ist so für den Klienten erwünscht schwieriger, darauf mit Pliance zu reagieren. Metaphern scheinen einfach nur Geschichten zu sein, die gefühlten Aspekte von Compliance und Widerstand werden in dieser Weise nicht zum Thema. Pliance hingegen setzt voraus, dass die soziale Gemeinschaft die Übereinstimmung von Regel und Verhaltensweise überwachen kann. Im therapeutischen Sinne sind Metaphern als strategische »verbale Werkzeuge« zu verstehen (Törneke, 2012, S. 239). Der Klient erhält durch das Hören der Metapher eine hohe Anzahl von Hinweisreizen, die ihm ermöglichen, neue Beziehungen zu verknüpfen. Bekannte Relationen können für einen neuen Bezugsrahmen genutzt werden. Mögliche Handlungsalternativen können nahegelegt werden. Hier sei auf die Beispielmetapher vom Anfang des Kapitels verwiesen: Das Ankämpfen gegen Angst ist wie Umhertreten und -rudern im Treibsand. Durch diese Metapher soll der Klient zum Nachdenken angeregt werden, ihm wird vielleicht nahegelegt, sein bisheriges Verhalten zu verändern, aber es werden ihm keine exakten Handlungsweisen vorgegeben.

3 Metaphern gekonnt einsetzen

Sollte eine Bio-Schokolade, sollte überhaupt jedes »kontrolliert-biologische« Lebensmittel nicht auch kontrolliert-biologisch verpackt sein?

Sollte ein Buch über Metaphern nicht auch in der Darstellung möglichst metaphorisch geschrieben sein?

3.1 Die Metaphern-Runde – eine Metapher

Die Gesprächsteilnehmer:
A Allgemein
G Geschichte
M Metapher

A: Liebe Kolleginnen und Kollegen, bei unserem Vorhaben wollen wir nicht definitorisch exakt trennen zwischen Geschichte und Metapher. Ich begrüße beide hier und möchte Sie als Erstes bitten, sich zu definieren. Geschichte, fangen Sie an?

G: Okay. Ich bin immer etwas Erzähltes. Mündlich oder schriftlich oder bildlich, das ist egal. Ich kann wahr sein und / oder erfunden. Bei mir stehen die einzelnen Aussagen in einem nachvollziehbaren Zusammenhang. Ich bin gewissermaßen ziemlich logisch. Und, ja, ich habe eine Handlung.

A: Danke, Geschichte. Das ist wahrscheinlich keine für immer gültige Definition, aber uns genügt das erst einmal.

M: *(Räuspert sich.)* Also ich bedeute die Verdeutlichung eines Sachverhaltes durch einen anderen Sachverhalt, einen analogen.

A: Bitte noch einmal, Metapher, aber langsam, ja?

M: *(Betont langsam.)* Ein … Sachverhalt … wird … verdeutlicht … durch … einen … anderen.

A: Und warum machen wir das? Warum sagen wir nicht direkt, was wir sagen wollen?

M: Bei uns Metaphern ist das so: Das Andere, die Analogie, soll helfen, die eigentliche Sache besser rüberzubringen.

A: Haben wir ein Beispiel?

G: Da darf ich jetzt vielleicht mal eine Geschichte einspielen.

M: Ah, »einspielen«, »rüberbringen«, das fällt doch schon genau in meine Rubrik.

A: Hm, Sie beide können Ihre Fähigkeiten ja »zusammenlegen«.

M: *(Grinsend.)* Ja, köstlich, man muss sich gegenseitig nicht »ausspielen«.

G: So, nun lasst doch mal eure »Geschichten«. Ich möchte jetzt eine erzählen: Ein getrennt lebender Familienvater, der seinen sechzehnjährigen Sohn in jeder zweiten Woche am Wochenende sieht, erzählt, dass viele Themen des Alltags zwischen seinem Sohn und dessen Mutter zu Konflikten führen: aufstehen, zur Schule gehen, Hausaufgaben machen, abends zu einer bestimmten Uhrzeit zu Hause sein, Klamotten, Taschengeld und, und, und …
Zu seinem Sohn sagt er: »Ich will nicht behaupten, dass deine Mutter, meine Ex-Frau, alles richtig macht; auf jeden Fall ist sie die Überbringerin vieler schlechter, unangenehmer Nachrichten.« »Wie – unangenehmer Nachrichten?«, fragt sein Sohn. »Naja, es geht ums Aufstehen, Hausaufgaben machen und all die für dich unangenehmen Themen. Früher hätte man deine Mutter wahrscheinlich geköpft.« »Waaas?!« »Schau, stell dir Folgendes vor: Ein Herrscher im Mittelalter, ein Fürst oder König, feiert gerade ein Fest, ein Gelage. Links und rechts eine schöne junge Frau, tolle üppige Speisen, Musikanten, Bauchtänzerinnen, Alkohol … eine ausgelassene, lustvoll-heitere Stimmung. Da kommt ein Bote hereingestürmt, zersaust, schmutzig, übernächtigt und aufgeregt. Er berichtet, dass Feinde im Norden des Reiches eingefallen und im Vormarsch auf das Schloss seien. Dem König wird mit einem Schlag die Laune verdorben. Durch wen? Durch den Boten! Deswegen befiehlt er: ›Köpft ihn!‹« »Aber das ist doch ungerecht!«, empört sich der Junge. »Tja, so ergeht es sehr leicht den Überbringern schlechter Nachrichten …« Der Junge ist betroffen.

A: Aha, gut, ich verstehe was Sie sagen wollen, werte Geschichte: Der Vater hätte einfach sagen können: »Geh' deine Mutter nicht so an; sie kann nichts dafür, dass sie dir mit den Themen, die eigentlich ja deine sind, auf den Nerv geht.« Das wäre direkt gewesen und …

G: … hätte Widerstand geweckt.

A: Es wäre nicht so rübergekommen. Die Geschichte …, ach, Sie können das wahrscheinlich viel besser ausdrücken.

G: Tja, Fakt ist eben: Die meisten Menschen lassen sich nur ungern von einem anderen belehren.

M: *(Nickt.)* Zustimmen in diesem Kontext heißt für viele: etwas eingestehen, zum Beispiel eine Schwäche, einen Fehler. Das wiederum heißt »übertragen« (!) gemeint: verlieren. Und: Verlieren ist schlecht!

G: Schnell also wird Widerstand aufgebaut. Wir Geschichten hingegen sind lehrreich auf eine, wenn ich das mal unbescheiden sagen darf, subtile und unaufdringliche Weise: als würde man als Zuschauer ein Bühnenstück, einen Film verfolgen.

M: *(Nickt immer noch.)* Dadurch gelingt es leichter, die typischen unproduktiv-ablehnenden Ja-aber-Antworten zu umgehen bzw. gar nicht erst aufkommen zu lassen.

G: Das Beruhigende, manchmal auch das Frustrierende ist: Jeder wird von dem angesprochen, wovon er sich ansprechen lässt. Man hört das heraus, was man heraushören will.

M: *(Etwas gestelzt daher redend.)* Ja, das Heraushören eines Sinngehaltes, einer Mitteilung oder einer Lösung wird dem Unbewussten überlassen, dessen Suchmöglichkeiten viel weitreichender sind als die des bewusst-rationalen Denkens.

A: Die Zuhörerin, der Zuhörer hat also die Freiheit, etwas an sich heranzulassen, sich zu identifizieren oder …

M: … oder eben nicht, genau. Er / Sie kann auch auf Distanz bleiben.

A: Prima, danke. Als nächstes würde ich gerne eine Übersicht einbringen, die helfen soll, die verschiedenen Arten und Möglichkeiten zu erkennen. Lassen Sie uns dafür die beiden grundsätzlichen Gruppen unterscheiden: Metaphern / Geschichten als die eine Gruppe und Beispielgeschichten als die andere.

G: Wenn Sie meinen …

M: Darf ich für uns beide das Wort ergreifen, liebe Geschichte? Es ist nämlich einfach so: Metaphern und therapeutische Geschichten sprechen im übertragenen Sinne. Der Zuhörer muss also in der Lage sein, diese Übertragung auf seine Person, auf sein Leben, auf seine Verhältnisse vorzunehmen.

A: Demnach eine Art intellektueller Leistung?

M: *(Nickt schon wieder – offenbar ist sie eine positive Metapher.)* Durchaus.

G: Eine Beispielgeschichte drückt die reale Welt viel näher aus: Lediglich die Namen der handelnden Personen und Orte sind ausgetauscht.

A: Und damit leichter übertragbar …

M: *(Natürlich nickend.)* … mit all den Vor- und Nachteilen, die wir aufgeführt haben.

A: Also nochmal: Metaphern / Geschichten als die eine, Beispielgeschichten als die andere Gruppe. Die Botschaften für beide Gruppen lassen sich nach den Inhalten in Positivmodell, Negativmodell und Suchmodell unterscheiden, sodass wir insgesamt sechs Felder haben.
Wir machen uns die Mühe, nein, wir nehmen die Gelegenheit wahr, uns diese Möglichkeiten zu … zu … wie sagt man …

M: … vergegenwärtigen – um einen metaphorischen, vielleicht positiven Ausdruck zu gebrauchen.

A: Gut, bleiben wir dabei. Metapher, wenn ich Sie um ein Beispiel bitten dürfte für Metapher / Geschichte → Positivmodell.

M: *(Wie aus der Pistole geschossen.)* Wenn du einen Ertrinkenden retten willst, musst du warten, bis er aufhört, um sich zu schlagen.

A: *(Schweigt eine Zeitlang.)* ... Danke, ich musste gerade einen Moment überlegen.

M: Ja, das ist so eine Art Übertragungszeit.

A: »Übertragungszeit« – aha. Als nächstes bitte Beispielgeschichte → Positivmodell.

G: *(Überlegt kurz und erzählt dann.)* Petra weiß noch nicht, ob sie mit Sven zusammenbleiben möchte. Sie braucht Bedenkzeit. Sven will sie nicht verlieren. Ein Freund sagt zu ihm: »Also, mein Lieber, das Wichtigste: nicht klammern! Gib ihr Freiheit, Spielraum. Beschäftige dich, mach Sport, greif dein Italienisch wieder auf. Interessiere dich für sie und gehe deinen Weg.«

A: Genau: Die Beispielgeschichte, und damit die Handlungsmodelle, sind auf einen Menschen in einer derartigen Situation direkt übertragbar. Bis auf konkrete Einzelheit: Die Frau heißt – höchstwahrscheinlich – nicht Petra. Oder der Verhaltensvorschlag kommt möglicherweise nicht von einem Freund. Gut, sehr gut. Nun bitte zu: Metapher / Geschichte → Negativmodell. Was schlagen Sie da vor, werte Metapher?

M: »Oh«, sagte der kleine Löwenzahn, »meine Wurzel ist an einen Stein gestoßen. Jetzt kann ich sie gar nicht nach unten wachsen lassen. Das muss sie aber, sonst werde ich nicht groß!« »Mach dir nichts daraus«, sagte der große Löwenzahn, »das passiert immer wieder. Lass deine Wurzel einfach um den Stein herum wachsen.« Darauf der kleine Löwenzahn: »Da müsste ich ja einen großen Umweg zur Seite machen. Ich habe eine Pfahlwurzel, ein Teil von mir ist eine Pfahlwurzel! Und das heißt: senkrecht nach unten.« »Ich weiß«, sagte der große Löwenzahn, »und trotzdem ...« »Nein, nein, nein«, ereiferte sich der kleine: »Pfahlwurzel bleibt Pfahlwurzel!« Und blieb klein.

A: Welch nette »Negativgeschichte«. *(G und B lachen höflich.)* Dann als Nächstes bitte ein Beispiel für Beispielgeschichte → Negativmodell.

G: Dann bleib ich einfach bei der Geschichte: Petra weiß noch nicht, ob sie mit Sven zusammenbleiben möchte. Sie braucht Bedenkzeit. Sven will sie nicht verlieren. Deswegen klammert er. Ein Freund sagt zu ihm: »Naja klar, wenn man etwas Wichtiges nicht verlieren will, hält man es fest!« »Ich sehe, du verstehst mich«, antwortet Sven strahlend. Sechs Wochen später trennt sich Petra von ihm.

A: Tja, äh ... wie im Leben. Dann fehlt jetzt nur noch das Suchmodell. Bitte wieder ein Beispiel von Ihnen, Metapher, ja? Zum Bereich Metapher / Geschichte → Suchmodell.

M: *(Wendet sich direkt an die Zuschauer.)* Suchmodell bedeutet: Das Ende ist offen. Lösungen können jedoch richtungsmäßig angedeutet sein. *(Räuspert sich.)* Dann bleibe auch ich bei der letzten Geschichte. Der kleine Löwenzahn sagte also: »Da müsste ich ja einen großen Umweg zur Seite machen. Ich habe eine Pfahlwurzel, ein Teil von mir ist eine Pfahlwurzel! Und das heißt: senkrecht nach unten.« »Ich weiß«, sagte der große Löwenzahn, »ich weiß …«

A: Großartig! Durch dieses simple »Ich weiß, ich weiß« wird trotz des offenen Endes ein Impuls gesetzt oder ein Zweifel angedeutet. Sehr schön. Als Letztes schließlich noch Beispielgeschichte → Suchmodell. Geschichte?

G: Hm. Besagte Petra weiß noch nicht, ob sie mit Sven zusammenbleiben möchte. Sie braucht Bedenkzeit. Sven will sie nicht verlieren. Deshalb klammert er. Ein Freund sagt zu ihm: »Klar, dass du so als Erstes handelt. Aber ob das klug ist?«

A: *(Schüttelt die Hände von Metapher und Geschichte.)* Vielen Dank für dieses spannende Fachgespräch.

M: Hat Spaß gemacht. Wir sind ja auch alle »vom Fach«.

G: Und haben, wenn ich das mal bei Ihnen ausleihen darf, »Schicht« für »Schicht« abgetragen beziehungsweise …

M: *(Nickt ein letztes Mal.)* Ja: »beziehungsweise«!

G: … Schicht für Schicht aufgeschichtet.

A/G/M: Tolle Geschichte!!!

3.2 Charakterisierung von Metaphern

Die Begriffe Metapher und Geschichte werden in diesem Buch als Synonyme verwendet: Jede der Metaphern erzählt eine Geschichte, jede Geschichte ist metaphorisch. In der ACT oder ähnlichen therapeutischen Anwendungen werden beide dafür genutzt, um Botschaften zu transportieren – seien es offene oder verdeckte, eindeutige, zwei- oder mehrdeutige Botschaften. Metaphern eignen sich darüber hinaus als Strukturierungshilfen: Sie können den einzelnen Schritten des ACT-Prozesses einen Rahmen und damit Halt geben. Tatsächlich ist die Vermittlung von Einsichten und Prinzipien in Form von Metaphern und Vergleichen »typisch« für diese Form der Verhaltenstherapie (vgl. Wengenroth, 2013, S. 22).

3.2.1 Funktion

Wie Metapher und Geschichte im vorangegangenen Dialog schon deutlich machten, besteht die Funktion einer Metapher darin, unser Wissen von einem Kontext in einen anderen zu übertragen: in der Literatur und Sprachwissenschaft aus Gründen der Anschaulichkeit und Schönheit – wenn aus einem Kamel ein »Wüstenschiff« wird –, in der therapeutischen Arbeit aus Gründen der Erfahrungserweiterung. Das Wort »Metapher« ist zusammengesetzt aus den griechischen Wörtern »meta« für »hinüber, jenseitiges« und »pharein« für »tragen«. Wenn wir eine Metapher hören, werden wir versuchen, einen Sinn abzuleiten, eine Botschaft zu erkennen, das Gesagte zu verstehen. Wir versuchen zu erfassen, welche Aussage zu uns herüber getragen werden soll. Geschichten können auch als Distanzierungshilfe zwischen Klient und Problem verstanden werden. McGuinty et al. (2014) bezeichnen diesen Prozess – die Trennung des Problems vom Selbst des Klienten – als Externalisierung. Das kann z. B. in einfachster Form geschehen, indem der problematische Sachverhalt einen Namen erhält: »mein innerer Schweinehund« oder »mein Zwang«. Dadurch wird Abstand zum eigenen Problem gewonnen, welches so leichter bearbeitbar wird: Man ist nicht mehr das Problem, sondern man hat ein Problem.

3.2.2 Physiologische Prozesse

Betrachten wir jetzt die physiologischen Prozesse beim Hören einer Metapher oder Geschichte. Durch sie – das heißt durch in atmosphärischen Handlungszusammenhängen dargestellte Vorstellungen – werden beim Rezipienten Spiegelneurone aktiviert. Denn interessanterweise gilt: Einerlei, ob Handlungen tatsächlich ausgeführt oder nur vorgestellt werden – in beiden Fällen werden exakt dieselben neuronalen Netzwerke in unserem Gehirn aktiv. Das gilt sogar dann, wenn – wie häufig bei Geschichten und Metaphern – nur die Andeutung einer bestimmten Handlung gemacht wird (Kana et al., 2012).

Ebenso spannend ist die Tatsache, dass unser Gehirn beim Hören von Geschichten generell aktiver agiert als beim Anhören bloß berichtend-faktischer Informationen. Neben dem auditiven Cortex aktivieren Geschichten auch unseren visuellen und, wenn diese Sinne entsprechend angesprochen werden, auch den olfaktorischen oder sogar motorischen Cortex. So kann die dichterische Beschreibung eines matschigen, dunklen Waldweges dazu führen, dass der Zuhörer sich diesen Wald konkret vorstellt, die verfaulenden Blätter riecht und das Glucksen des Matsches unter seinen Schuhen hört. Ist eine Geschichte besonders emotional gestaltet, werden darüber hinaus auch diejenigen Bereiche im Gehirn aktiviert, die für Empathie zuständig sind (Weinschenk, 2014).

Diese physiologischen Wirkungen einer Geschichte lassen sich messen – ebenso wie die Wirkung einer Metapher: Sind Personen während des Zuhörens physiologisch aktiviert (z. B. erhöhte Herzrate und elektrodermale Hautleitfähigkeit), folgen sie eher einem indirekten Appell in der Geschichte (Barraza et al., 2015). Darüber hinaus sprechen Metaphern direkt unsere entwicklungsgeschichtlich älteren Gehirnbereiche wie das limbische System an – von Epen oder Märchen geht eine urwüchsige Kraft aus.

Geschichten und Metaphern haben also mindestens zwei Funktionen im therapeutischen Prozess: Zum einen wirken sie direkt auf unser Denken, zum andern regen sie innere Such- und Findeprozesse an – beides wirkt sich positiv auf die Entwicklungsprozesse einer Therapie aus.

3.3 Präsentation von Metaphern

In der ACT verstehen wir unter Verhalten »alles das, was ein intakter Organismus als Ganzes tut: zum Beispiel wahrnehmen, denken, fühlen, empfinden, erinnern, handeln oder physiologische Aktivität« (Hayes et al., 2004, S. 331). Metaphern können mächtige Sprach-Werkzeuge sein, um Verhalten bildhaft darzustellen und emotional darauf einzuwirken. Im Folgenden finden Sie Hinweise und Tipps zur Präsentation dieser erzählten Bilder.

3.3.1 Fremd verfasst – eigen verfasst

Metaphern und Geschichten können fremd verfasst sein oder selbst verfasst; jedwede Kombination der beiden Möglichkeiten lässt sich denken. Metaphern und Geschichten können Sie einbringen, indem Sie den geschriebenen (fremd oder selbst verfassten) Text wortgenau und vollständig vorlesen oder aber frei (nach)erzählen – auch hier lässt sich jede Kombination vorstellen. Eine dieser Kombination besteht beispielsweise darin, dass Sie bei der vorgegebenen Metapher/Geschichte Namen oder Ausdrücke verändern.

Wie frei Sie sich in der Präsentation einer Metapher bewegen, hängt meist von Ihrer Vertrautheit zur jeweiligen Geschichte ab: Je tiefer Sie sie verinnerlicht haben – was bei selbst erlebten und verfassten Metaphern meist einfacher ist –, desto flexibler können Sie sie weitergeben. Abbildung 3.1 veranschaulicht die Vielzahl der beschriebenen Möglichkeiten.

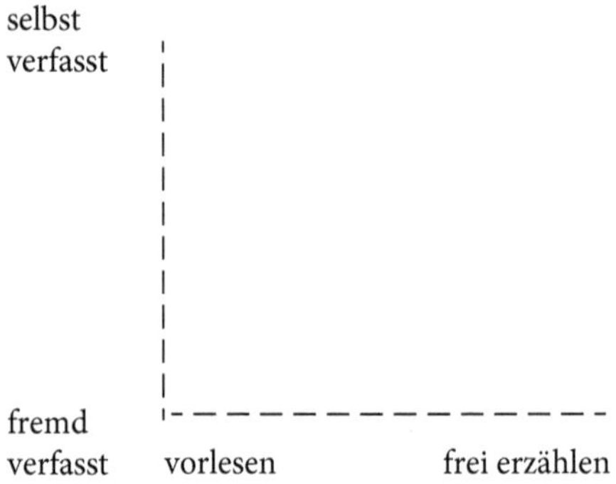

Abbildung 3.1 Einbringen von Metaphern

3.3.2 Ansprache

Ich möchte zwei Möglichkeiten erläutern, eine ACT-Metapher zu präsentieren:

1) Vorstellungs-Anleitung zur eigenen Person: »Stellen Sie sich vor, zu Ihnen käme … und würde … eigentlich wollten Sie … aber nun machen Sie …«
2) Vorstellungs-Anleitung in Bezug auf eine andere Person: »Eines Tages kam zu Markus eine …. und er wurde … eigentlich wollte er … aber nun macht er …«

Schauen wir uns diese beiden Möglichkeiten jetzt etwas genauer an:

Bei der ersten Präsentationsform spürt der Zuhörer viel direkter, was die Aufforderungen im Gang der Geschichte bei ihm bewirken und auslösen. Er erfährt die Geschichte näher an sich selbst, ist dichter dabei und fühlt sich leichter angesprochen –

ein möglicherweise erheblicher Vorteil! Andererseits kann diese direkte Betroffenheit dazu führen, dass der Zuhörer »dicht macht« und Widerstand aufbaut. Die Aussagen der Metapher erreichen ihn dann weniger bis gar nicht – ein möglicherweise erheblicher Nachteil!

Die zweite Präsentationsform spricht den Zuhörer zunächst nicht direkt an. Nur über einen Dritten spürt er die Auswirkungen auf sich selbst; die Folge kann ein Verlust an direkter Wirkungsbeteiligung sein. Andererseits ist der Zuhörer, auch wenn er sich nicht direkt angesprochen fühlt, durch Vorgänge wie Projektion und Spiegelung deutlich involviert. Da er nicht unmittelbar gefragt oder gar belehrt wird, besteht die Chance, dass er sich aus seiner betrachtenden und distanzierten Position auf die geschilderten Vorgänge und Botschaften bereit einlassen kann – was sich wiederum als erheblicher Vorteil herausstellen kann.

3.3.3 Einflussmöglichkeiten der Präsentation

Wie lässt sich das Einbringen von Metaphern lebendig gestalten? Durch nachfolgende, unaufwendige Anregungen und Maßnahmen kann die therapeutische Wirkung einer Geschichte entscheidend verbessert werden. Vieles davon ist in der Fähigkeit des Menschen als Märchenerzähler bereits verankert und soll nur als Erinnerung, als Wieder-Bewusstmachung angeführt werden.

(1) Der Blick

Vielleicht das wichtigste Transportmittel, um Zuhörer und Metapher zu verbinden. Das Hochschauen vom Text bzw. das Anschauen des Klienten in einem bestimmten, für die Geschichte zentralen Moment, kann eine sehr wirkungsvolle Technik sein: Mit Ihrem Gegenüber Blick-Kontakt aufnehmen und doch in der Geschichte bleiben. Richten Sie Ihren Blick – sowohl beim Vorlesen als auch beim freien Erzählen – auch sonst immer wieder auf den Klienten: Binden Sie ihn so in die Geschichte ein. Lassen Sie Ihren Blick auch, begleitend zum Text, in bestimmte Richtungen des Raums gehen, um die Erzählung mit Ihrer Blickachse zu unterstreichen.

(2) Persönliches Ansprechen

Präsentieren Sie eine Metapher in der dritten Person, ist ein sorgfältiges, nicht übertrieben häufiges Ansprechen Ihres Zuhörers hilfreich. Nehmen wir ein Beispiel: »Das letzte Mal hat Petra es anders gemacht. Was hat sie sich gesagt, um diese Veränderung zu bewirken?« Sie können nun entweder den Klienten nach dem Fragezeichen anschauen, Blickkontakt aufnehmen, wieder runter auf den Text schauen und weitersprechen: »Petra sagte sich, dass …«. Sie können aber auch die in der Geschichte gestellte Frage an Ihren Zuhörer weitergeben: Sie schauen den Klienten an, wiederholen vielleicht »Ja, was hat sie sich gesagt?«, blicken Ihren Zuhörer weiterhin an und fragen ihn etwa: »Was hätten Sie Petra vorgeschlagen?« oder »Wie hätten Sie reagiert?«

(3) Körperliche Untermalung

Eine subtile und wichtige Technik zur Verlebendigung einer Metapher, die wir zum Teil ohnehin unbewusst nutzen: Beim Erzählen der Geschichte untermalen wir sie mit mittleren, kleinen oder auch nur angedeuteten Bewegungen wie ein kaum wahrnehmbares Zusammensinken im Stuhl bei einem Satz wie »Der Junge versank im Sessel« oder ein leichtes Aufrichten bei einer solchen Aussage: »Da sprang er auf.«

Nicht nur Körperbewegungen in der Metapher, auch Stimmungs- und Gemütsäußerungen lassen sich ausführen bzw. andeuteten: Heißt es im Text: »Plötzlich wurde er ganz müde«, lässt sich beispielsweise ein minimal demonstriertes Gähnen einsetzen. Zu einem Satz wie »So sitzt er und denkt: Jetzt würde ich gern tanzen« können kleinste Bewegungen ausgeführt werden, etwa die Füße kurz hin und her bewegen oder den Oberkörper sanft drehen.

(4) Stimme der Situation anpassen

Ähnlich funktioniert die Einbindung unserer Stimme in den Verlauf der Metapher: Heißt es dort: »Draußen wurde es still«, kann der Therapeut langsamer, ruhiger und etwas tiefer sprechen. Auch die Stimmhöhe kann charakteristisch angepasst werden: »Da springt der Kleine auf ...«. Sind zwei Personen im Dialog, geben Sie den beiden verschiedene Stimmen. Achten Sie auf die charakteristische Zuordnung und bringen Sie sie nicht, was bei längeren Passagen leicht passieren kann, durcheinander:

Höhere Stimme: »Autsch, du zwickst mich!«, sagt die kleine Blume.

Tiefere Stimme: »Entschuldigung, ich wollte dich doch nur befreien«, antwortet die große Blume.

(5) Phrasen und ihre Vermeidung

Beginnen Sie die Geschichte stets mit dem ersten Wort; Einleitungen wie »Dann fange ich mal an«, »Also« oder »Ja, dann lese ich mal vor« brauchen Sie nicht. Solche Phrasen signalisieren oftmals eine Art Verlegenheit. Achten Sie auch darauf, die erzählte Geschichte mit dem letzten Wort zu beenden: Ausleitungen wie »Das war's«, »Soweit mal« sind ebenso unnötig wie Einleitungen. Diese Schlussphrasen nehmen leicht etwas von der entstandenen Wirkung der Metapher – und das wäre schade.

3.3.4 Mit / ohne Vorbesprechen – mit / ohne Nachbesprechen

Beim Einbringen einer Metapher können Sie über die Nutzung der nachfolgenden vier Möglichkeiten jedes Mal neu entscheiden: nach der jeweiligen konkreten Situation, nach dem betreffenden Klienten und nach Ihrer eigenen Ansicht. Im Einzelnen bedeutet das:

(1) Sie bereiten den Klienten auf das Thema der Geschichte vor und / oder auf einzelne Passagen oder Aussagen. Stellen Sie den Bezug zu Ihrem bisherigen Gespräch dar, rückwirkend oder vorauswirkend. Eventuell teilen Sie mit, was die Geschichte ausdrücken soll.

(2) Sie geben keinerlei Hinweise auf das, was kommt. Sie sagen: »Ich erzähle Ihnen eine Geschichte«. Dann fangen Sie an.
(3) Sie besprechen die Metapher nach, geben beispielsweise Hinweise zu bestimmten Passagen oder zum Sinn der Geschichte. Sie fragen, wie sie dem Klienten gefallen habe, wie sie für ihn war, was sie ihm gesagt hat. Sie stellen den Bezug zu Ihrem Gespräch vor dem Einbringen der Geschichte her.
(4) Sie sagen nichts zur Geschichte; Sie stellen keine Fragen. Vielleicht lesen Sie die Geschichte derart zum Ende der Stunde vor, dass ohnehin keine Zeit für eine Nachbesprechung bleibt.

Entscheiden Sie sich für eine dieser Möglichkeiten und für eine der möglichen Kombinationen. Und, im ACT-Sinn: Wählen Sie die Vorgehensweise, die Ihnen in diesem Moment nützlich, produktiv und zielführend vorkommt – nicht die einfache, leichte, bequeme oder sozial erwünschte. Pointiert anders gesagt: Sie müssen nicht vor- und / oder nachbesprechen. Es gibt Autoren, die deutlich von einer Nachbesprechung oder Interpretation abraten, weil das die Suchfunktion des Unterbewussten (Hammel, 2015, S. 14) blockieren oder ungünstig beeinflussen könnte.

3.3.5 Timing

Es ist schwer ganz allgemein zu sagen, wann die rechte Zeit für den Einsatz einer bestimmten Metapher gekommen ist. Möchte der Therapeut ein Thema des Klienten aufgreifen, es vertiefen, einen anderen Aspekt dazu anführen oder es aus einem anderen Blickwinkel beleuchten, so kann er das mit einer Metapher bahnen und unterstützen. Die Entscheidung für eine Metapher ist bewusst und absichtsvoll.

Nicht unbedingt günstig sind Situationen, in denen der Klient etwas sagt und dem Therapeuten rein thematisch dazu eine Metapher einfällt. Der Klient ist unter Umständen noch nicht für die passende Geschichte bereit. Westrup (2014, S. 80) beschreibt die Schwierigkeit des Therapeuten, sich in diesen Momenten zurückzuhalten – schließlich ist die Metapher-Idee in seinem Kopf und möchte raus. Eine weitere Ungünstigkeit besteht darin, bei Einführung oder Verdeutlichung eines bestimmten ACT-Schrittes die »dazu gehörige« Metapher auch gleich einbringen zu wollen.

Wann ist der »rechte Zeitpunkt« für eine Metapher gekommen? Folgende Richtlinien bzw. richtungsweisende Fragen lassen sich dafür aufstellen (nach Westrup, 2014, S. 79 f., übers.):
(1) Passt die Metapher zu dem, was gerade in der Sitzung passiert?
(2) Hilft sie, den gerade stattfindenden Prozess zu verdeutlichen und voranzubringen? Es kann wichtig sein, eine Metapher nicht isoliert anzubringen (s. a. Luoma et al., 2009, S. 123).
(3) Gibt es einen Grund, sie noch zurückzuhalten? Wird es vielleicht einen Zeitpunkt geben, an dem der Klient fähig sein wird, sie besser zu verstehen?

(4) Werden Sie »kre-aktiv«! Dieser für die Psychologie von Scholz (2014a, S. 375) fruchtbar gemachte Ausdruck ist keine simple Kombination von kreativ und aktiv; es ist ein moderner Ausdruck für das griechische Konzept von Kairos – jener Idee des rechten Augenblicks, des entscheidenden Moments. Kre-aktiv sein bedeutet, in kritischen Situationen die Ruhe zu bewahren, sich auf die eigene Urteilskraft zu verlassen und mit einem hohen Maß an Unsicherheit umgehen zu können.
Scholz zieht als Beispiel die Suche eines Autofahrers nach einem Platz für seinen Wagen auf einer vollgeparkten Straße heran. Eine unverhoffte Lücke schnellstmöglich zu nutzen, ist dabei noch keine kre-aktive Handlung. Erst wenn der Fahrer – trotz wachsender Verzweiflung – sich eines Fußgängers bewusst wird, der möglicherweise(!) wie jemand aussieht, der zu seinem Wagen geht, nähern wir uns der Kre-Aktivität. Der Fahrer entscheidet sich, obwohl hinter ihm weitere Autos drängeln, noch langsamer zu fahren, um dem Fußgänger Zeit zu geben. Oft wird dann eintreten, dass dieser tatsächlich sein Fahrzeug ansteuert und eine Parklücke freimacht: Die kre-aktive Handlung ist geglückt (Scholz, 2014b, S. 4952, übers.).
Auf den richtigen Zeitpunkt zur Nutzung einer Metapher übertragen, heißt das, dass Sie trainieren können, Ihrer Urteilskraft zu vertrauen. Nehmen Sie Ihren Klienten wahr, versuchen Sie nicht unruhig oder ungeduldig zu werden, akzeptieren Sie die Unsicherheit Ihrer eigenen Entscheidung.

3.4 Umgang mit Metaphern

Nachfolgend finden Sie noch einige allgemeine, aber auch sehr spezielle Hinweise zum therapeutischen Umgang mit Metaphern. Ich folge hier größtenteils Westrup (2014, S. 193–201, übers.).

- Machen Sie sich stets deutlich, dass der »festgelegte« Inhalt einer Metapher oder Geschichte nie Vorrang hat. Das Wichtigste bleibt der bewusste Erzählprozess, Ihr Ausgerichtetsein darauf, eine bestimmte Thematik zu verdeutlichen oder gar erst anzustoßen. Was während des Lesens oder Erzählens geschieht, ist Teil des Prozesses. Das gilt auch für die Möglichkeit, dass der Klient die Geschichte anders versteht als beabsichtigt, sie logisch hinterfragt oder »auseinander nehmen« will.
- Manchmal können kleinste Wörter große Auswirkungen haben. Deshalb ist es ratsam, die jeweilige Metapher erst einmal laut sprechend für sich zu proben.
- Mit der Zeit werden Sie durch Proben und / oder das wiederholte Einbringen einer Metapher Ihre persönliche Version finden, Ihren persönlichen Blickwinkel auf diese Geschichte.
- Metaphern können Vehikel für Veränderung sein; wir dürfen sie nicht überschätzen, sollten sie aber nie unterschätzen. Beschränken wir sie auf eine bloß unterstützende Wirkung, funktionieren zwar Interpretation und Bewertung nach dem Mitteilen der Metapher sehr gut – ihre weiterführenden Wirkmöglichkeiten wären aber eingeschränkt.

- Die Wirkung wird auch durch belehrenden oder besserwisserischen Vortrag der Metapher eingeschränkt. Lassen Sie Ihren Klienten vielmehr spüren, dass Sie die entsprechende Geschichte ihm und sich selbst erzählen: Denn bestimmte Möglichkeiten oder Zusammenhänge möchte man sich immer wieder auch selbst noch einmal vor Augen führen.
- Nutzen Sie anfangs »einfache« Metaphern mit eindeutigen Bildern, Metaphern die nur eine Thematik oder einen Wirkprozess aus dem Hexagon veranschaulichen.
- Verwenden Sie Metaphern und die darin vorkommenden Namen nicht als »Waffe«. Zu stark mit Geschichten, Aufforderungen und Bewertungen verbundene Namen, die den Hörer in bestimmte Richtungen drängen könnten, sollten nicht verwendet werden.
- Metaphern wollen auf etwas hinweisen – nichts beweisen. Sie müssen auch nicht zwangsläufig logisch sein. Metaphern enthalten einen Hinweis, eine Weisheit. Eine Metapher ist, wenn man sie annehmen kann, ein Geschenk.

3.5 Vorzeitiges Beenden

Zum richtigen Einsetzen gehört auch das ggf. vorzeitige Beenden einer Geschichte, der Abbruch einer Metapher. Wenn Sie beim Erzählen plötzlich den Eindruck gewinnen, dass die Geschichte doch nicht angemessen ist oder irgendetwas momentan aus dem Ruder läuft, dann beenden Sie Ihr Vortragen. Auch wenn Ihr Gegenüber Sie bedrängt, das Ende noch hören zu wollen. Sagen Sie so etwas wie: »Ah, die Geschichte passt doch nicht, das merke ich gerade eben (erst).« Wenn Ihr Zuhörer nicht locker lässt und bittet: »Macht nichts, erzählen Sie trotzdem weiter – es war so interessant«, dann antworten Sie freundlich, lächelnd und bestimmt: »Nein, nein, auch wenn der verkehrte Weg, den man eingeschlagen hat, landschaftlich durchaus reizvoll sein mag, es ist doch der falsche Weg. Man muss ihn nicht weitergehen, nur weil er schön aussieht. Hier ist ein beherztes ›Stopp‹ angesagt.« Damit klappen Sie humorvollbeherzt das Buch zu oder legen den Zettel in die Schublade – fertig.

Lesen Sie zum Abschluss der einleitenden Kapitel und als Übergang zur Metaphern-Sammlung – geordnet nach den Wirkprozessen der ACT – folgende Metapher zum Thema Vorzeitiges Beenden.

Nicht bis zum bitteren Ende
Oder: Eine Geschichte abbrechen

Markus war gerade dabei, seinen letzten Trick auszuführen. Als Marco el Grande war die Vorführung bis jetzt bestens gelaufen: Seine Zauberkunststücke kamen gut an, die Partygäste machten mit, die Gage war mehr als großzügig. Alles wunderbar. Bis jetzt.
Sein letzter Trick – eigentlich ein Selbstläufer: Er hatte vorher die Brieftasche von einem der Gäste »ausgeliehen«, im Kleingeld gekramt und zwischen den Fotos von Frau und Tochter einen entzückenden Liebesbrief gefunden. Einen Zettel, wie man ihn der Herzdame im Verlauf des Abends in die Hand drücken würde. Markus hatte die zentralen Stellen schnell auswendig gelernt: »Marie, ich bin schon so lange glücklich

mit Dir und begehre Dich immer noch wie am ersten Tag.« Das klang super. Ein bisschen schlüpfrig, aber eben auch liebevoll. Perfekt für die Bühne. Lächelnd hatte er also den Besitzer der Brieftasche nach vorne gebeten, ihn sein Portemonnaie herausholen und sich an die Magier-Stirn halten lassen. ›Marie, ich bin schon so lange glücklich mit Dir und begehre Dich immer noch wie am ersten Tag‹, hatte Markus da noch einmal memoriert. Da war noch alles in Ordnung gewesen. »Ich werde jetzt«, hatte er dem Publikum verkündet, »meine mentalen Fähigkeiten ein letztes Mal beweisen, indem ich die Geheimnisse dieser Brieftasche erkunde. Aha, ich sehe zwei Fotos«. Markus machte eine theatralische Pause. »Ein Mädchen, mit schwarzem Haar und Zahnspange.«

Marcos Opfer nickte eifrig: »Meine Tochter Louisa.«

Leichter Applaus.

»Und eine wunderbare Frau«, machte Markus weiter, »ebenfalls mit lockenschwarzem Haar.«

»Ja. Das ist Anna Sabine Katharina, meine über alles geliebte Frau!«

Schon mehr Applaus.

»Schließlich sehe ich«, fuhr Markus fort, »einen Brief, eher ein Briefchen.«

Und in dem Moment wusste er es: ›Marie, ich bin schon so lange …‹

Marie.

Keine Anna, keine Katharina, keine Sabine.

Eine Marie.

»Brief …«, wiederholte er stotternd und wünschte zum ersten Mal in seiner Bühnenkarriere, sich wirklich in einer Rauchwolke auflösen zu können. Gebannt hing das Publikum an seinen Lippen. Marco el Grande schwitzte. Mit einem Blick erkannte er die schicke Dame, die nervös hinter Anna Katharina Sabine hockte. Gestylt und sexy. Eine echte Marie.

Normalerweise würde er jetzt seinen Bühnenpartner bitten, diesen Brief herauszuholen. Unmöglich – kein Zauberer durfte seinen Gast bloß stellen. Das war Ehrensache. »Aber der ist …«, bog Markus die Sache endlich ab, »nicht für unsere Augen bestimmt.« Der Magier blickte seinem unfreiwilligen Partner ins Gesicht: Anna Sabine Katharinas Ehemann war merklich blasser geworden. Aber was jetzt? Marco el Grande hatte leider schon alle Asse aus seinen Ärmeln gezogen. »Bitte öffnen Sie jetzt Ihre Brieftasche«, bat er. Zögernd gehorchte ihm der Ehemann. »Und zählen Sie jetzt das Münzgeld darin, ohne dass ich etwas sehen kann!« Das anschließende Klimpern übertönte ein lautes, erleichtertes Aufseufzen. »Drei 1-Eurostücke, ein 2-Eurostück und drei 50-Centmünzen«, verkündete Marco el Grande nach großem Gedankenleser-Tamtam.

Donnernder Applaus.

Manche Geschichten, dachte Markus in seine schwungvolle Verbeugung hinein, muss man nicht bis zum Ende erzählen. Auch das ist Magie.

4 Gegenwärtig leben

Zwischen Sagen und Gesagt haben
nur ein Augenschlag.
Zwischen Gestern und Morgen
ein Tropfenfall.
Zwischen Zerfall und Wachstum
ein Hauch.

Aber was für einer.
Einer, aus dem ein
Sturm werden kann.
(Jonas Torsten Krüger)

4.1 Einführung

Mit dem Gewahrsein des gegenwärtigen Augenblicks streben wir in der Akzeptanz- und Commitmenttherapie an, bewusst im Hier und Jetzt zu leben. Das Problem des häufigen Verhaftetseins in der Vergangenheit und/oder der Zukunft – etwa bei übermäßigem Sich-Sorgen und Grübeln – besteht nicht primär darin, nicht in der Gegenwart zu verweilen. Das Problem besteht vielmehr darin, dass die Geschichten und Fantasien bezüglich Vergangenheit und Zukunft überproportional viel Aufmerksamkeit auf sich ziehen, dass der entsprechende Mensch Vieles und Wichtiges von dem verpasst, was sich tatsächlich gegenwärtig in ihm und um ihn herum abspielt. Für Veränderungen in der Vergangenheit haben wir nämlich keine Möglichkeit, geschweige denn eine Wahl; eine Wahl haben wir in der Gegenwart, »der Vergangenheit der Zukunft« (Hayes & Lillis, 2013, S. 65).

Sich im Hier und Jetzt zu erleben, kann als sehr angenehm wahrgenommen werden; und dennoch bezweckt es nicht den Effekt eines Wohlfühl-Tonikums (Hayes et al., 2014, S. 264). Durch genaues Registrieren davon, wie effektiv oder ineffektiv wir uns gerade verhalten, können wir uns deutlich gezielter und motivierter verändern. Durch mangelnde Achtsamkeit hingegen sind wir leicht in Bewusstseinsverengungen – starre kognitive Dichotomien, rigides Regelverhalten, »automatisches Wegdriften« (Assaloni, 2015, S. 222) – eingeschnürt.

Im Eigentlichen geht es nicht um die sprachlich existierenden Gegenüberstellungen von Vergangenheit, Gegenwart und Zukunft – es geht darum, wie wir wertekonsistent in Aktion treten können. Daher kann es ein Fehlschluss sein, jemanden, der über Vergangenheit und Zukunft spricht, allein deswegen als nicht gegenwärtig zu beurteilen. Und außerdem: Durch die Möglichkeit des Denkens in Zeiten und über Zeiten konnten die Fähigkeiten zum Planen, Erinnern, Vergleichen, Kategorisieren oder

Bewerten – Fähigkeiten, die der Menschheit großartige Errungenschaften eingebracht haben – erst zur Umsetzung kommen.

Die achtsame Präsenz ist eine wichtige Fertigkeit und Voraussetzung bei allen ACT-Prozessen. Diese Fertigkeit können wir erlernen. Denn wir »rutschen« allzu leicht, wenn es uns gerade gelungen ist, etwas gegenwärtig wahrzunehmen, in Erinnerungen, Einschätzungen, Assoziationen usw. (vgl. Flaxman et al., 2014, S. 41).

Die mangelnde Fähigkeit, gegenwartsbezogen zu leben, wird zudem mit zahlreichen klinischen Mustern und Erscheinungsbildern in Zusammenhang gebracht (z. B. Trauma: Holman & Silver, 1998; Follette & Pistorello, 2012; Generalisierte Angststörung (GAS): Hoyer et al., 2007; Depression: Segal et al., 2008; Rumination: Davis & Nolen-Hoeksema, 2000).

Zusammenfassung

Eine permanente Selbstwahrnehmung ist kaum möglich, sicherlich auch nicht wünschenswert. Doch in für uns wichtigen Momenten, in prägenden Augenblicken, können wir sehr wohl auf das achten, was gerade in uns vor sich geht. Benoy et al. (2015, S. 244) fassen »Gegenwärtig leben« folgendermaßen zusammen: »Die Förderung dieser Kernkompetenz beinhaltet, Körperempfindungen besser wahrzunehmen, Gedanken und Gefühle zu beobachten sowie sich aufkommender Handlungsimpulse bewusst zu sein«.

4.2 Metaphern

Nachdem in den ersten drei Kapiteln dieses Buches die Grundzüge der Akzeptanz- und Commitmenttherapie dargestellt wurden, finden Sie im Folgenden nach den jeweiligen Kapitel-Einführungen die zugeordneten Metaphern. Sie werden – nicht immer, aber meistens – von in kleinerer Schrift gesetzten Kommentaren, Interpretationen und Hinweisen eingeleitet. Die einzelnen Geschichten sind – um die Bandbreite der Möglichkeiten aufzuzeigen – in verschiedensten Formen verfasst: als klassische Metapher, als Dialog und Szene, als Gedicht oder Ich-Erzählung, als Visualisierung oder Kurzgeschichte. Nutzen Sie diese Vielfalt als Anregungen dafür, Ihren eigenen Stil im Mitteilen von ACT-Metaphern zu finden.

Beginnen wir mit einem Gespräch, das unseren Hang thematisiert, allzu oft Gegebenheiten aus Vergangenheit und Zukunft zu analysieren. Dieses ständige Nachrechnen, Vorrechnen und damit Hochrechnen ist ursprünglich zu unserem Schutz gedacht (übrigens eine interessante Doppeldeutigkeit des Wortes »gedacht«). Allerdings kann sich diese Analyse auch so sehr aufblähen, dass keine, zu wenige oder zu stark eingefärbte Rezeptionen aus dem gegenwärtigen Reizfluss möglich sind. Damit kann, wie Benoy et al. (2015, S. 238) treffend formulieren, »situationssensibles und erfahrungsoffenes Verhalten« unterbunden werden, da wir ein solches Verhalten immer nur in der Gegenwart zeigen können.

Von der Wichtigkeit der Gegenwart
Oder: Ist das Genannte wichtiger als das Nicht-Genannte?

»Ist denn die Gegenwart wichtiger als die Vergangenheit und Zukunft?«

»Wie kommen Sie darauf?« fragt Professor Dadden.

»Weil der Gegenwart, der Präsenz, ein eigener Kernprozess im Hexagon der ACT gewidmet ist«, antwortet der Student.

»Das ist eine interessante, schlussfolgernde Frage«, antwortet der Professor. »Meine Antwort heißt: nein. Das Geschenk der Gegenwart kann es nur geben durch Vergangenheit und Zukunft. Wenn ihr ein, wie Sie sagen, Kernprozess gewidmet ist, dann vorwiegend deshalb, um einer möglichen Vorherrschaft, einer Dominanz der Vergangenheit und / oder Zukunft entgegenzuwirken. Damit wird natürlich explizit die Bedeutung des Gegenwärtigen herausgestellt. Sie wissen: Mit alldem, was war und sein wird, leben wir jetzt. Unser Leben leben, das können wir nur jetzt. Wenn wir etwas beibehalten wollen, so können wir es nur jetzt tun. Wenn wir etwas verändern wollen, so können wir es nur jetzt tun. Damit ist das Jetzt die Bühne und gleichzeitig die Weichenstellung unseres Lebens.«

Präsenz und Gegenwärtigsein ist aber kein Selbstzweck. Genau das soll die folgende Metapher veranschaulichen.

Blumen brauchen Sonnenlicht
Oder: Zum Zweck der Präsenz

»Ja, ja«, hört man manchmal, »präsent zu sein, ist schon ganz schön, aber was soll ich eigentlich mit meinem Leben anfangen?«
Das ist eine sehr wichtige Frage. So wie eine Blume Sonnenlicht braucht, so braucht Präsenz einen Zweck. Sonst ist die Gefahr groß, vollständig und ganz wunderbar in einem Leben präsent zu sein, dem es an Sinn mangelt.
Quelle: Harris (2013b, S. 28)

Die Gegenwärtigkeit ist das vorrangige Ziel, wenn wir in der ACT von Gegenwart sprechen. Wir drücken damit das bewusste Erleben im Hier und Jetzt aus. Wenn Kinder spielen und z. B. nicht hören, wenn die Mutter ruft, so sind sie einerseits völlig »drin« in ihrer gegenwärtigen Beschäftigung, andererseits doch darin »verhaftet«, vielleicht sogar »verloren«. Im sogenannten Flow ist man komplett auf die jeweilige Tätigkeit fokussiert; auch hier ist das Verlieren des Zeitgefühls typisch. »Wenn Sie im Flow sind, verlassen Sie den Handlungsmodus und gehen in den Seinsmodus über – den gegenwärtigen Augenblick« (Alidina, 2011, S. 91). Viele Sportler beschreiben den Flow als ein »völliges Kontrollieren ohne Anstrengung« (Jackson & Csikszentmihalyi, 1999, S. 4, übers.). Gegenwärtig zu sein bedeutet, hellwach zu sein in dem, was wir tun, ohne uns durch äußeres Geschehen davon ablenken zu lassen.

Präsenter Augenblick
Oder: Der Blick durch die Augen

Im Nei Yang Gong, dem Innen Nährenden Qi Gong, gibt es eine Übung mit dem Namen »Hebe das Klare, senke das Trübe.«
Die Arme werden dabei seitlich nach oben geführt, der Oberkörper leicht zurück gebeugt, dann, mit geradem Rücken, werden die Arme vor dem Körper nach unten geführt. Eine Übung, die wohl tut – auf allen Ebenen. Wir stellen uns vor, wie wir das Klare heben und das Trübe in die Erde leiten.

Hannelore, eine Schülerin, die »Hebe das Klare, senke das Trübe« schon länger praktiziert, spürt besonderes Wohltun. Sie lässt sich in die Bewegung hineinfallen. Beim Heben der Arme schließt sie die Augen, neigt den Kopf nach hinten und lässt ihren Blick durch geschlossene Augen in der Unendlichkeit versinken.
Liu Yafei, unsere chinesische Meisterin, weist uns darauf hin: »Verliert euch nicht in der Bewegung! Das Qi folgt dem Geist. Beim Heben der Arme behaltet die Augen offen oder schließt sie halb. Schaut, ohne zu schauen: Euer Blick ist weder auf etwas fixiert noch in der Weite verloren. So könnt ihr präsent sein im Augenblick.«
Quelle: Nach Yafei (2007); vgl. Bölts (2015, S. 74)

Im Spiel sein
Oder: Von der nicht verdrängten Verdrängung
Agnes und Bärbel, zwei Studentinnen der Psychologie, diskutieren.
Agnes sagt: »Präsent sein, das ist, wie wenn Kinder spielen, in ihr Spiel eintauchen. Auch wenn ein Problem existiert – es wird nicht verdrängt, nicht zur Seite geschoben, es hat während des Spiels einfach keinen Raum. Die Kinder sind im Spiel, leben und erleben mit ihren Sinnen die Erfahrung des gegenwärtigen Tuns, sind so versunken in ihrem Spiel.«
»Ja, und hören nicht, wenn die Mutter sie ruft, und merken nicht, wenn ein Gewitter im Anzug ist. Vor allem aber achten sie nicht auf die Autos, die durch die Straße fahren!«, meint Bärbel. »Wenn ich Klavier spiele … ich meine, wenn ich ein Stück eingeübt habe und es dann spiele … mit und in meiner augenblicklichen Gemütslage, dann, glaube ich, lebe ich im gegenwärtigen Augenblick.«
»Du meinst«, schmunzelt Agnes, »weil du deine Mutter und das Gewitter hören würdest.«
Quelle: Vgl. Coyne & Murrell (2009, S. 71)

Aufmerksames Beobachten der gegenwärtigen Handlungen kann effektive Veränderungen initiieren oder den Ausführungsmodus bestätigen.

Die Straße vor uns
Oder: Aufmerksames Registrieren erhöht unsere Handlungszufriedenheit
Es wird Abend, es dämmert schon. Sie fahren mit dem Auto zu einem Freund, der in einem benachbarten Ort wohnt. Der Tag war bisher sehr ereignisreich. In einer Situation haben Sie sich kräftig geärgert. Sie denken darüber nach, rollen das Gesagte noch einmal auf – wumms, ein Schlagloch, Sie haben nicht darauf geachtet. Hoffentlich ist am Rad nichts passiert!
Sie erinnern sich: Letzte Woche erzählte Ihr Sohn von seinem Fahrlehrer, der den Schülern »vorausschauendes Fahren« nahegelegt hatte. Da haben Sie, die Worte untermauernd, zugestimmt. Je mehr er, sagten Sie zu Ihrem Sohn, seine Aufmerksamkeit auf die Straße richten würde, umso sicherer würde er fahren. Er könne dann

auf den Zustand der Straße achten, auch auf die Wetterverhältnisse und vor allem auf die anderen Verkehrsteilnehmer. Und lustig wie passend fanden Sie Ihr spontan erfundenes Wortspiel: »Als Verkehrsteilnehmer darfst Du nichts verkehrt machen.« Aufmerksam, mit leicht reduzierter Geschwindigkeit, fahren Sie weiter und erfreuen sich am Steuern Ihres Autos.
Quelle: Nach Blackledge & Barnes-Holmes (2009, S. 54)

Die Beschäftigung mit Vergangenheit und Zukunft zieht viele Menschen so in den Bann, dass das Wichtige, das Erleben von Gegenwärtigkeit, ungenutzt bleibt.

Die »andere Hand«
Oder: Abgelenkt von dem, was wichtig ist
Sie sind auf einer Feier eingeladen und bewundern einen Zauberer, der seine Kunststücke vorführt. Arbeitet er mit speziellen Requisiten, liegt der Trick meist in diesen Gerätschaften verborgen. Führt er allerdings mit bloßen Händen seine Kunststücke vor, scheint eine seiner Hände besonders aktiv. Sie bewegt sich deutlich, manchmal wie magisch. Mit ihr holt der Zauberer etwas heraus, steckt etwas weg, mit ihr formt er bestimmte Gesten. Sie beobachten ihn und stellen fest: Die Aufmerksamkeit des Publikums ist daran gefesselt, ist auf diese Hand konzentriert. Doch wirklich wichtig ist das, was die andere Hand tut – unbeachtet, unbemerkt: Sie bereitet den eigentlichen Trick vor.
Was würde geschehen, wenn der Zauberer, selbst seinem Bann verfallend, versäumt, die vorhandenen Requisiten einzusetzen? Wenn er vergisst, mit der anderen, der wichtigen Hand aktiv zu werden?
Quelle: Grundidee: Hayes et al. (2014, S. 246)

Erlebte Gegenwärtigkeit und bewusste Achtsamkeit kann eine lebendige Quelle für Lebensfreude und Dankbarkeit sein und werden. Wenn wir an dem Rosenstrauß riechen, den wir geschenkt bekommen, im Restaurant den ersten Bissen unserer Speise probieren, beim Einsetzen des Sommerregens die frische Luft einatmen oder einen wunderbaren Regenbogen bestaunen, dann widmen wir für Momente diesen Erscheinungen unsere volle Aufmerksamkeit. Doch schnell lassen wir sie selbstverständlich werden – und gewöhnen uns daran.

Guten Appetit, Roboter!
Oder: Präsenz als Privileg
Stellen Sie sich ein Ehepaar vor, das tagtäglich beim Essen zusammen sitzt, zumindest beim Frühstück und abends. Der Mann isst schnell und hektisch, er liest dabei Zeitung, wischt über sein Smartphone oder schaut auf den Fernseher. Er schlingt sein Essen wie nebenbei hinein, hastig und völlig automatisch.
Seine Frau schaute sich das eine Zeitlang an, wusste lange nicht, was sie tun sollte und sagte schließlich zu ihm, ganz ohne Erklärung: »Guten Appetit, Roboter!«
Quelle: Idee: Harris (2013b, S. 208)

Ich kann jetzt nicht
Oder: Präsenz-Paradox

Christina: »Schau, die Sonne kommt gerade über den Berg!«
Norbert: »Ich kann jetzt nicht! Ich muss jetzt eine Metapher über den gegenwärtigen Moment schreiben.«

In welchem Ausmaß gelingt es Menschen, die sich mit etwas aus Vergangenheit oder Zukunft beschäftigen (oder gerade intensiv mit etwas beschäftigt sind), gegenwärtige Eindrücke aufzunehmen und sich dann wieder ihrer Thematik zu widmen? Können sie switchen ohne zu verharren?

Fahrpläne studieren
Oder: Konzentriert Planen und offen für die Gegenwart bleiben

Eduard und Gudrun planen ihren nächsten Sommerurlaub. Verschiedene Kataloge sind auf dem Tisch ausgebreitet. Gerade studieren sie mit leicht rauchenden Köpfen unterschiedliche Bahnverbindungen im Ausland und die dazu passenden Fährverbindungen. Das erweist sich als ziemlich schwierig. Plötzlich sagt Gudrun: »Hör mal die Kirchenglocken!« Beide lauschen dem harmonisch-unterschiedlichen Läuten … sechs Schläge hintereinander. »Sechs Uhr«, sagt Eduard, »schön … Danke.«

Und weiter bearbeiten beide die Fahrpläne.

»Stör mich nicht«
Oder: Wie leicht man sich doch herausbringen lässt

Stellen Sie sich vor, Sie schauen gerade einen hoch spannenden Film. Jemand kommt in Ihr Zimmer – das, ehrlich gesagt, stört Sie bereits –, bleibt einen Moment bei Ihnen stehen und fragt, was da denn gerade läuft. Jetzt sind Sie leicht gereizt, weil Ihr Besuch Sie »so unsensibel herausbringt«. Vielleicht antworten Sie in leicht abweisendem Ton: »Einen Krimi«, oder nennen den Namen des Filmes. Der Andere, ebenfalls leicht gereizt, weil er ja nur einmal »kurz fragen« wollte, macht eine unterschwellig verärgerte Bemerkung oder stellt eine leicht vorwurfsvolle Frage, z. B.: »Ich dachte, wir würden heute einmal nicht so spät essen!?« Das wiederum bringt Sie, der die ganze Zeit einfach nur »friedlich« Ihren Film schauten, nun wirklich auf … Aus Ärger drücken Sie mit der Fernbedienung auf Aus oder noch dramat(urg)ischer: Sie springen auf und drücken den Power-off-Schalter, stampfen in die Küche und beginnen polternd mit den Essensvorbereitungen. Die entsprechende Stimmung hält an. Die Gegenwart ist besetzt von der Vergangenheits-Stimmung.

Es liegt in der menschlichen Natur, ständig zu denken. Permanent wird die aktuelle Situation mit Gleichem oder irgendwie Ähnlichem in Beziehung gesetzt. Dann entscheiden wir, ob wir in dieser Situation bleiben bzw. sie aufsuchen, sie bekämpfen oder von ihr fliehen. Dieses lebendige und schützende Verstandes-Verhalten kann auch zur Quelle von erwünschtem Leid führen.

Nur keine Langeweile
Oder: Zu tun gibt es immer etwas

Unser Verstand findet die Gegenwart oft nicht besonders interessant. Sobald er feststellt, dass keine unmittelbaren Gefahren drohen und auch sonst nichts Aufregendes, Spannendes, Lustvolles, Verletzendes, Schnelles, Schrilles vorliegt, schaltet er auf den Stand-by Modus für Gegenwart. Sozusagen: »Alles okay, nichts los«.
Und währenddessen hat er genug zu tun: Er arbeitet die Vergangenheit nach und plant die Zukunft. Bei beiden hat er seine oft wiederkehrenden Spezialthemen und Vorgehensweisen. Und in den Träumen kann er sich so richtig austoben.
Quelle: Nach Wengenroth (2013, S. 139)

Die Möglichkeit, ein Geschehen denken zu können, das Eintauchen in die Welt des sprachlichen Konjunktivs der Vergangenheit und der daraus resultierenden möglichen Zukunft, ist eine besondere Fähigkeit des Menschen – eine Fähigkeit, die Welten öffnen kann, schöne wie schlimme. Und unsere Gefühlswelt lässt diese geistigen Vorstellungen lebendig werden.

Gefangen und befreit im Konjunktiv der Vergangenheit und Zukunft
Oder: »Hätte« wird immer auch gefühlt

Ein Mann wurde Opfer eines Raubüberfalls. Die Folgen davon verkraftete er ziemlich gut, wie es schien. Viele Jahre später hörte er dann, dass der Täter sein damals nächstes Opfer getötet hatte. Die Vorstellung, dass es genauso gut ihn hätte treffen können, dass er hätte umgebracht werden können, rief in dem Mann tiefe Ängste hervor, vielleicht auch tiefe Ängste wach. Seine Erfahrung blieb dieselbe. Doch die neue Information veränderte seine Gedanken- und Gefühlswelt. Zu dieser Zeit, der Überfall lag 20 Jahre zurück, entschloss sich der Mann, eine Psychotherapie zu beginnen.

Vielleicht kennen Sie auch die andere in solchen Situationen mögliche Reaktion, gewissermaßen das Gegenteil: Sie haben z. B. einen kleinen Unfall, haben sich verletzt. Wenn Sie nur ein wenig mehr rechts dagegengelaufen wären, oder wenn es einen Moment später gewesen wäre, oder … – dann wäre es ganz schlimm ausgegangen. Der kleine Unfall mit der Konjunktiv-Fantasie, was hätte passieren können, lässt Sie neben dem Schmerz erleichtert, oftmals tief glücklich sein.
Quelle: Erster Absatz nach Follette & Pistorello (2012, S. 156)

Gedanken zu unterdrücken ist kein verlässlicher Weg, von ihnen loszukommen – das zeigen neben psychodynamischen Erklärungen z. B. Freudscher Theorie (Freud & Breuer, 1895, S. 6 f.) auch neuere Untersuchungen (etwa Abramowitz et al., 2001). Das Gegenteil ist der Fall: Paradoxerweise führt der ständige Versuch, einen unangenehmen Gedanken zu unterdrücken, zu einem Festhalten an diesem Gedanken. Gedankenunterdrückung funktioniert offenbar nur dann einigermaßen erfolgreich, wenn wir dem ungewünschten Gedanken nicht vollständig ausweichen, sondern unsere Auseinandersetzung mit ihm bewusst verschieben. Die Angst vor Schmerzen angesichts eines offenbar kariösen Zahnes lässt sich möglicherweise tatsächlich unterdrücken, wenn wir einen Termin beim Zahnarzt ausgemacht haben – und nicht flüchten.

Nach dem Konzert
Oder: Heute ist anders als gestern

»Wisst Ihr, was mich manchmal ganz schön nervt?«, fragt Stefan und schenkt dabei seiner Sophie nach. Natürlich weiß weder seine Frau noch Bettina oder Benjamin, worauf Stefan hinaus will. Die vier kommen gerade aus einem Konzert und beenden den Abend in einer ruhigen Bar. Alle paar Monate gehen die beiden Paare zusammen aus, besuchen die Oper oder das Theater. »Nun sag schon«, brummt Benjamin, dem rhetorische Kunstpausen nicht behagen. »Dass wir Menschen«, erklärt Stefan, »es erstens immer wieder schaffen, uns absichtlich die Stimmung zu verderben. Und zweitens, dass es uns so schwer fällt, wirklich in der Gegenwart zu leben.« »Oha«, bemerkt Bettina lächelnd. »Nicht schon wieder«, stöhnt seine Frau Sophie, aber auch sie lächelt dabei.

»Und was meinst du mit dieser kryptischen Bemerkung?«, fragt Benjamin. »Das fängt bei Kleinigkeiten an«, holt Stefan aus. »Zum Beispiel eben: Ein wunderbares Konzert, ein beeindruckender Saal, Griegs großartiges Klavierkonzert. Und kaum schwingt der letzte Ton noch in der Luft, schlägt der donnernde Applaus ihn kurz und klein.« »Das Publikum war halt euphorisch«, wendet Bettina ein.

»Aber kann das Publikum mit seiner Euphorie nicht wenigstens einen Moment warten? Also mich nervt das total!« Stefan schüttelt nur den Kopf. Benjamin nickt zögernd. »Hast schon Recht. Obwohl ich's noch schlimmer finde, wie ein Teil der Meute sofort aus dem Saal stürzt, nur damit sie bei der Garderobe oder im Parkhaus nicht warten müssen.« Bettina streichelt lachend seinen Arm. »Tja, die Raucher nicht zu vergessen, die sofort einen neuen Nikotin-Schub brauchen.« »Ich rauch doch gar nicht mehr«, brummt Benjamin zurück.

»Ja, ja.« Stefan mischt sich wieder ein – er ist längst noch nicht fertig. »Also, wir schieben uns durch das Gedrängel an der Garderobe und durch die Raucher vor dem Konzerthaus. Irgendwie gelingt es uns, die Stimmung zu halten. Wir schweben noch ein bisschen im göttlichen Klang. Und dann?« Stefan schaut fragend in die Runde.

»Na, was dann?«, tut Sophie ihm den Gefallen. »Dann«, macht Stefan weiter, »wird unweigerlich einer sagen müssen: ›Das war wunderschön!‹ Versteht ihr? Wir vier saßen doch nebeneinander, jeder von uns hat wohl mitbekommen, wie schön das war. Aber nein ...« Bettina nickt, aber Benjamin schüttelt den Kopf. »Hm. Nach einem schönen Erlebnis sich selbst und seinen Freunden zu bestätigen, wie schön das war – daran kann ich nichts Schlechtes finden.«

Stefan stöhnt leise. »Nein? Ich schon. Denn warum muss man unbedingt in der Gegenwart die Vergangenheit preisen?«
»Hoho!«, versucht Sophie ihn zu bremsen. »Muss man doch nicht.«
Stefan wackelt zweifelnd mit dem Kopf. »Irgendwie schon. Es ist immer dasselbe: Selbst wenn zwei Leute sich einen Sonnenuntergang anschauen, wird einer davon sagen müssen: ›Schau mal, wie schön!‹«
»Na und?«, beharrt Benjamin. »Wir schwärmen halt alle gern laut. Die Menschen wollen ihre Stimmung mitteilen und sie auch mit ihren Freunden teilen.« »Mit-teilen«, sagt Bettina lächelnd und zeichnet zwischen dem Wort einen Bindestrich in die Luft.
»Ihr versteht mich nicht«, grummelt Stefan. »Wenn wir nach einem Ereignis darüber sprechen, sind wir nicht mehr in der unmittelbaren Gegenwart.«
»Jaaaaaa.« Langsam findet Benjamin die Sache interessant. »Warum soll das schlecht sein?« »Nicht schlecht, sondern …«, setzt Stefan an, aber Benjamin lässt ihn nicht aussprechen. »Wir lassen dann nur«, sagt er, »das gerade Vergangene gegenwärtig nachschweben.« Stolz auf seinen Satz grinst er die anderen an. Stefan nickt zögernd. »Gegenwärtig sein in der unmittelbaren Gegenwart«, murmelt er. Bettina lächelt.
Sophie wird das zu viel. »Sind wir jetzt auf einem Philosophie-Seminar?«, fragt sie. Stefan trinkt einen Schluck, setzt sein Glas dann hart auf den Tisch. »Nun gut«, versucht er es erneut. »Benjamin, du hast völlig Recht. Dann lass mich jetzt ein anderes Beispiel bringen, auch von gerade eben. Wahrscheinlich bin ich einfach deshalb so genervt, weil ich selber mal wieder in diese Falle getappt bin.«
»Was meinst du, Nasenbär?«, fragt seine Frau Sophie. »Nenn mich nicht so«, brummt Stefan, lächelt aber dabei: Die große Nase ist eben sein Markenzeichen. Eine seiner Ex-Freundinnen hatte ihn stets Pinocchio genannt – da ist ihm Sophies Kosename allemal lieber. Bettina lacht perlend. Sie lacht gerne und oft – eine der Eigenschaften, die Benjamin so an ihr liebt. »Also«, fragt sie, »was meinst du mit: gerade eben?«
»Ihr wart doch dabei«, brummt Stefan. »Sophie hat das Konzert mit dem verglichen, das sie und ich letztes Jahr in Berlin besucht haben. ›Weißt du noch, Stefan‹, hat sie mich gefragt.«
Sophie nickt. »Und du hast geantwortet: Klar, das war die Geschichte, als sie uns beim Eingang nicht reinlassen wollten. Weil unsere Karten angeblich schon angerissen waren.«
»Genau«, erklärt Stefan. »Damals habe ich mich furchtbar darüber aufgeregt. Und eben gerade, als Sophie mich nach Berlin fragte, habe ich mich daran erinnert und schon wieder aufgeregt. Ich wurde richtig sauer.«
»Und?«, fragt Benjamin.
»Und weg war unsere Stimmung. Weg war Edvard Grieg und die Atmosphäre von heute Nacht.«
»Stimmt«, bestätigt Sophie. »Du hast vorhin bestimmt fünf Minuten auf die Idioten damals gewettert.«
»Eben.« Stefan nippt an seinem Glas. »Ich habe mir und euch, wenigstens für kurze Zeit, die Stimmung vermiest, nur weil ich mich an diese Sache erinnert habe.«
»Und dich daran festgebissen hast«, nickt Bettina.

»Er ist eben ein bissiger Nasenbär«, kichert Sophie und wirft Stefan einen Kuss zu.
»Selbsterkenntnis ist der erste Schritt zur Besserung«, orakelt Benjamin.
Aber Stefan winkt ab. »Schon klar. Aber was mir gar nicht klar ist: Wie kann ich das ändern? Was hätte ich vorhin denn tun können? Da erinnere ich mich an dieses unangenehme Erlebnis, und ich habe nichts Besseres zu tun, als mich darin zu vertiefen und auch die Gegenwart unangenehm zu machen. Meinen bescheuerten Gedankenimpuls einfach zu unterdrücken, geht irgendwie auch nicht. Dann würde es in mir nur noch viel stärker brodeln und kochen. Aber, was hätt' ich denn machen sollen?«
Fragend schaut er die drei an. Nachdenklich blicken sie zurück.

»Keine Ideen?«, fragt Stefan nach.
Sophie zuckt mit den Schultern. Benjamin murmelt etwas davon, dass auch er nicht die Weisheit mit Löffeln gefressen hätte. Bettina lacht. Sie lacht wirklich gerne. »Du hast es doch selbst«, sagt sie zu Stefan, »eben so schön formuliert: Gegenwärtig sein in der unmittelbaren Gegenwart.«
»Ja«, nickt er. »Aber wie mache ich das in so einem Moment?«
Sie überlegt einen Augenblick, bevor sie antwortet: »Versuch's beim nächsten Mal so: Wenn dich Sophie wieder einmal fragen sollte: Weißt du noch, Stefan, dieses Konzert in Berlin? Dann antwortest du: Klar, das war doch die Geschichte, als sie uns beim Eingang nicht reinlassen wollten.« Bettina denkt weiter nach. »Damit hast du dein böses, böses Ereignis benannt und nicht unterdrückt.«
»Und dann?«, fragt Stefan.
»Dann sagst du als Nächstes einfach sowas wie: Na ja, das war letztes Jahr. Heute und jetzt sind wir hier, bei diesem wunderbaren Konzert.«
»Und das war's?«, fragt Stefan. »Meinst du wirklich, das langt schon?« Diesmal ist es Bettina, die mit den Schultern zuckt. »Probier's aus«, ermuntert Sophie.
»Das werd‹ ich«, murmelt Stefan nachdenklich und beobachtet eine Fliege, die um sein Weinglas kreist. »Die erinnert mich an letzte Woche, als ein Kellner mir ein Bier brachte, in dem eine Wespe schwamm. Eine Wespe! Das war saugefährlich. Und dieser Idiot von Kellner meinte nur …«
»Und jetzt«, unterbricht Benjamin, »hier und heute, trinkst du diesen leckeren Rotburgunder mit uns.«
Er grinst.
Bettina lacht schon längst.
Sophie kichert.
Und Stefan nickt.
Lächelnd.

Erwünschte Gefühle und physische Empfindungen lassen uns durch »Ausdehnung« noch mehr mit der Welt, dem Kosmos, dem Universellen verbinden. Und wenn wir an einem unerwünschten Gefühl zu sehr leiden, kann Ausdehnung eine Möglichkeit schaffen, zu diesem Gefühl in eine andere Beziehung zu gelangen (vgl. Harris, 2013b, S. 99 f.). Wir treten also – bildlich gesprochen – einen Schritt zurück und erweitern unsere Aufmerksamkeit. Das unangenehme Gefühl nehmen wir weiterhin wahr und erkennen gleichzeitig, dass dieses Gefühl nur einen Aspekt des Hier und Jetzt darstellt. Zur Verdeutlichung dieser Haltung dienen die beiden nächsten Metaphern.

Die Präsenz ausdehnen
Oder: Das Universum berühren

Ein tauchender Meeresbiologe richtet seine Aufmerksamkeit auf einen großen Fisch vor sich – fokussiert. Der Wissenschaftler betrachtet ihn genau, mustert die einzelnen Schuppen, das Maul, die Flossen. Er sieht nur diesen einen Fisch. Aber: Er kann seine Aufmerksamkeit auch erweitern. Er schwimmt zurück, lässt sich treiben, nimmt jetzt die Umgebung des Tieres wahr: das Wasser, die Pflanzen, die Korallenstöcke oder Felsmassive.

Quelle: Nach Harris (2013b, S. 99 f.)

Fotografieren
Oder: Der präsente Augenblick im Zoom

Herr Bruckmann nimmt seinen Fotoapparat zur Hand. Er schaut hindurch oder auf das Display. Er sieht den Bildausschnitt, wie der eingestellte Jetzt-Raum des Objektivs ihn zeigt. Dann zoomt er heran. Ganz nah: Teilräume kommen näher. Er zoomt zurück.

Er erweitert den Raum.

Manchmal scheint die Technik der Ausdehnung nicht auszureichen, manchmal kommen wir uns von unseren Gefühlen wie erdrückt vor, ausgeliefert, wie überrollt. Hier kann es hilfreich sein, die entsprechenden Gefühle zu verdinglichen, sie als Objekt zu betrachten, als Sache – sie zu materialisieren (Harris, 2011, S. 224). Diese Art der Verdinglichung kennen wir von der Defusion, etwa, wie wir über unseren Verstand sprechen. Im folgenden Gesprächsausschnitt wird die Gegenwärtigkeit dieser Vorstellungen betont.

»Materialisieren« von Gefühlen
Oder: Das Ding betrachten

Holger begrüßt die Kolleginnen und Kollegen des Teams. Im Rahmen ihrer regelmäßigen Supervision sprechen sie heute darüber, wie es aussehen könnte, Gefühle zu materialisieren. Dafür hat Holger einen Ausschnitt aus einer seiner Therapiesitzungen vorbereitet.

Dort sagt er zu seiner Klientin: »Stellen Sie sich jetzt dieses Gefühl einmal als ein Objekt vor, irgendein Objekt. … Welche Form hat es, dieses Objekt? Vielleicht eine eigenartige Frage – also, welche Form? … Ist es fest, flüssig oder gasförmig? … Ist es unbeweglich oder beweglich? … Welche Farbe hat es? … Ist es transparent, undurchsichtig? …

Wenn Sie es berühren könnten, wie würde es sich anfühlen? ... Warm, kalt ... weich, hart ... rau, glatt ... feucht, trocken? Betrachten Sie dieses Objekt mit Interesse und mit Neugier. ... Nur betrachten. Sollten irgendwelche Beurteilungen ganz fest daran hängen, dann betrachten Sie auch diese. Betrachten, beschauen, jetzt, hier ...«
Holger stoppt die Aufzeichnung.
Quelle: Nach Harris (2011, S. 224)

Die folgende Geschichte ist keine ACT-Geschichte – die Fusion lässt grüßen! Doch über den Tellerrand zu schauen – das ist durchaus eine Fähigkeit psychischer Flexibilität.

Die drei Nornen
Oder: Nur in der Gegenwart können wir generieren
In der germanischen Mythologie begegnen uns drei weibliche Gottheiten, die am Urdsbrunnen, der Quelle der Weisheit, leben und das Schicksal aller Menschen weben. Die jüngste der Schicksalsfrauen heißt Skuld und hält den weißen Faden der Zukunft in ihren Händen. Die zweite, Verdandi, webt mit dem roten Faden der Fruchtbarkeit die Gegenwart. Die älteste und weiseste Norne heißt Urd, deren Name sich von der Erdenmutter Erda ableitet. Sie herrscht mit einem schwarzen Schicksalsfaden über die Vergangenheit.
Quelle: Madejsky (2008, S. 287)

Den Abschluss dieses Kapitels bilden eine berühmte Shaolin-Geschichte, eine wahre Episode und eine kleine, persönliche Erinnerung. Wir Menschen denken im Voraus – natürlich tun wir das, besonders in als gefährlich erlebten Situationen. Doch aversive, also Widerwillen hervorrufende Stimuli führen zu einem kognitiv begrenzten Erlebens- und Handlungsspielraum, wobei wir Ressourcen und Chancen des Gegenwärtigen oft ausblenden.

Die Erdbeere
Oder: Vom Mehr des Jetzt
»Hallo und guten Tag!« Bernhard Sieber kommt in seine Klasse. »Leben lernen«, so heißt der Kurs. Zehnmal treffen sich die Interessierten für jeweils 90 Minuten. Die Begrüßung ist ein Ritual. Die gesamte Klasse antwortet, aufmerksam, mit Blick auf den Lehrer: »Hallo und guten Tag, Herr Sieber!« Das Thema heute: Präsenz.
»Liebe Hier-Seiende«, beginnt Herr Sieber. »Die Gegenwart wird berührt von Vergangenheit und Zukunft. Sie lebt im Wissen und in der Ahnung, dass es Vorher und Nachher gibt. Und in diesem Sinne verstehen wir den Ausspruch Buddhas aus der Bhaddekaratta-Sutta des Pali-Kanons in einer älteren Übersetzung:
›Kein Sehnen nach vergangner Zeit,
kein Hoffen auf die Zukunft hin;
ist abgetan was vorher war
und was noch künftig kommen wird,
und hat man immer Ding um Ding
gewärtig in der Gegenwart.‹

Jeder Augenblick, der entstanden ist und in den nächsten mündet, verdient unsere Achtung als Teil des Lebens, als Teil unseres Lebens. Leben ist jetzt, hier. Ich-hier-jetzt.

Im Shaolin-Kloster in China kennt jeder Novize die Geschichte ›Der Weise und der Tiger‹: Eines Tages geht ein Mann auf dem Hochplateau spazieren. Da hört er in einiger Entfernung das Fauchen eines Tigers. Kurz darauf beobachtete er, wie das Raubtier von weit hinten auf ihn zukommt. Der Mann rennt, so schnell er kann, um dem Tiger zu entkommen und geradewegs auf einen Abgrund zu. Bitte begebt euch in die Situation des Mannes: Er steht jetzt am tiefen Abgrund, der Tiger hat ihn fast erreicht. Was tun? Er hängt sich an den Felsrand, krallt sich nur mit den Händen an einigen Pflanzenwurzeln fest. Unter ihm der tiefe Abgrund, über ihm mittlerweile der fauchende Tiger. In unbeschreiblicher Angst hängt der Mann dort und hält sich fest. In diesem Festhaltekampf erblickt er plötzlich, er hat es bisher noch nicht gesehen, eine wilde Erdbeere, die aus dem Felsen wächst und sich mit ihrer Frucht direkt vor dem Mund des Mannes befindet. Er riecht kurz und intensiv an ihr, öffnet seinen Mund, beißt sie ab, kaut sie langsam und murmelt: ›Wie köstlich, wie köstlich diese Erdbeere‹.«

Bernhard Sieber macht eine Pause, und ungläubiges Raunen geht durch den Raum.
»Also, wenn ich da hängen würde, hätte ich andere Sorgen als die Erdbeere zu essen!«, meint Claudia. Allgemeines Gelächter. »Und wie geht die Geschichte aus?«, fragt Klaus.
»Klaus, ich glaube, Sie sind bereits in der Zukunft«, antwortet Herr Sieber.
»Keineswegs«, sagt Klaus, »die Handlung war gerade, sozusagen in der Vergangenheit, und meine Frage bezieht sich auf jetzt, auf die Gegenwart, darauf, wie es in der Geschichte jetzt (!) steht.«
Herr Sieber lächelt akzeptierend und wohlwollend. »Gut begründet, Klaus. … Also, meine Lieben, wie geht die Geschichte aus? Bitte Vorschläge!«
»Der Tiger hat doch nicht so einen großen Hunger, lässt von dem Mann ab und schleicht sich von dannen«, sagt Heidrun.
»Die Erdbeere war eine Zaubererdbeere. Sie verleiht dem Mann außergewöhnliche Kraft. Er haut den Tiger in die Flucht«, trägt Hartmut bei.
»Er schafft es nicht«, resümiert Sybille. »Die Kräfte des Mannes lassen nach, er kann sich nicht mehr halten und stürzt ab.«
Wie zum Gegenteil inspiriert, erklärt Robert: »Der Tiger lehnt sich soweit vor, dass die Erde ins Rutschen kommt und der Tiger abstürzt.«
Tobias meldet sich. Er bringt öfters außergewöhnliche, doch durchaus kluge Beiträge.
»Ich bin gespannt«, sagt Herr Sieber.
»Der Tiger ist doch nicht so hungrig und geht weg«, meint Tobias trocken.
»Das habe ich doch schon gesagt!«, reagiert Heidrun.
»Langsam, langsam«, beruhigt sie Tobias. »Wie gesagt: der Tiger geht weg. Der Mann versucht sich nach oben zu ziehen, zieht … ist mittlerweile aber so schwach, dass er es nicht schafft, den Griff nicht mehr halten kann und abstürzt.«
»Das ist typisch Tobias, einfach fies!«, ereifert sich Heidrun.

»Kann doch aber sein, oder?!«, argumentiert Tobias.
»Jaja, kann sein«, bestätigt Heidrun mit ablehnender Körperhaltung. »Hast du vielleicht noch einen möglichen Ausgang in deinem Repertoire?«
»Natürlich«, nickt Tobias, »durchaus. Der Tiger lässt nach, geht weg. Der Mann zieht sich mit letzter Kraft hoch. Der Tiger sieht das, jagt zurück. Der Mann ist zu schwach, sich noch einmal an den Rand zu hängen. Der Tiger setzt zum Sprung an, reißt den Mann mit sich und beide stürzen in den tödlichen Abgrund.«
»Toll, ganz toll«, sagt Heidrun leicht verächtlich.
Tobias ist jetzt richtig in Fahrt: »Oder der Tiger setzt zum Sprung an, und mit allerletzter Kraft wirft sich der Mann zur Seite. Der Tiger stürzt in die Tiefe.« Fast ohne Pause fährt er mit einer weiteren Variante fort: »Der Tiger zieht davon. Der Mann zieht sich mühsam hoch. Klatscht seine Hände aneinander, um den Staub, die kleinen Steine abzuschütteln. Die Erde am Rand gibt nach, möglicherweise von dem vorherigen Gerangel. Der Mann stürzt in die Tiefe. … Noch weitere Ausgänge?« fragt Tobias angeheizt.

Herr Sieber schaltet sich ein. Er spürt die brodelnde Atmosphäre. »Meine Lieben, spürt eure Stimmung. Ist das nicht interessant? Alle Möglichkeiten sind möglich. Und: Wir begleiten sie mit unterschiedlichen Emotionen. Alles, was ihr gesagt habt, kann sein. Alles und Vieles mehr kann sich so im Leben abspielen. Mal ehrlich: Habt ihr alle diese Ausgänge vor eurem geistigen Auge gehabt?
Doch wichtig ist mir die Frage: Wie sind wir auf diese möglichen Ausgänge gekommen? Ich sagte, erinnert euch!, der Mann riecht kurz und intensiv an der Erdbeere, öffnet seinen Mund, beißt sie ab, kaut sie langsam und murmelt: ›Wie köstlich, wie köstlich diese Erdbeere‹.«
»Ja, und da sagte ich«, wirft Claudia ein, »ich hätte andere Sorgen.«
»Auf die Erdbeere bezogen?« fragt Herr Sieber.
Darauf Claudia: »Nein, natürlich nicht – auf die Zukunft bezogen.«
Quelle: Buddha-Zitat nach Neumann (1921, Bd. 3, S. 441); Ursprungsgeschichte »Der Weise und der Tiger« nach Moestl (2010, S. 21 f.)

Ein Schluck Wasser
Oder: Des scheinbar Selbstverständlichen gewahr werden

Bernard Sieber bietet Kurse für Interessierte zum Thema »Leben lernen« an, heute lag der Themenschwerpunkt auf der »Präsenz«. Nach der Vorstellung und der Diskussion der Gruppenergebnisse schließt Herr Sieber den heutigen Kurs mit folgenden Worten ab: »Frederic Skinner, das sagt euch etwas? Er war einer der erfolgreichsten Psychologen der Geschichte. Also, nun eine wahre Geschichte: Als Burrhus Frederic Skinner, so sein vollständiger Name, im Sterben lag, wurde sein Mund trocken. Man reichte ihm etwas Wasser. Er nahm einen kleinen Schluck und sagte dann, dankbar, sein letztes Wort: ›Wunderbar‹.«
Still ist es im Kurs, keiner regt sich.

»Wunderbar«, wiederholt Herr Sieber, »wunderbar. Er liegt auf dem Sterbebett, wie man sagt, leidet an Organversagen, die Leukämie beherrscht seinen Körper und dann dieser … Genuss, hätte ich fast gesagt, diese Dankbarkeit für einen Schluck Wasser! Das kann uns Mut machen; das ruft uns auf, die vielen Momente unseres Lebens mit Aufmerksamkeit und Dankbarkeit zu erfüllen. ›Present‹, im Englischen das gleiche Wort für: Gegenwart, gegenwärtig und Geschenk. Also: Schenkt euch eure Gegenwart!«
Damit beendet Herr Sieber den Unterricht. Und die Klasse, unabgesprochen, antwortet im einstimmigen Chor: »Danke, Herr Sieber.«
Quelle: Skinners letztes Wort: Wiener (1996, S. 179)

Schnee
Oder: Schnee von heute
Ich war zu Besuch bei einer Freundin. Es war Winter, spät abends. Auf den Straßen war es ruhig. Da fing es an zu schneien. Ziemlich heftig: Nach kurzer Zeit war alles in Weiß eingehüllt. Ich betrachtete dieses irgendwie schon schöne Schauspiel mit Besorgnis. Damals fuhr ich einen großen Mercedes mit viel PS – doch der schwere Motor war vorne, der Antrieb hinten, und der Wagen somit winteruntauglich. Mit diesem Sorgenfilter betrachte ich gerade die Straße, als die junge Tochter meiner Freundin ins Zimmer stürmt – sie ist gerade wach geworden und sieht die weiße Pracht –, sie jubelt, springt und ruft: »Es schneit, es schneit!«
Da erschrecke ich mich. Ich habe meinen Jubel nicht mehr gespürt. Und er ist doch da! Ich freue mich wie wahnsinnig, dass es schneit. Aber meine Begeisterung wurde von der Sorge, von meinen Bedenken, von der leicht ängstlichen Unruhe überschattet – und zwar derart, dass ich mein ursprüngliches Jubilieren gar nicht mehr registriert habe.
Das junge Mädchen mit ihrer (bitte das folgende Wort beachten!) Unbekümmertheit hat meine ursprüngliche Freude wieder geweckt.

5 Achtsamkeit

»Achtsamkeit ist eine einfache und gleichzeitig wirksame Methode, uns wieder in den Fluss des Lebens zu integrieren, uns wieder mit unserer Weisheit und Vitalität in Berührung zu bringen.«
(Kabat-Zinn, 2015, S. 21)

5.1 Einführung

Achtsamkeit, ein altehrwürdiger Weg hellwachen Gewahrseins, wurde vor einigen Jahren in der westlichen Psychologie als hochwirksames therapeutisches Behandlungskonzept anerkannt und verstärkt in der therapeutischen Arbeit eingebunden. Aus ACT-Sicht wird Achtsamkeit (engl.: mindfulness) als »Vereinigung« (Flaxman et al., 2014, S. 56) bzw. als Wechselbeziehung von vier zueinander in enger Beziehung stehenden Modulen verstanden (Fletcher & Hayes 2005, S. 315, übers.):

Akzeptanz. Dieser Prozess bedeutet, den eigenen Gedanken und Gefühlen zu erlauben so zu sein, wie sie sind – ohne ihren Inhalt, ihre Form oder die Häufigkeit zu verändern. Akzeptanz ist das »Gegenmittel« zur Vermeidung ungewollten inneren Erlebens.

Defusion. Das Anerkennen von Gedanken, Gefühlen und Körperempfindungen als vorübergehende Ereignisse wird als Defusion bezeichnet (vom Englischen to defuse für entschärfen oder entkräften, im ACT-Sinn als »entschmelzen« gebraucht, s. Kap. 11). Dabei wird der Inhalt der bewertenden Sprache, die diese Ereignisse begleitet, nicht wortwörtlich genommen.

Gewahrsein im Jetzt. Der Zustand des Gewahrseins im Jetzt bedeutet, im Kontakt zu sein mit auftretenden Ereignissen und sich dabei seiner Gedanken, Gefühle und Körperempfindungen bewusst zu sein.

Beobachter-Selbst. Diese Benennung drückt das Vorgehen aus, zum Beobachter seines eigenen Erlebens zu werden, anstatt sich mit dem Erlebten zu identifizieren.

Die vier Achtsamkeitsmodule fungieren und interagieren miteinander, bauen so die Dominanz der Sprache ab und führen zu einem breiten Verhaltensspektrum, welches das Handeln nach selbst gewählten Werten unterstützt.

Die meisten Definitionen von Achtsamkeit beinhalten, wie oben aufgeführt, den Aspekt der Akzeptanz. So beschreiben Bishop et al. (2004, S. 233) Achtsamkeit als einen Prozess der Aufmerksamkeitsregulation mit nicht wertender Aufmerksamkeit auf aktuelle Erfahrungen und in Bezug zu eigenen Erfahrungen mit einer Ausrichtung auf Erfahrungsoffenheit, Akzeptanz und Neugier – Neugier darauf, wohin der Geist wandert, wann immer er unvermeidlich wegdriftet vom Atem, aber auch auf die verschiedenen Objekten innerhalb der aktuellen Erfahrung in jedem Augenblick. Teilweise werden ›Achtsamkeit‹ und ›Gewahrsein des gegenwärtigen Augenblicks‹ synonym verwendet (etwa bei Zettle, 2007, S. 135).

Wie lässt sich Achtsamkeit erreichen? Der einfachste Weg führt über unsere fünf Sinne – also Sehen, Hören, Schmecken, Riechen und Berühren. Die bewusste Zentrierung auf diese Wahrnehmungen wird in der ACT als Konzentration auf ›formale Reizeigenschaften‹ bezeichnet (vgl. Flaxman et al., 2014, S. 55). Diese mit unseren Körpersinnen wahrnehmbaren Reize unterscheiden sich von den ›abstrakten Reizeigenschaften‹, worunter wir subjektiv zugeschriebene Aspekte unserer Erfahrungen verstehen – beispielsweise Bewertungen nach gut oder schlecht. In der ACT vertreten wir die Auffassung, dass psychisches Leiden hauptsächlich durch unsere bewertende Sprache ausgelöst wird (vgl. Wilson et al., 2001, S. 219ff.). Treten wir durch Achtsamkeitsübungen – wie z. B. durch die Konzentration auf formale Reizeigenschaften – in engeren Kontakt mit dem Gegenwärtigen Augenblick, wird unser alltäglicher, normaler Fokus auf abstrakte Reizeigenschaften überwunden. Die Folge ist eine neue Freiheit von alldem, wozu uns unsere Gedanken – als abstrakte Reize – drängeln und zwingen wollen. Dabei geht es nicht um die Vermeidung von Gedanken oder Sprache – im Gegenteil. Achtsamkeit meint das bewusste Erleben des Augenblicks – und wie könnten wir unser Sein uns bewusster machen als über Sprache? Ein solches bewusstes Wahrnehmen des gegenwärtigen Augenblicks wird in der ACT deshalb von einem adäquaten verbalen Kommentar begleitet. »Ich nehme wahr, dass ich Kopfschmerzen habe«, »Ich spüre, wie ich eine Treppe hinauf gehe«, »Ich habe gerade den Gedanken, dass sie mich für einen Looser hält«. Wichtig bei diesen Verbalisierungen ist, dass sie keine Wertungen enthalten, keine Kategorisierungen in »gut« oder »schlecht«.

Achtsamkeit in dieser Form bezieht sich dabei nicht nur auf uns selbst, auf unsere Befindlichkeiten und Gedanken, sondern auch auf die bewusste Wahrnehmung unserer Mitmenschen, ja der gesamten Umwelt. Und Achtsamkeit ist kein einmaliger Entschluss, keine rationale Entscheidung, sondern muss geübt werden, muss – um im ACT-Jargon zu präzisieren – ›absichtsvoll‹ geübt werden.

Den Zusammenhang der beiden ACT-Kompetenzen Achtsamkeit und Akzeptanz soll nachfolgendes Schema noch einmal verdeutlichten:

Achtsamkeit, d. h. die Wahrnehmung von Gedanken, Gefühlen und Empfindungen, ohne dass der Versuch unternommen wird, sie zu ändern oder zu vermeiden

↓ fördert / führt zu

Bereitschaft, Gedanken und Gefühle im gegenwärtigen Augenblick so, wie sie sind, zu erleben und zu akzeptieren

↓ ermöglicht

Psychische Flexibilität: präsent sein, sich öffnen, das tun was wichtig ist
(Harris, 2014, S. 37)

Quelle: Text nach O'Brien et al. (2011, S. 29)

Zusammenfassung

Achtsamkeit ist die grundsätzliche Fähigkeit des Menschen, die Gegenwart bewusst zu erleben. Sie ist eine Kernkompetenz in der ACT, deren Trainieren demnach ein zentraler Moment der Therapie. Um Achtsamkeit zu praktizieren, sollen folgende Schritte umgesetzt werden:

Wir erleben unser Erleben mit allen unseren Sinnen.

Wir streben danach wahrzunehmen, was geschieht, und dabei möglichst nicht zu bewerten. Da dies nur schwer umzusetzen ist, streben wir an, uns (zumindest) der Bewertungen bewusst zu werden.

Durch das wert(ungs)freie sinnesgeleitete Wahrnehmen, durch die gerichtete Aufmerksamkeit auf den aktuellen Moment können festgefügte Reiz-Reaktionsverbindungen gelockert, gelöst und entkoppelt werden. Es entsteht Raum für neue Verknüpfungen, Freiheit für neue Gedanken- und Handlungsmuster.

5.2 Metaphern

Achtsam sein
Oder: Wenn es was bringt

Mike ist das erste Mal zur Kur. Der Grund: »Psychisch«, wie er zu sagen pflegt. Schon Tage vorher hat er seiner Frau erklärt, dass er »Töpfern, Kneten und so einen Humbug« nicht mitmachen wird. Und jetzt sitzt er in der Gruppentherapie.

Die Psychologin spricht von Achtsamkeit und dem gegenwärtigen Moment.

Für Mike gehört das in die Kategorie Esso-Sprit, eine Bezeichnung, die er stolz selbst geprägt hat. Da sortiert er alles ein, was er unter Esoterik, Spiritualität und Ähnlichem versteht. Und bei dieser Eingruppierung ist Mike sehr großzügig. »Ich bin nur dabei«, sagt er zur Psychologin, »wenn Sie mir verraten, was mir das bringt.« Die Therapeutin weiß aus vielen Begegnungen, dass Menschen, für die diese Begriffe, Sichtweisen und Praktiken neu sind, ihnen oft skeptisch und ablehnend gegenüber stehen. Und zwar deshalb, weil sie nicht wissen: Was soll mir das so wenig Greifbare bei meinen handfest-greifbaren Problemen bringen?

»Okay, schauen wir mal«, sagt sie. »Worunter leiden Sie, Mike?«

»Naja, mein Arzt hat die Kur beantragt, weil …«

»Entschuldigen Sie, Mike, dass ich Sie unterbreche: Die medizinische Diagnose kenne ich aus Ihren Akten. Meine Frage lautet: Worunter leiden Sie?«

Mike schaut die Psychologin an. Er mag es nicht sonderlich, wie einer aus der Eso-Szene andauernd mit Vornamen angeredet zu werden. Aber er will ihr eine Chance geben. Und sich auch. Leise spricht er, eher zu sich: »Tja, worunter leide ich? …« Fast schon betroffen blickt er hin und her. »Wenn Sie mich so fragen, … ich leide darunter, dass ein Tag wie der andere ist. Kaum bin ich aufgestanden – für mich jeden Morgen zu früh –, da ist der Tag schon zu Ende und ich gehe ins Bett. So vergeht eine Woche und fast genauso schnell ein Jahr. Früher war das anders.«

»Wieso war das früher anders?«, fragt die Psychologin.

»Früher habe ich viel mehr gemacht.«
»Haben Sie mehr gemacht früher?«
Mike achtet auf die Betonung und stutzt. »Nein«, widerspricht er sich nach kurzem Nachdenken, »nicht mehr. Aber unterschiedliche Sachen halt. Verschiedenes. Jeder Tag war anders, lebendig. Ja genau, da war Leben drin!«
»Und heute?«, fragt die Psychologin.
»Jeden Tag das Gleiche. Da rast die Zeit vorbei.«
»Sie sagen also einerseits, dass jeder Tag für Sie gleich ist und andererseits, dass die Zeit vorbei rast. Sehen Sie da einen Zusammenhang?«
»Wie, einen Zusammenhang!«, entgegnet er nicht gerade freundlich.
»Einen Zusammenhang, Mike, zwischen dem Gleichen, jeden Tag, und der rasenden Zeit.«
»Weiß nicht«, meint er, »irgendwie läuft alles ab … wie automatisch, selbst der Sex, den wir immerhin noch ab und zu haben.«
Die Mitpatienten lächeln. Manche zustimmend – weil sie sich selbst wiedererkennen.
»Auch der Sex läuft automatisch ab«, wiederholt die Therapeutin.
»Ja, klingt blöd, ich weiß, ist aber so.«
»Ist aber so«, wiederholt sie abermals. »Als könnten Sie nichts dazu. Als laufe ein Programm automatisch ab.«
»Gut gesagt«, bestätigt er, »wie bei der Spülmaschine!«
»Und welches Programm drücken Sie beim Sex mit Ihrer Frau?«
»40 Grad, Kurzprogramm!« erwidert Mike schlagfertig.
Die Gruppe platzt fast vor Lachen.
Auch die Psychologin lacht und schaut Mike freundlich an. »Wie wär's denn mal mit Vorspülen, Mike?«
Erneutes Lachen, auch er grinst breit. »Gute Idee«, sagt er, »und dann auf volles Programm!«
Wieder lachen alle.
»Mike: Weshalb gehen Ihre Tage, die genau dieselbe Stundenanzahl haben, exakt genauso viele Minuten und Sekunden wie Ihre Tage früher – weshalb gehen diese Tage heute so schnell vorbei?«
Darauf Mike: »Ich glaube, weil alles automatisch abläuft.«
»… Und Sie alles automatisch ablaufen lassen«, präzisiert sie. »Wenn's funktioniert, das Programm, braucht man sich nicht darum zu kümmern. Man muss nicht darauf achten und läuft einfach mit.«
»Ja, ich glaube, so ist das. … Und was mache ich jetzt dagegen?« Mike stellt zum ersten Mal eine wirkliche Frage – eine Frage, auf die er gern die Antwort wüsste.
»Ich möchte Ihnen gern«, nickt die Therapeutin ihm zu, »aus meiner Sicht darauf eine Antwort geben. Mit einer Bitte: Hören Sie sich diese Antwort an, wiederholen Sie sie dann, und dann noch einmal, und zwar ohne weiteren Kommentar. Lassen Sie die Antwort – wie sagen wir Psychologen so gern – auf sich wirken. Sind Sie einverstanden?«
Mike nickt und denkt, dass er jetzt ja doch Esso-Sprit tankt.

Sie lächelt immer noch, als sie deutlich für alle im Raum sagt: »Ich werde auf das, was ich tue, achten, immer wieder achten: achtsam sein.« Sie nickt ihm zu: »Bitte, Mike!«
Zögernd wiederholt er: »Ich werde auf das, was ich tue, achten, immer wieder achten: achtsam sein.« Sie nickt erneut, lässt ihre Hand kreisen.
Und Mike wiederholt: »Ich werde auf das, was ich tue, achten, immer wieder achten: achtsam sein. ... Und meinen Sie ...«
»Mike, wenn es für Sie ok ist: Keine Kommentare oder Fragen dazu.«
Und Mike, er nickt.

In Achtsamkeit versuchen wir zu beobachten und mit Akzeptanz die momentan vorhandenen Gedanken, Gefühle und Sinneseindrücke aufzunehmen. Außerdem versuchen wir, den Geist und unsere Aufmerksamkeit zu lenken und zu halten: im Hier und Jetzt.
Immer wieder gleiten wir aber ab und bleiben im sich wiederholenden Denken und Grübeln stecken. Die in der folgenden Geschichte beschriebene Übung hat sich in solchen Situationen als hilfreich erwiesen.

Sei wie ein Baum
Oder: Vom Verwurzeln, Abstammen, Verästeln und Verzweigen

Holger lacht sich schlapp, als er das Zimmer von »Mach-bloß-keinen-Witz-über-meinen-Namen«-Kevin betritt. Die beiden Psychologie-Studenten wohnen schon seit zwei Jahren zusammen in einer WG. Holger ist mehr der Psychoanalytiker und Theoriefan, Kevin eher Verhaltenstherapeut und Praktiker. Vielleicht passen die beiden deshalb so gut in eine Wohngemeinschaft.
»Du siehst bescheuert aus«, kichert Holger.
»Ich bin ein Baum«, entgegnet Kevin.
»Sieht man.«
»Blödmann.«
»Jedenfalls«, erklärt Holger, »siehst du aus wie bestellt und nicht abgeholt.«
»Dann hab' ich's wohl richtig gemacht«, kontert Kevin. »Die Übung heißt ›Sei wie ein Baum‹ – hab' ich in einem Buch von Russ Harris gelesen.«
»Der ACT-Typ aus Australien?«, fragt Holger. Obwohl er ein waschechter Psychoanalytiker werden will, kennt er sich aus (und blättert, wenn Kevin es nicht merkt, in dessen Büchern).
Kevin nickt. »Eine Achtsamkeits-Übung. Nichts wirklich Neues, aber in der Kombination interessant. Und funktioniert super. Komm, ich zeig sie dir!«
Halbherzig stellt sich Holger neben seinen Freund.
Kevin erklärt den Ablauf: »Du kannst das auch im Sitzen machen, aber ich find's im Stehen besser.«
»Bäume sitzen ja auch nicht«, brummt Holger.
»Ja, ja. Also, die Übung hat drei Stufen.«
»Wie eine Rakete«, murmelt Holger, aber diesmal achtet Kevin nicht auf ihn.

»Die ganze Zeit über«, macht er weiter, »stellst du dir einen Baum vor, am besten keine Krüppelweide oder so, sondern einen richtig großen, mit dickem Stamm, tiefen Wurzeln und in den Himmel reckenden Ästen. Hast du?«
»Ja, ja.«
»Also dann, Stufe 1: Spüre deine Füße auf dem Boden. Drücke sie ein bisschen dagegen. Du merkst, dass dann ein wenig Spannung in den Beinen entsteht. Richte dich auf, Rücken gerade und die Schultern locker nach unten gesunken. Stell dir vor, wie die Schwerkraft deine Wirbelsäule hinabläuft in deine Beine hinein, in deine Füße und in den Boden. Stell dir vor, du pflanzt dich ein.«
»Mach weiter, ich schlage schon Wurzeln«, kommentiert Holger trocken.
»Genau das sollst du ja auch. Stufe 2, nach diesen Wurzeln, das ist der Stamm.«
»Schon kapiert: weg von Füßen und Beinen, hin zu Bauch und Atmung – richtig?«
»Cleverer Bursche«, grinst Kevin. »Du nimmst weiter deine Wurzeln war, konzentrierst dich aber auf den Brustbereich. Atme langsam und tief, nimm das Auf und Ab von Bauch und Rippen wahr. Oder das minimale Heben deiner Schultern beim Einatmen. Beim Ausatmen leerst du die Lunge völlig und nimmst einfach nur wahr, wie sie sich von selbst wieder füllt. Versuche, deine Wahrnehmung soweit auszudehnen, dass sie gleichzeitig Lunge, Brust, Bauch und Schultern im Blick hat.«
»Und wie lange soll der Spaß gehen?«, fragt Holger.
»Mindestens zehn Atemzüge lang. Nicht mehr als zwanzig.«
»Gecheckt. Und weiter?«
»Stufe 3«, antwortet Kevin.
»Lass mich raten: die Äste.«
»100 Punkte.«
»Die ACT und ihre Metaphern, Mann!«
»Gleich hast du's geschafft«, beruhigt Kevin ihn. »Also, du streckst nun deine Äste aus.«
Automatisch hebt Holger die Arme, aber sein Freund schüttelt den Kopf. »Deine metaphorischen Äste! Und das meint bei dieser Übung: deine Sinneswahrnehmung. Die streckst du aus in die Welt, nicht deine Arme.«
Holger lässt sie wieder fallen und hört zu: Das klingt jetzt doch ziemlich spannend.
»Also«, erklärt Kevin, »du bleibst mit deiner Wahrnehmung sowohl bei den Wurzeln als auch beim Stamm, doch das bleibt im Hintergrund, verstehst du? Hauptsächlich aktivierst du deine Sinne und richtest deine Aufmerksamkeit auf das, was du jetzt im Moment siehst, riechst, schmeckst, spüren kannst und hörst.«
»Deine Prediger-Stimme.«
»Sehr gut. Fehlen noch vier.«
»Hä?«
»Nimm fünf Dinge wahr, die du hören kannst. Fünf Dinge, die du sehen kannst, fünf Dinge …«
» … die ich rieche, schmecke und über die Haut spüre – ich bin ja nicht blöd.«
Kevin nickt. »Hat auch keiner behauptet. Schmecken ist am schwierigsten, aber es geht nicht darum, auf Teufel komm raus fünf Dinge zu finden. Es geht um die Wahr-

nehmung deiner Gegenwart. Um die Fokussierung darauf, was jetzt im Moment um dich herum ist.«

»Und das war's dann schon?«, fragt Holger enttäuscht.

»Das war's.«

»Okay. Na, dann ...« Zögernd beginnt Holger über seine Sinne den Raum wahrzunehmen – er lauscht, schmeckt, schnuppert und schaut sich um. »Interessant«, brummt er schließlich.

»Was wolltest du eben eigentlich von mir?«, fragt ihn Kevin nach einer Weile.

Sein Freund stöhnt: »Dich fragen, ob du schon was von den Ergebnissen der letzten Prüfungen gehört hast.«

»Nö.«

Holger seufzt. »Weißt du, ich sitze gerade an meiner Hausarbeit über die Synchronizität bei Erich Fromm. Aber ich konnte mich einfach nicht konzentrieren. Immerzu musste ich an diese blöde Prüfung denken und ...«

Jetzt ist es »Mach-bloß-keinen-Witz-über-meinen-Namen«-Kevin, der so laut loslacht wie Holger am Anfang dieser Geschichte.

»Was ist daran so komisch?«, fragt Holger genervt.

»Weil es doch«, klärt ihn sein Freund auf, »genau darum geht in dieser Übung: Du bist dabei, etwas zu tun, in deinem Fall die Hausarbeit, aber dann lenken Gedanken und Gefühle dich ab. Also Abmarsch!« Kevin schiebt ihn zur Zimmertür hinaus. »Probier es gleich mal aus.«

»Und du meinst, das funktioniert?«, fragt Holger.

»Klar. Vielleicht nicht beim ersten oder zweiten Mal – aber es funktioniert. Probier es aus! Mach die Übung! Und gleich danach schenkst du deiner aktuellen Aufgabe – also der Hausarbeit – deine gesamte Aufmerksamkeit genauso intensiv wie deinen Sinneswahrnehmungen. Probier die Übung!«

Und in die geschlossene Tür hinein, als Holger schon verschwunden ist: »Sei ein Baum.«

Quelle: Nach Harris (2013b, S. 48 ff.)

Um den Zustand der Achtsamkeit zu erreichen, ist Übung oftmals unerlässlich. In der folgenden Geschichte wird ein Zugang dargestellt, der ähnlich – oder ganz anders – funktioniert wie ›Sei ein Baum‹. Wichtig ist nicht nur die Übung, sondern auch die innere Einstellung.

Dokumentarfilm
Oder: Die Betrachtungs-Haltung einnehmen

Wenn wir uns Dokumentarfilme über Raubtiere anschauen – etwa Haie, Krokodile, Löwen, Tiger oder Schlangen – sind wir oft fasziniert von der Kraft und der Schnelligkeit dieser Tiere. Ihre gefährlichen Angriffe versetzen uns in Urängste und vielleicht Abscheu, aber auch in Staunen, Bewunderung und Ehrfurcht. Unsere Emotionen, all das, was sich in uns abspielt, können wir in ähnlicher Weise betrachten und auf uns wirken lassen. Oft erscheinen uns unsere Gefühle als Bedrohung; manchmal kommt es uns vor, als werden wir von ihnen aufgefressen oder vergiftet. Tatsächlich sind sie aber

keine äußeren Feinde, sind nichts, vor dem wir flüchten oder mit dem wir kämpfen müssten. Wir könnten, ja, wir können sie betrachten wie einen Dokumentarfilm: mit Staunen, Bewunderung, Ehrfurcht.
Also, seien wir neugierig und interessiert beim Auftauchen der nächsten heftigen Gefühle. Betrachten wir sie, und schauen wir uns diese Dokumentation des Lebens, unseres Lebens, an.
Quelle: Idee nach Harris (2013b, S. 102)

Achtsamkeit hat eine lange Tradition und wurde vor allem im asiatischen Kulturkreis gelehrt. Einer ihrer großen Meister war Gautama Buddha. Vier Monate nach dessen Tod (vermutlich 483 v. Chr.) wurde eine Versammlung der ältesten Anhänger Buddhas (Bhikkus) einberufen, die seine Lehrreden mündlich zusammenstellten. In Sri Lanka wurden diese Reden relativ unverfälscht überliefert und schließlich 80 v. Chr. in Pali, einer westindischen Sprache, auch schriftlich festgehalten. Bis zum heutigen Tag gilt dieser Text, der sogenannte Pali-Kanon, als das älteste Schriftstück des Buddhismus und ist somit eine äußerst wertvolle Quelle.
Der mehrere tausend Seiten umfassende Text ist in drei Teile gegliedert – auf Pali mit Körbe bezeichnet –, weshalb er auch Tripitaka (Drei Körbe) genannt wird. Als zentraler Text zur meditativen Achtsamkeitspraxis gilt das Satipatthāna-Sutra. Bei den angeführten Zitaten nutze ich die klassische Übersetzung ins Deutsche, die Karl Eugen Neumann 1922 ausführte. Ich habe sie behutsam modernisiert und mich dabei auch auf die Übertragung von Nyanaponika Mahathera gestützt.

Buddha spricht über Achtsamkeit
Oder: Das Satipatthāna-Sutra
Stellen Sie sich vor, wie Siddhartha Gautama vor rund 2500 Jahren durch die Lande zieht. Sein Ruf eilt ihm voraus, seine Botschaft und deren Wirkung hallen lange nach.
Schon sein Name lässt uns ahnen, wer dieser Mensch ist:
»Siddhartha«, der das Ziel erreicht hat. Der erfüllte Wunsch.
»Gautama«, der Anführer einer Herde.
»Buddha«, wie ihn die Menschen nennen: der *Erwachte*.

Siddhartha Gautama zieht von Ort zu Ort und erreicht während seiner Reise ein weiteres Kloster. Viele haben sich hier versammelt, um seine Lehren zu hören, Erwachsene und Kinder, Mönche und Weltliche.
»Erhabener!«, grüßen sie ihn. Siddhartha Gautama, der Buddha, spricht über die vier Grundlagen, die vier Pfeiler der Achtsamkeit (satipatthāna): Körper, Gefühle, Geist und Geistobjekte. Diese seien, erklärt er, der einzige Weg zur Überwindung von Kummer und Klage, zur Linderung von Schmerz und Trübsal, zur Läuterung des Menschen. Um sie zu erfahren, sagt er, gilt es in der Betrachtung zu verweilen mit unermüdlichem und klaren Sinn, achtsam und in einem Zustand der Überwindung allen weltlichen Begehrens und Bekümmerns.
Körper. Der erste Pfeiler. »So höret: Zuerst übt der Mönch die Betrachtung und Verankerung des Körpers ein. Er begibt sich ins Innere des Waldes oder unter einen großen Baum oder in ein ruhiges Zimmer, setzt sich bequem mit geradem Rücken hin

und erlebt ein Gegenwärtigsein seiner Achtsamkeit, indem er, sich dessen bewusst seiend, atmet.
Wenn er tief einatmet, weiß er: Ich atme tief ein.
Wenn er tief ausatmet, weiß er: Ich atme tief aus.
Wenn er flach einatmet, weiß er: Ich atme flach ein.
Wenn er flach ausatmet, weiß er: Ich atme flach aus.

Nun verbindet der Mönch seinen Atem mit seinem Körper, um sich auch diesem gewahr zu werden.
Den ganzen Körper empfindend, atmet er ein.
Den ganzen Körper empfindend, atmet er aus.
Die Körper-Aktivitäten zur Ruhe kommen lassend, atmet er ein.
Die Körper-Aktivitäten zur Ruhe kommen lassend, atmet er aus. –
Denn erkennet: Ein geübter Turner weiß, wenn er eine lange Drehung macht: Ich mache eine lange Drehung. Und wenn er eine kurze Drehung macht, ist ihm klar: Ich mache eine kurze Drehung.
Traget dieses Gewahrsein in euren Alltag, in jeden Moment eures Seins. Betrachtet auch den eigenen Körper – von innen wie von außen – in seiner Bewegung:
Ein Übender ist sich bewusst, wenn er geht: Ich gehe.
Er weiß, wenn er steht: Ich stehe.
Wenn er sitzt, ist er sich bewusst: Ich sitze.
Wenn er liegt, ist er sich bewusst: Ich liege.
In welcher Haltung sich sein Körper auch immer gerade befinden mag, er ist sich dieser Haltung seines Körpers bewusst.
Und so werdet euch auch der Aufnahme und Ausscheidung eurer Nahrung bewusst. Nehmt die Bewegungen eurer Gliedmaßen wahr, das Anspannen und Nachlassen eurer Muskeln, fühlt und spürt kleinste Bewegungen wie ein leichtes Neigen des Kopfes.
Gefühle. Der zweite Pfeiler. So höret denn weiter: Werdet euch eurer Gefühle bewusst, erkennt sie, nehmt sie an. Akzeptiert sie in folgender Weise: Wenn der Übende ein Wohlgefühl empfindet, ist er sich bewusst: Ich empfinde ein Wohlgefühl.
Wenn er ein leidvolles Gefühl empfindet, ist er sich bewusst: Ich empfinde ein leidvolles Gefühl.
Wenn er weder ein freudiges noch leidvolles Gefühl empfindet, weiß er: Ich empfinde weder ein freudiges noch ein leidvolles Gefühl.
Wie wenn ihr die Aufmerksamkeit auf den Atem richtet, so betrachtet auch eure Gefühle von außen und von innen:
So verweilt der Mönch nach innen bei den Gefühlen in Betrachtung der Gefühle, so verweilt er nach außen bei den Gefühlen in Betrachtung der Gefühle – er verweilt nach innen und außen bei den Gefühlen in Betrachtung der Gefühle.
Geist. Der dritte Pfeiler. In gleicher Weise betrachtet euren Geist:
Da erkennt der Mönch den hassbehafteten Geist: Hassbehaftet ist der Geist. Er erkennt den hassfreien Geist: Hassfrei ist der Geist. Er weiß um den gehemmten Geist: Gehemmt ist der Geist. Er weiß vom befreiten Geist: Befreit ist der Geist.

So meditiert jetzt über euren Atem und euren Körper, eure Gefühle, euren Geist. Morgen werde ich euch über unsere Geistobjekte unterweisen.«

Vielleicht probieren Sie es gleich aus, hier und jetzt: Schließen Sie Ihre Augen, werden Sie sich Ihres Atems bewusst, bemerken Sie, ob Sie tief oder flach atmen. Sie müssen nichts daran ändern, Sie können es sich erlauben, einfach nur zu beobachten.
Dann erweitern Sie die Beobachtung des Atems auf ein Gewahrwerden des ganzen Körpers. Machen Sie sich klar, dass Sie die Augen geschlossen haben. Werden Sie sich bewusst, wo und wie sich Ihre Füße, Beine und Ihr Gesäß befinden. So lange, bis Sie wissen, dass Ihr Körper in diesem Moment verweilt. Und dann ... dann betrachten Sie Ihre Gefühle. Dann Ihren Geist.
Quelle: Buddhas Worte nach Neumann (1922, S. 122–132); Nyanaponika (1997)

Bleiben wir noch einen Augenblick im Osten. Denn um den Weg in Richtung Achtsamkeit zu gehen, bieten sich nicht nur heutige Techniken wie die vorgestellte »Sei ein Baum« an. Unzählige Übungen für Körper und Geist werden gelehrt, allein im modernen Yoga existieren Tausende von Stellungen. Techniken wie Tai Ji oder Qi Gong kombinieren ähnliche Grundprinzipien, verschmelzen Bewegen, Denken und Atmen. Die folgende Szene handelt von einer scheinbar einfachen Übung aus dem Yoga. Das Entscheidende wird hier besonders deutlich: die achtsam-bewusste Führung, um die Aufmerksamkeit zu binden. Einfach – doch nicht leicht.

Purna bhujasana
Oder: Gedanken entkreisen

»Purna bhuja«, erklärt die Lehrerin entspannt, »bedeutet soviel wie ›perfekte Arme‹, und ›asana‹ bedeutet ›Stellung‹. Die Übung beginnt im festen Stand, ›Tadasana‹.«
Tadasana, die »Berghaltung« – das kennt die Yoga-Gruppe schon: Alle stellen sich aufrecht hin, die Füße parallel und hüftgelenkbreit auseinander, also so, dass eine Faust zwischen sie passt. Auf diese Art ist der Bodenkontakt besonders gut. Die Beine nehmen diesen Kontakt auf und entwickeln Stabilität durch die Muskelspannung, die Kniescheiben ziehen leicht nach oben. Bis zur Hüfte hin ist der Körper fest und verankert, darüber beweglich und locker.
Die Lehrerin huscht prüfend durch die Reihen, korrigiert hier und da und beginnt schließlich mit der neuen Asana: »Nun heben wir, während wir einatmen, die gestreckten Arme nach vorne und oben, bis über den Kopf und dann noch ein winziges bisschen weiter. Sie spüren eine leichte Dehnung in der Brust.«
Die meisten der Gruppe nicken.
Nur Alexander stöhnt leise.
»Handgelenke und Handflächen dabei locker lassen!«
Klingt schon besser, denkt Alexander.
»Jetzt atmen wir aus und führen den großen Kreis nach hinten weiter: Wir senken die Arme seitlich und nach hinten in einem weiten Bogen. Das ganze jetzt bitte in einem einzigen Fluss, Einatmen, die gestreckten Arme nach oben und ausatmen, die Arme nach unten. Wir kreisen mit den Armen, mit dem Atmen.«

Wie Windmühlen mit zwei Flügeln, denkt Alexander. Wie als Kind.
»Bitte jeder sieben Mal, dann wechseln wir die Richtung.« Die Lehrerin macht es ihnen vor. »Das heißt: Beim Einatmen führen wir jetzt die gestreckten Arme nach hinten und zur Seite bis über unseren Kopf und senken sie beim Ausatmen nach vorne. Auch das wiederholen wir sieben Mal.«
Warum, denkt nicht nur Alexander, sieht bei ihr immer alles so einfach und elegant aus, sogar ein einfaches Kreisen mit den Armen?
»Achtet darauf, dass euer Becken stabil und euer Stand fest bleibt. Alexander, kein Hohlkreuz machen!«
Sechs und sieben, zählt er.
»Zum Abschluss«, erklärt die Lehrerin, »bitte einmal mit den Schultern nach hinten rollen. Nach hinten, unten und außen. Das ist die Purna Bhujasana. Hat das jeder verstanden?«
Alle nicken zustimmend.
»Dann bitte noch einmal, siebenmal den Kreis nach vorne beginnend und nach hinten beendend: Einatmen, bis die Hände über dem Kopf sind, Ausatmen bis die Arme wieder parallel zum Körper ankommen.«
Alexander ist ganz froh – mit den Armen kreisen, das hat er schon als Kind gerne gemacht: Windmühle eben. Endlich mal eine Übung, bei der er sich nicht seine Beine verknoten oder den Rücken verbiegen muss. Was er eh nie schafft. Aber ihre Lehrerin wäre nicht ihre geschätzte Yogini, würde sie nicht auch hier noch eins draufsetzen.
»Diese Asana ist einfach für den Körper und schwierig für den Geist. Hört bitte zu.« Sie lächelt die Gruppe an. »Ziel ist nicht der automatische Ablauf der kreisenden Arme. Ziel ist es vielmehr, sich in jedem Moment der Bewegung ihrer Ausführung bewusst zu sein. Wer es schafft, vollkommene Aufmerksamkeit und Konzentration in diese einfache Übung zu legen und in jedem Sekundenbruchteil bei ihr zu sein, kann meinen Platz hier einnehmen.«
Das ist doch mal ein Anreiz, denkt Alexander. Bei mir gäb's keine Knotenübungen.
»Probiert es bitte. Denkt daran: Die Vorstellung leitet die Bewegung. Nicht die Muskeln.«
Alexander probiert es und merkt sofort, wie schwierig das wieder ist. Er atmet ein, konzentriert sich auf den Atem, der durch die Kehle in die Lungen fließt, muss aber gleichzeitig registrieren und sich vorstellen, wie seine gestreckten Arme nach oben über seinen Kopf wandern, muss sein Becken kontrollieren und den festen Stand der Füße – und ein Hohlkreuz hat er eben auch schon wieder gemacht, oder?
Wie spät ist es eigentlich, denkt Alexander und freut sich schon auf ein kühles Glas Mineralwasser.
»Wenn ihr euch beim Denken ertappt«, lächelte die Lehrerin und fixiert Alexander, der innerlich zusammenzuckt, »dann ist das nicht schlimm. In dem Moment, in dem wir merken, dass unsere Gedanken plappern, lösen wir uns von ihnen und gehen mit unserer Aufmerksamkeit in die Bewegung zurück, lösen sie in der Bewegung auf, indem wir uns auf das Hier und Jetzt konzentrieren. Versucht einfach im gegenwärtigen Moment zu sein.«

Einfach, schön wär's, denkt Alexander. Aber er gibt nicht auf. Folgt seinem Atem, stellt sich die Bewegung der Arme vor, hebt und senkt sie, kreist und schafft es tatsächlich fast eine komplette Drehung lang, im »gegenwärtigen Moment« zu sein. Und als doch ein Gedanke seine Konzentration unterbricht, empfindet er keine Unzulänglichkeit mehr. Denn er erinnert sich wiederum daran, wie er als Kind über eine Wiese rennt, mit den Armen Windmühlen schlagend. Ein schönes Bild. Er senkt seine Arme, löst das Bild auf, hebt seine Arme wieder, lauscht dem Atem und nimmt ihn wahr.
Nimmt sich wahr.

In der ACT werden häufig Entspannungs- und Meditationstechniken eingesetzt – oder einfach auch nur Bilder und Vorstellungen gefördert, die meditativen Charakter haben. Diese Bilder können kraftvoll sein, machen sie uns doch bewusst, wie wir funktionieren.

Gedanken- und Gefühls-Regen
Oder: Die Tropfen beobachten

Jeder Gedanke, jedes Gefühl ist wie ein Tropfen, der in einen See fällt.
Sie erzeugen kleine Kräuselungen oder konzentrische Wellen
auf der Wasseroberfläche:
Das sind neue Gedanken und neue Gefühle.
Manche dieser Tropfen mögen wir nicht und kämpfen gegen sie an.
Wir planschen im Wasser herum,
immer mehr Wellen erzeugend,
immer heftiger spritzend.
Und doch haben wir die Wahl:
Wir können die unangenehmen Gedankentropfen beobachten.
Oder gegen sie kämpfen. Aber wozu?

Ein Zen-Meister würde lächeln,
wenn wir so im Wasser stehen und wild
herumspritzen und plantschen.
Er würde sagen:
Lass den Tropfen fallen und beobachte ihn,
beobachte die Wellen, die er erzeugt,
die Reflexionen auf der Oberfläche
und dann staune,
wenn die Bewegung von ganz allein wieder abklingt.
Die Wellen ausrollen.
Die Wasseroberfläche erneut vollkommen glatt wird.

Quelle: Idee nach Sauser, ACBS metaphors

Zu den Übungen der Achtsamkeit gehören auch meditative Spaziergänge und meditatives Gehen. Der Unterschied zwischen den beiden: Beim meditativen Spaziergang lässt man seine Sinne Eindrücke der Umgebung sammeln, beim meditativen Gehen liegt der Fokus der Achtsamkeit auf der eigentlichen Bewegung – auf dem Wechsel der Füße, den Spannungen der Beinmuskeln, dem Pendeln der Arme. Gehen eignet sich schon deshalb so wunderbar für Achtsamkeitsübungen, weil diese Tätigkeit von uns allen jederzeit und eben meist völlig unbewusst vollzogen wird.

Eine Übung im Gehen
Oder: Sich der Bewegung gewahr sein

Seit er hier ist, denkt er viel mehr ans Spazieren gehen als je zuvor in seinem Leben. Und das liegt eher nicht an der Postkarten-Idylle aus Wald und Wiesen. Zum ersten Mal ist ihm klar geworden, wie perfekt unser Körper sich fortbewegt, wie Füße, Beine, Brust und Arme in der harmonischen Bewegung zusammen fließen um so etwas Einfaches, aber auch Einzigartiges zu erschaffen: das Gehen. Er hat sich Bücher zum Thema als E-Book besorgt, hat verwundert über die Komplexität des Gehens gestaunt, über die im Internet zusammengetragenen Fakten zu dieser hauptsächlichen Fortbewegungsart des Menschen. Die durchschnittliche Geschwindigkeit beim Gehen, las er zum Beispiel, läge bei 5 km/h. Beim Rennen gäbe es eine Flugphase, beim Gehen nur eine Doppelstütz-Phase. Und die Hüfte, las er, folge beim Gehen einer perfekten Sinuskurve.

Er starrt seinen rechten großen Zeh an.

Vor allem aber erinnert er sich daran, wie und wo und wann er gegangen war. Auf hartem Beton, auf heißem Strandsand, in schlickigem Matsch, auf herbstblättrigem Waldboden. Barfuß oder mit Sandalen, Turnschuhen oder Gummistiefeln. Einen Berg hinauf oder eine Treppe hinunter. Treppen, ja. Er erinnert sich, wie er sich einmal 14 Tage auf einem alten Leuchtturm eingemietet und mit der endlosen Wendeltreppe seinen Spaß gehabt hatte. Dieses Treppensteigen dort, er hatte es erst gehasst und dann geliebt. Nach der ersten Woche hatten sich seine Muskeln an die Strapazen gewöhnt – danach zelebrierte er den Auf- und Abstieg nahezu. Hatte nachgespürt, wie das Eigengewicht seines Körpers beim Hinuntersteigen nach unten zog. Wie er beim Hinaufsteigen schieben musste. Wie merkwürdig das war, auf einem Bein zu stehen, das andere in der Luft, hinauf oder hinunter zur anderen Stufe. Ja, da hatte er nachgespürt. Und nachgelauscht, was seine Gedanken so plapperten, während er die Wendeltreppe beging. Hatte gelauscht und dann wieder seine Augen auf die Füße gerichtet, seine Ohren auf das Klonk, Klonk der Metalltreppen, sein Gefühl auf die Füße, die den Boden verließen und wieder berührten. Auch die Geschwindigkeit hatte er variiert – und sich daran gefreut wie ein Kind. War in halsbrecherischem Tempo die Stufen hinab gepoltert, war in Zeitlupe hinaufgestiegen. Letzteres war schwieriger: Da bewegte er sich wacklig, die Beine zitterten ein bisschen – Zeitlupe war echt schwer. Dann stand man – irgendwie – nicht mehr mit beiden Füßen auf dem Boden. Gefreut wie ein Kind, hatte er sich.

Er starrt seinen rechten großen Zeh an.

Seit er hier ist, hat er viel gelesen. Viel gesehen. Viel gedacht. Er hat den Thesaurus seines Textprogramms zu Rate gezogen und die Synonyme aufgeschrieben: gehen.

Laufen, wandeln, schreiten, stromern, spazieren, stolzieren, promenieren, marschieren, trippeln, schlendern, staksen, trippeln, tippeln, latschen. Und so weiter. Als letztes wurden die Antonyme aufgeführt. Das Gegenteil. Ganz zum Schluss stand: stillstehen.
Er starrt seinen rechten großen Zeh an.

Hier in der Klinik, zwischen Wald und Wiesen, haben die Ärzte ihm versichert: Er werde wieder laufen können. Vor vielen Wochen hatten sie das gesagt. Vor noch mehr Tagen. Und vor unendlich viel mehr Nächten.
Er hat seinen rechten großen Zeh angefleht und ihm gedroht, ihn angebrüllt und angebettelt, ihn gezwickt und gestreichelt, ihn verbogen und massiert.
Nichts.
Jetzt, seit einer Woche, starrt er ihn nur noch an. Den rechten großen Zeh.
Erinnert sich, wie er Treppen stieg und über Wiesen ging.
Wie er schlenderte, spurtete und wanderte.
Er starrt seinen rechten großen Zeh an.
Und langsam, zögerlich, kaum spürbar – winkt er zurück.

Ein berühmtes Zitat des Schriftstellers Franz Kafka, notiert in einem Brief von 1904 an seinen Freund Oskar Pollak, lautet: »Ein Buch muss die Axt sein für das gefrorene Meer in uns« (Kafka, 1998, S. 28). Diese Metapher ist emotional tief bewegend: Eis und Erstarrung betreffen uns offenbar gefühlsmäßig sehr stark. Um (reales oder metaphorisches) Eis loszuwerden, braucht man aber nicht unbedingt eine brachiale Axt – es gibt sanftere Methoden.

Erstarrung und Achtsamkeit
Oder: Das Eis in uns

Manchmal sind wir
verstopft
erstarrt
vereist.

Manchmal sind unsere Gefühle und Gedanken
bewegungslos
steif
eingefroren.

Manchmal
erwärmen uns die Sonnenstrahlen
von Zen, Qi Gong
von Yoga
und Achtsamkeit.

Schmelzen das Eis.
Tauen uns auf.
Erlauben neues Fließen.

Quelle: Idee nach Gosnell (2007, S. 312)

Neben körperinvolvierten Übungen – vom meditativen Spaziergang bis zur Purna bhujasana – werden in der ACT auch rein mentale Bilder oder Visualisierungen genutzt. Die folgende Geschichte verbindet zwei solcher Metaphern: Ziel des geschilderten Vorgehens ist es, die Fähigkeiten im gegenwärtigen Beobachten zu stärken, die Aufmerksamkeit auf das augenblickliche Geschehen zu lenken, nicht wertend, das gegenwärtig Ablaufende bewusst zu registrieren und auch zu benennen. Solche »Achtsamkeits-Übungen sind nützlich, um zwischen dem Denken als einem Prozess und dem Reizprodukt eines Gedankens zu unterscheiden« (Hayes et al., 2004, S. 167).

Die Parade der Gedanken
Oder: Welche Kiste darf es denn sein

»Na, du siehst aus, als wärst du gerade einer harten Nuss begegnet«, nickt Thomas seinem Kollegen Gerd zu.
»Kann man so sagen«, antwortet Gerd. »Mein letzter Klient ist wirklich schwer zu knacken.«
Die beiden Psychotherapeuten arbeiten in derselben Praxis und treffen sich naturgemäß oft in der Küche. Meistens an der Kaffeemaschine.
»Erzähl, wenn du magst«, bietet Thomas an. »Mein nächster Termin ist erst in einer Stunde.«
»Gerne«, nickt Gerd und nimmt einen großen Schluck Kaffee. »Mein Klient ist ein beeindruckender Mensch, intelligent, redegewandt, er verdient gut, hat eine feste Beziehung und ...« Er zögert. »Und kann praktisch nichts davon mitteilen, was in ihm vorgeht.«
»Das heißt konkret?«
»Zum Beispiel redeten wir über eine konkrete Situation – einen Streit mit seiner Frau.«
»Soll vorkommen«, brummt Thomas.
»Bitte.« Gerd schüttelt den Kopf. »Das ist nicht witzig. Also, sie streiten sich, und das einzige, was mein Klient wirklich und ausdrücklich zu ihr sagt ... oder brüllt, ist: Das muss anders werden!«
»Du hast natürlich gefragt, was da in ihm vorging.«
»Klar, aber genau das meine ich ja. Er verstand meine Frage gar nicht. Fragte: Wieso? Was soll denn das heißen: Was in mir vorging? Ich habe ihr doch gesagt, dass das anders werden muss!«
Gerd schweigt, Thomas nickt. Dann macht Gerd weiter: »›Und was haben Sie dabei gefühlt?‹, habe ich nachgefragt.«
»Und wieder dieselbe Antwort bekommen?«

»Genau. Mein Klient wiederholte: Was heißt gefühlt? Ich ... das muss halt anders werden.«
»Oh je.« Thomas kann sich jetzt schon denken, wohin das führt.
»Ich habe ihn gefragt: Sie haben also gedacht, es muss anders werden. Er: Klar, habe ich doch gesagt. Ich: Und was haben Sie gefühlt? Er: Na, dass alles anders werden muss. Ich: Aber ...«
»Alles in allem«, unterbricht ihn Thomas, »also ein eher zäher Dialog.«
»Du sagst es«, seufzt Gerd. Und trinkt Kaffee.
Thomas rührt noch in seiner Tasse herum. »Hast du ihm schon ein paar Achtsamkeitsübungen vorgeschlagen?«
Gerd schüttelt den Kopf. »Noch nicht. Hast du einen bestimmten Favoriten?«
Thomas überlegt. »›Die Parade der Soldaten‹ – die gefällt mir sehr gut.«
»Kenne ich gar nicht.«
»Eine klassische ACT-Übung zur Selbstbeobachtung. Paraphrasiert den unterschiedlichen Blickwinkel auf deine Gedanken.«
»Hm?«, macht Gerd.
Thomas lächelt. »Dabei lässt du deinen Gedanken einfach freien Lauf, denkst einfach drauflos. Aber bei jedem Gedanken stellst du dir vor, dass ein kleiner Soldat durch das Ohr hindurch aus deinem Kopf hinaus marschiert.«
»Soldaten?« Gerd verzieht den Mund. »Ich mag solche Metaphern nicht.«
Thomas schnaubt. »Jetzt bitte keine Diskussion um Kriegsspielzeug – es geht nur um das Bild der Parade. Wenn du unbedingt willst, nimm eine Blaskapelle im Karneval oder eine religiöse Prozession oder sonst was. Ich bleibe bei den Soldaten.«
»Schon gut.« Gerd grinst innerlich: Offenbar hat Thomas als Kind ganz gerne mit Plastiksoldaten gespielt.
»Also«, erklärt sein Kollege weiter die Übung, »bei jedem Gedanken marschiert ein kleiner Soldat aus deinem Kopf, der ein großes Transparent oder Schild trägt. Darauf steht in Wort oder Bild der jeweilige, gerade gedachte Gedanke. Soweit klar?«
Gerd nickt. »Und dann?«
»Dann marschiert der Soldat mit dem Transparent weiter und bleibt vor dir stehen, stramm wie auf einer Parade eben.«
»Okay.«
»Jetzt geht es darum, wie lange du diesen Fluss, diesen Strom der marschierenden Gedanken aufrechterhalten kannst. Wenn die Parade ins Stocken gerät – weil du dich nicht mehr konzentrieren kannst, weil du niesen musst, weil du plötzlich selbst als kleiner Soldat durch die Gegend marschierst oder einen Gedanken einfach nicht auf das Transparent draufbekommst – dann achte genau auf diesen Moment.«
»Der kritische Punkt.«
»Klar. Versuche dann, einen winzigen Schritt zurückzugehen und zu beobachten, was genau da passiert ist, als die Parade stoppte. Darum geht es bei dieser Übung: Jenen Augenblick zu identifizieren, in dem deine Aufmerksamkeit gestört wird, und die Gründe dafür zu beobachten.«
»Hört sich gut an«, nickt Gerd.

»Wenn dein Klient merkt«, fügt Thomas hinzu, »dass er bei dieser Achtsamkeitsübung Fortschritte macht, kann er sie verbinden mit der Übung ›In Kisten sortieren‹.«
»Komische Namen.«
»Aber wirkungsvolle Übungen. Bei dieser geht es um folgende drei Kisten: Gedanken, Gefühle und körperliche Empfindungen. Alles, was du wahrnimmst und denkst, was in dir vorgeht, wird bei dieser Übung in diese drei Kisten einsortiert.«
»Hoffentlich«, brummt Gerd, »sind die groß genug.«
Thomas lächelt. »Sind sie, verlass dich drauf. Erkläre deinem Klienten, dass er seine Soldaten in die jeweilige Kiste hinein marschieren lassen soll. Jetzt tragen die Soldaten Gedanken, Gefühle und die Empfindungen im Körper. Je nachdem, was der einzelne trägt, muss er eine von drei Richtungen einschlagen. Stehen bleiben kann er nicht; die anderen drücken nach.«
»Das ist dann aber schon komplizierter«, kommentiert Gerd und trinkt seinen letzten Schluck Kaffee.
»Ist es«, nickt Thomas. »Aber auch spannender.«
Gerd blickt in seine leere Tasse. Überlegt sich sein Vorgehen, stellt sich vor, wie sein Klient auf diese Übungen reagieren würde. Und lächelt. »Klingt wirklich gut – das werde ich unbedingt demnächst probieren. Danke, mein Lieber.«
»Freut mich«, antwortet Thomas.
Gerd stellt die Kaffeetasse ab und geht wieder in sein Zimmer.
Thomas schaut ihm lächelnd hinterher und spült beide Tassen ab. »Die besten Gespräche«, murmelt er, »werden eben in der Küche geführt.«
Quelle: Idee nach Hayes et al. (2004, S. 167: Soldaten bei einer Parade); Hayes & Lillis (2013, S. 107: In Kisten sortieren)

In diesem Buch lesen Sie Geschichten, aus denen die Behauptung erwächst, dass wir uns sowohl bei schmerzlichen Gefühlen wie tatsächlichen Körperschmerzen nicht vorwiegend ablenken, sondern uns dieser Schmerzen gewahr werden sollen, sie zulassen und möglichst nicht bewertend annehmen mögen – uns zu öffnen.
Achtsam sein, die Gegenwart mit allen Sinnen wahrnehmen – auch, wenn das auf ganz alte Traditionen zurückgeht – ist zur Zeit ›in‹. Leger gesagt: klingt super. Doch können wir wirklich verantworten, Menschen, die an Schmerzen leiden, eine solche Vorgehensweise zu unterbreiten? Was sagt die Neurobiologie dazu?
Diese Frage stellte ich einem Kollegen, dessen Bücher über Meditation und Yoga ich sehr schätze. Von seinen handfesten (welch schönes Wort!), sorgsam geprüften Ergebnissen berichte ich in vielen meiner Kurse. Er forscht am renommierten Bender Institute of Neuroimaging der Justus-Liebig-Universität in Gießen. Sein Name: Dr. Ulrich Ott (2010, 2013).

Achtsamkeit im Fokus der Neurobiologie
Oder: Der achtsame Schmerz

N. Lotz: Also, Uli, wie ist das, gibt es verlässliche Erkenntnisse darüber, dass es hilfreich und nützlich ist, sich dem Schmerz zu öffnen? Wird er dadurch nicht intensiver?

U. Ott: Intensiver schon, was die sensorische Qualität angeht, also die konkrete Empfindung an dem Ort, wo der Schmerz wahrgenommen wird. Auf den ersten Blick erscheint das widersinnig, dem Schmerz mehr Beachtung zu schenken, den man doch eigentlich nur gerne »weg haben« möchte. In der Forschung hat man jedoch schon lange erkannt, dass die Verarbeitung von Schmerz ein sehr komplexes Geschehen ist, an dem entsprechend viele Hirnregionen beteiligt sind. Man spricht daher von einer »Schmerzmatrix«.

N. Lotz: Schmerzmatrix, wie kann man sich das vorstellen?

U. Ott: Der Schmerz hat eine sensorische Qualität; die entsprechende Region auf deiner Körper-»Landkarte« im Hirn zeigt eine erhöhte Aktivierung, die noch gesteigert wird, wenn du dich dem Schmerz zuwendest. Von dort aus werden dann aber noch weitere Regionen aktiviert, die beispielsweise die »affektive Valenz« codieren, das heißt, wie unangenehm die Empfindung ist. Das wiederum geht einher mit Bewertungen zum Beispiel in Form eines Gedankens wie »Das ist ja kaum auszuhalten«.

N. Lotz: Die ursprüngliche Empfindung löst also eine, sagen wir, Kaskade von Emotionen und Gedanken aus, die einen wesentlichen Beitrag zum Schmerz und zum resultierenden Leid beisteuern.

U. Ott: Genau. Bei einer achtsamen Zuwendung wird die sensorische Intensität verstärkt, aber die sekundären Prozesse des Bewertens reduziert, was sich auch auf der Ebene der Hirnaktivität zeigen lässt. Wir haben in einer eigenen Studie erfahrene Meditierende der Vipassana-Tradition mit leichten Elektroschocks am Arm gereizt und gebeten, diesen Empfindungen mit Achtsamkeit und Gleichmut zu begegnen. Unter dieser Bedingung zeigte sich eine verstärkte Aktivierung im Inselkortex, wo das Gefühl des Schmerzes repräsentiert wird, wohingegen im präfrontalen Kortex die Aktivität geringer ausfiel als bei einer Kontrollgruppe. Das weist darauf hin, dass es die Meditierenden gelernt haben, Dinge wahrzunehmen, wie sie sind, ohne diese zu bewerten. Interessanterweise haben die Meditierenden auch weniger Angst vor dem nächsten Schmerzreiz angegeben.

N. Lotz: Das ist oftmals etwas ganz Wichtiges: Die Angst vor dem nächsten Mal, die Angst vor dem Schmerz, die Angst vor der Angst! Durch Erlernen und Praktizieren von Meditation und Achtsamkeit – wie kann man es noch einmal formulieren …?

U. Ott: Durch ein Training in Achtsamkeit verändert sich bei Menschen mit chronischen Schmerzen oft die wahrgenommene physische Intensität des Schmerzes nicht oder nur geringfügig. Die Betroffenen leiden aber dennoch weniger, weil sie lernen, den Schmerz zu akzeptieren. Es ändert sich der Umgang damit. Prof. Stefan Schmidt, der schon mehrere Studien mit

Patienten, die an Schmerzen leiden, durchgeführt hat, verdeutlicht das mit der Formel: Leiden = Schmerz × Widerstand.

N. Lotz: Das bedeutet also, dass ein Schmerzreiz gleicher Intensität bei verschiedenen Personen deutlich unterschiedliche Reaktionen hervorrufen kann, je nachdem, wie sie damit umgehen.

U. Ott: Richtig. Achtsame Beobachtung versetzt Menschen in die Lage, ihre eigenen Reaktionsmuster zu erkennen und zu verändern. Gerade Menschen mit chronischen Schmerzen erleben die Schmerzen als dauerhaften Kontrollverlust. Dies ist die psychologische Komponente des Schmerzes. Kontrollierbarer Schmerz (z. B. im Tattoo- oder Piercingstudio) wird häufig als weniger schlimm eingeschätzt. Ein achtsames Beobachten ermöglicht es den Menschen, sich wieder selbstwirksam zu fühlen, d. h. als jemand, der wieder wirksam trotz oder mit dem Schmerz handeln kann. Sie erleben sich weniger als Opfer und verschlimmern ihre Lage weniger mit negativen Gedanken und Urteilen über sich selbst und ihre Situation.

N. Lotz: Uli, vielen Dank für das hilfreiche und klärende Gespräch.

U. Ott: Sehr gern. Vieles wird in Frage-Antwort deutlicher.

6 Kreative Hoffnungslosigkeit

> Was willst du? Was hast du versucht? Wie gut hat das kurzfristig bzw. langfristig funktioniert? … Im Prozess der kreativen Hoffnungslosigkeit sind die Patienten unmittelbar mit der Frage konfrontiert, wie funktional bzw. dysfunktional ihre bisherigen Ansätze der Problemlösung sind.
> (Wicksell & Greco, 2011, S. 114)

Die Themen Kreative Hoffnungslosigkeit, Kontrolle, Erlebensvermeidung und Bereitwilligkeit können als Unterpunkte des Kernprozesses Akzeptanz verstanden werden. Da sie jedoch so bedeutende Erkenntnis- und Handlungsphasen darstellen, wird ihnen hier jeweils ein eigenes Kapitel gewidmet.

6.1 Einführung

»Von allen zentralen ACT-Konzepten ist ›Kreative Hoffnungslosigkeit‹ eines der am schlechtesten verstandenen und auch kontroversen Konzepte« (Hayes et al., 2012, S. 189, übers.). In diesem Therapieabschnitt geht es selbstverständlich nicht darum, bei dem Klienten absichtlich ein Gefühl tiefer Hoffnungslosigkeit zu erzeugen, geschweige denn den Klienten selbst als hoffnungslosen Fall anzusehen. Es geht vielmehr darum, herauszuarbeiten, dass die bisher angewandten Lösungsversuche deshalb wenig bis keinen dauerhaften Erfolg erbrachten, weil sie wahrscheinlich alle nach dem gleichen unproduktiven Muster abgehandelt wurden. Dieses könnte lauten: »Unerwünschte Gedanken und Gefühle zu reduzieren oder zu entfernen, wird das Problem lösen und zu einem erfolgreicheren Leben führen« (Hayes & Lillis, 2013, S. 83). Die Erkenntnis, dass besagte Strategien nicht funktionieren, macht verständlicherweise erst einmal rat- bzw. hoffnungslos. Und (noch) nicht zu wissen, was stattdessen zu tun ratsam scheint, das können wir als Stadium der »Hoffnungslosigkeit« bezeichnen. Charakterisieren lässt sich dieses Stadium mit der Frage: »Und was jetzt?«

Das Vertrauen auf die eigene Erfahrung – also das aufzugeben, was nutzlos ist – sowie das Sich-offen-Zeigen für eine transformative Alternative (Hayes et al., 2014, S. 233), für Möglichkeiten, Neues auszuprobieren, das bezeichnen wir in der ACT als »kreativ«.

Zusammenfassung

Das Erkennen, dass die bisherigen Lösungswege nicht erfolgreich sein können, und der Mut, nach neuen, andersartigen Möglichkeiten zu suchen, werden in der ACT als Kreative Hoffnungslosigkeit bezeichnet. Humorvoll und treffend kann diese Therapiephase auch charakterisiert werden mit dem Ausspruch von Watzlawick: »Ihre Lage ist hoffnungslos, aber nicht ernst« (Watzlawick, 2011, S. 18).

6.2 Metaphern

Ich erinnere mich an zwei Erlebnisse während meiner frühen Studienzeit, die sehr schön das Wesen Kreativer Hoffnungslosigkeit zeigen. Hierbei geht es immer darum, dass wir einen bestimmten Weg eingeschlagen haben, um ein Problem zu lösen – und erkennen, dass dieser Weg wohl nicht zum Ziel führt. Bewusst schreibe ich »wohl«, befinden wir uns doch oftmals in jener Phase, in der wir schon vermuten, so nicht weiterzukommen, aber noch keinen anderen Weg sehen und deshalb versuchen, uns auf dem bisherigen noch mehr anzustrengen. Bis wir feststellen: Nein, so geht es wirklich nicht. Aber (noch) ist keine Alternative in Sicht, nichts in unserem Fokus – nur Frustration und eben Hoffnungslosigkeit. Manchmal drückt das Wort den Zustand zu stark aus, manchmal trifft es ihn sehr gut.
Und dann, aus dieser Ausweglosigkeit (interessantes Wort!), aus diesem doch Vorankommen-Wollen, finden wir einen Ausweg (!), eine Lösung (!), vielleicht eine ungewöhnliche, qualitativ andere, eben eine kreative.

Zwei kreative Erlebnisse
Oder: Wie man hoffnungslos los wird

Über zwei Semester hinweg mussten und durften wir ein experimentell-psychologisches Praktikum belegen. Hier führten wir Versuche durch und werteten sie statistisch aus. Außerdem nahmen wir auch selbst als Versuchspersonen bei den Experimenten unserer Kommilitonen teil. Von einem möchte ich hier berichten, dessen Erleben mir bis heute präsent ist. Ich wurde gebeten, an einem Tisch Platz zu nehmen. Auf ihm waren zwei senkrechte, etwa einen halben Meter hohe Holzwände aus Sperrholz aufgebaut, ihr Abstand voneinander betrug kaum mehr. Zwischen diesen beiden Wänden lagen auf dem Tisch verschiedene Gegenstände: ein Hammer, eine Zange, ein Schraubenzieher, eine Pappschachtel mit Reißzwecken, ein Korkenzieher, ein Bleistift, ein Radiergummi, ein Feuerzeug und ein Schuhlöffel. Meine Aufgabe bestand nun darin, zwei kleine rote Kerzen so an jeweils einer Holzwand anzubringen, dass sie beim Abbrennen nicht tropften.
Meine Gedanken damals waren ungefähr die folgenden:
»Wenn ich einfach das Feuerzeug nehme, das Wachs unten an der Kerze zum Schmelzen bringe und den erwärmten Teil an die Wand drücke und trocknen lassen – nein: Das Wachs würde natürlich tropfen. Also okay, hm, dann müssen also die Kerzen senkrecht zur Wand stehen. Aber wie? Wie bekomme ich die Kerzen parallel zur Wand? … Natürlich, ich muss eine Befestigung bauen, eine Art Sims und die Kerze dann draufstellen. … Aber mit was? … Reißzwecken sind da … damit könnte ich etwas befestigen. Nur … was? Der Bleistift passt nicht, den Schuhlöffel bekomme ich nie fest an die Wand, das ist sowieso wahrscheinlich ein Ablenkungsteil … also, mit was baue ich meine Befestigung?«
Ich war eine Weile ratlos, dann aber kam mir eine Idee. Und ich bin mir sicher: Wenn ich die folgende Frage damals nicht gestellt hätte, würde ich mich heute nicht mehr, auf jeden Fall nicht so eindringlich, an diese Gegebenheit erinnern. Ich stellte eine Frage mit »dürfen«. In der Rückschau empfinde ich das als ein spannendes Wort, denn ich erlebte in mir eine Schwelle – eine Schwelle, die ich überschreiten wollte: »Darf ich die Reißzwecken ausschütten?«

Ich frage, weil ich die Schachtel, die Außenhülle und den hinein schiebbaren Teil als Halterung verarbeiten will. In dieser schon mit Anspannung empfundenen Situation – ich will die Aufgabe lösen – frage ich, ob ich das »darf«.
Als Antwort wiederholt der Kursleiter freundlich die Instruktion der Testaufgabe. Also, nichts Unerlaubtes in meiner Frage, ich »darf«! Und schiebe die Innenseite der Schachtel ganz auf, kippe die Reißzwecken auf den Tisch. Links und rechts befestige ich einmal die Außenhülle, einmal die Innenschachtel mit einigen Reißzwecken an der Wand. Jetzt zünde ich das Feuerzeug, erhitze die beiden Kerzen unten, stelle jeweils eine auf die gebaute Halterung, befestige sie durch Andrücken … und fertig! Ich freue mich und bin tief glücklich.
Was ich als Student nicht wusste: Wir spielten ein Experiment durch, das sich Karl Duncker bereits 1945 ausgedacht hatte, um den von ihm geprägten Begriff *Funktionale Gebundenheit* zu illustrieren (vgl. Duncker & Lees, 1945). Beschrieben wird damit die Einschränkung unseres Geistes im Alltag, »gebundene«, also mit einer bestimmten Funktion verbundene, Gegenstände oder Ideen in andere Zusammenhänge zu bringen. Sprich: Die Schachtel ist nur dafür da, um die Reißzwecken aufzubewahren – sie ist in dieser Funktion gebunden. Tücke (2005, S. 174) definiert die funktionale Gebundenheit als »Fixierung auf alte Problemlösemuster, Verhaltens- und Denkweisen bei der Bearbeitung von neuen Problemen«. Diese Gebundenheit kann bei einem ungewohnten Problem selbst zum Problem werden. Der Witz dabei ist aber, dass wir unser Gehirn trainieren können, sich von seinen fixierten Betrachtungsweisen zu lösen – so wie wir eine optische Kippfigur, nachdem wir endlich die zweite Ebene neben der ersten sehen können, willentlich, wie mit einem Schalter, hin und her springen lassen können.
In der Akzeptanz- und Commitmenttherapie spielt die Funktion eine wichtige Rolle, die Funktion von Verhalten; aus dieser Perspektive heraus ist die Betrachtung funktionaler Gebundenheit besonders interessant.

Ich möchte Ihnen noch von einem zweiten Erlebnis aus der Studienzeit erzählen.
Damals hatte ich das große Glück, einen der großen Gestaltpsychologen noch in seinen Vorlesungen erleben zu dürfen. Und bei ihm, dem »Obersten« am Institut, hatte ich einen Termin. So stehe ich in dem Flur, den ich noch heute genau vor mir sehe, vor seiner Tür. Eine große, dunkle, schwere Tür war das, mit einem aus vergangenen Generationen stammenden, geschwungenen, schwarz verzinkten Türgriff. Ich atme durch und klopfe.
»Herein!« höre ich Prof. Edwin Rausch sagen.
Ich drücke die Klinke hinunter und – es geht nicht! Ich drücke fester, noch fester … ein letztes Mal noch noch noch fester – kein Erfolg. Die Tür öffnet sich nicht. Ich drücke und ich ziehe zur Sicherheit – aber beides hat keinen Erfolg. Ich bin aufgeregt. Sowieso. Was ist da los? Die wird doch nicht … Ich denke an Schlüssel in einem Sicherheitsschloss, die man teilweise »verkehrt herum« ins Schlüsselloch einführen oder drehen muss … Ich drücke die Klinke nach oben, mir selbst kaum vertrauend, und … oh, welch Erleichterung: Das funktioniert.

Ja, wenn man sich festbeißt an etwas, beziehungsweise wie hier »festdrückt«, legt man sich selbst (!) an die kurze Leine. Und das Entscheidende dabei: Diese Feststeckkraft führt in zwei mögliche Richtungen. Entweder dazu, immer unbeweglicher zu werden, immer tiefer festzustecken. Oder aber, diese Energie gleichsam transformierend, in die Richtung eines neuen, meist kreativen Weges.

Aus der folgenden Geschichte lassen sich verschiedene Sichtweisen bzw. Erkenntnisse über menschliches Leid herauslesen (nach Wengenroth, 2012, S. 20):

(1) Leid ist unvermeidbar für jeden Menschen. Jeder fällt irgendwann einmal »in ein Loch«.
(2) Der Umgang mit bzw. die Bewältigung von Leid ist stark geprägt von der kulturellen Lerngeschichte eines Menschen.
(3) Den unter 2. verwendeten Vorgehensweisen ist die Vergeblichkeit der Anstrengungen, besonders was langfristige Erfolge betrifft, größtenteils von vornherein vorprogrammiert.
(4) Der Impuls, der Drang und die Überzeugung, etwas zu machen, was tausend Mal und öfter Erfolg versprach und erfuhr, wird auf jede Situation automatisch übertragen – auch wenn dort diese Strategie nicht wirkt bzw. sogar zur Verschlechterung der Situation führt.

Der Mann im Loch
Oder: Erfolg versprechendes, nicht selten jedoch destruktives Überlebensprogramm
Ich bin auf diesem Feld herumgelaufen, wie ich es immer tue. Mit verbundenen Augen. Das ist mein Leben, so soll ich es machen, hat man mir irgendwann gesagt. Und man hat mir eine Tasche mitgegeben. »Für den Fall der Fälle«, hieß es. Was es damit auf sich hatte, habe ich nicht gewusst. War mir auch egal: Hat ja alles ganz gut geklappt bis jetzt. Aber heute bin ich in eine Grube gefallen. Das tat verdammt weh! Dass es auf meinem Feld eine Grube gibt – oder vielleicht sogar mehrere? –, das hatte mir niemand gesagt! Da sitz ich jetzt in diesem kalten Loch und denke: Ganz schön schlimm. Ich will hier raus, und zwar schnell. Ich bin verzweifelt. Ich muss was machen!
Plötzlich denke ich an die besagte Tasche und greife hinein. Und ich kann es kaum glauben: Eine Schaufel ist drin, eine Schaufel! Na ja, wenn die mir eine Schaufel mitgeben, dann haben sie sich wohl was dabei gedacht.
Und ich fange an zu graben, zu graben, zu graben.
Aber irgendwie bringt das nichts. Ich habe eher das Gefühl, dass das Loch immer größer und tiefer wird, je mehr ich grabe, auch wenn ich es nicht sehen kann, weil ich ja die Augen verbunden habe. Aber was soll ich denn sonst machen, außer zu graben? Die Schaufel ist doch das Einzige, was ich habe, und etwas anderes als graben kann man damit nicht.
Und irgendetwas muss ich doch machen!
Quelle: Nach Wengenroth (2012, S. 30); Hayes et al.(2004, S. 107 f.)

In ein ganz anderes Loch fällt der Protagonist der folgenden Metapher – und auch er nutzt ein Werkzeug, um sich daraus zu befreien. Die Geschichte symbolisiert das nervende Geräusch der Wassertropfen unserer unangenehmen, störenden Gedanken und Gefühle. Das Isolierband repräsentiert die Vermeidung der entsprechenden Erfahrungen und die Bemühungen um Kontrolle. Dauerhaft angewendet, können solche Strategien das Leben und die Lebensqualität erheblich einschränken.

Ein Raum voller Isolierband
Oder: Verheddert in den eigenen Lösungen

Mein Leben ist wie das Zimmer eines Hauses. Eines Tages bemerke ich, dass es aus einem Rohr in der Ecke tropft. Das Blubb der kleinen Wassertropfen, die fallen, immer und immer wieder – ich warte schon darauf –, macht mich langsam nervös. Das muss jetzt aufhören. Ich repariere die kleine undichte Stelle mit Isolierband.
Wunderbar.
Ruhe.
Nach einiger Zeit hat das Wasser aber doch wieder seinen Weg durch das Isolierband gefunden, und das Tropfen ist zurück: Blubb ... blubb ... blubb. Wieder nehme ich Isolierband und umwickele die Stelle neu, dicker diesmal.
Erfolg! Es ist wieder ruhig.
Doch: Ruhe und Friede dauern nicht an. Und so wickele ich wieder. Das ist kein großes Problem, denn das Isolierband ist billig und die Umwicklung kostet nur wenig Zeit. Mittlerweile habe ich schon vorsorglich ein paar Rollen als Vorrat angeschafft.
So geht das für Wochen, Monate, sogar Jahre. Immer für kurze Zeit erfolgreich, immer relativ leicht zu beheben. Und immer dicker ist die Umwicklung geworden. Weil es so nur allmählich, so schleichend dicker wird, habe ich die tatsächliche Vergrößerung gar nicht richtig bemerkt.

Eines Tages, ich weiß gar nicht, was der Anlass ist, vielleicht gibt es auch keinen direkten, fällt mir auf, werde ich mir bewusst und wird mir klar: Ich habe wenig Platz in meinem Zimmer. Die Umwicklung ist mittlerweile riesig und bedrückend geworden, und ich sitze ziemlich nahe an dem immer wieder und wieder durchsickernden Wasser.
Wenn das so weiter geht, stelle ich mit Entsetzen fest, wird der ganze Raum mit dieser quellenden, monströsen Umwicklung erfüllt sein und ich liege oder stehe irgendwo eingeengt – und es tropft trotzdem weiter.
Blubb ... blubb ... blubb.
Quelle: Nach Vuille (2014, S. 39)

Manchmal führt der zielfokussierte Weg durch eine noch unangenehmere Befindlichkeit, als sie zurzeit bereits besteht. Selbst wenn wir in einem Problem »stecken bleiben«, kann genau das dazu führen, Lösungen zu erkennen. Hilfreich dazu, vielleicht auch unabdingbare Notwendigkeit dafür ist, die Zielrichtung deutlich vor Augen zu haben. Bei dem Studenten in der Geschichte weiter oben war das Ziel, das Zimmer seines Professors zu betreten, da er sich sonst lächerlich gemacht hätte. Beim Kaninchen in der folgenden Metapher ist das Ziel noch drastischer: überleben.

Die Teerbaby-Metapher
Oder: Stecken bleiben

Der Fuchs hatte genug von den Tricks des Kaninchens und davon, ständig als Depp dazustehen. Eines Tages hat er eine Idee, wie er das Kaninchen endlich packen und fressen kann: Aus einem Klumpen Teer bastelt er eine Baby-Puppe und zieht ihr ein paar Kleidungsstücke an. Dann versteckt er sich hinter einem Busch, um zu sehen was passiert, wenn das Kaninchen daran vorbei kommt.

Als das Kaninchen heran hoppelt, sieht es das Teerbaby, bleibt stehen und sagt: »Guten Morgen!« Natürlich erhält es keine Antwort. Das Kaninchen versucht eine Unterhaltung zu beginnen, wird immer frustrierter über die offenbar schlechten Umgangsformen des Teerbabys und beschließt endlich, ihm ein paar Manieren einzubläuen. Es haut das Teerbaby – doch seine Faust bleibt stecken. Das Kaninchen ist empört: Das Teerbaby ist wohl noch unhöflicher als bisher gedacht! Ein zweiter Schlag, dieses Mal heftiger, um sich zu befreien.

Nun bleibt aber auch die andere Hand stecken. »Lass sofort los oder ich trete dich!«, ruft das Kaninchen. Es befiehlt dem Teerbaby, sofort loszulassen, oder er würde es treten. Als das Teerbaby immer noch nicht antwortet, tritt das Kaninchen zu … Jetzt klebt sein Fuß fest. Irgendwann stecken die Hände, beide Füße und sogar der Kopf des Kaninchens im Teerbaby fest.

Der Fuchs freut sich – er hat gewonnen. Nun überlegt er, wie er das festgeklebte Kaninchen ablösen kann, um es genüsslich zu verspeisen. Langsam schreitet er aus dem Busch hervor. In diesem Moment erkennt das Kaninchen seine gefährliche Lage und überlegt blitzartig, was zu tun ist.

Und, schlau wie es ist, fleht es den Fuchs an: »Bitte, egal was du tust, wirf mich nicht in die ekligen Dornensträucher. Tu mir das nicht an!«

Natürlich will der Fuchs das Kaninchen für die vergangene Schmach quälen und ihm den größtmöglichen Schaden zufügen – prompt wirft er das Kaninchen in die Sträucher.

Dort kann das Kaninchen fliehen. Es hat Zeit, sich nach und nach zu befreien: Die Dornen zerstückeln den Teer. Und Kaninchen fühlen sich ziemlich Zuhause in Sträuchern und Dickichten. Im Gegensatz zu Füchsen.

Quelle: Harris (1881, in Bilich & Ciarrochi, 2009, S. 256, frei übers.)

Es gibt Situationen, in denen man durch Loswerden-Wollen und Dagegen-Ankämpfen nicht den gewünschten Erfolg erzielt. Die chinesische Fingerfalle zeigt sehr deutlich, wie besonders intensives Bemühen zu immer stärkerem Feststecken führt. Das Problem liegt dabei im System – nicht in mangelhaften Bemühungen (vgl. Hayes et al., 2004, S. 111)!

Chinesische Fingerfalle
Oder: Je heftiger, desto weniger

Die Chinesische Fingerfalle ist eine ziemlich gemeine Konstruktion: Eine fingerdicke Röhre, die links und rechts offen ist und aus verwobenen Bambusstreifen besteht. Man kann seine Zeigefinger links und rechts hineinstecken. Wenn man sie aber wieder herausziehen will, ist die Röhre so konstruiert, dass sie sich bei diesem Vorgang zusammenzieht. Je heftiger man jetzt zieht, um so mehr schließen sich die Öffnungen. Die darin »gefangenen« Fingerteile werden ziemlich stark zusammengequetscht. Lässt man von dem Ziehen ab, haben die Zeigefinger wieder Spielraum. Die Fingerfalle findet sowohl in der Medizin zur Fixierung von Knochenbrüchen als auch beim Einziehen von Kabeln oder als Scherzartikel Verwendung.

Sie haben also – warum auch immer – Ihre Zeigefinger in diese Bambusröhre gesteckt, und – Sie wollen heraus! Nur müssen Sie feststellen, dass Sie sie durch Ziehen nicht herauskommen. Da Sie wie alle Menschen tausende von Malen gelernt haben, dass, wenn etwas nicht leicht geht, es durch größere Anstrengung, durch mehr Kraftaufwand funktioniert, werden Sie es wiederholt versuchen, mit immer größerer Anstrengung. Sie werden es wahrscheinlich auch mehrere Male mit größter Kraft versuchen, sich dabei wehtun; vielleicht werden Sie dabei auch sagen: »Das gibt's doch nicht. Das muss doch gehen!«

Bis Sie erkennen, dass es nicht daran liegt, dass Sie zu wenig Kraft haben. Wenn Sie gegen die Fingerfalle ankämpfen, wird es deutlich enger für Sie. Lassen Sie los, wird Ihr Befinden angenehmer, Ihre Zeigefinger haben mehr Raum.

Zugegeben: Raus sind Sie damit noch nicht.

Quelle: Idee: Hayes et al. (2004, S. 111)

Ähnlich wie in der Chinesischen Fingerfalle wird auch im folgenden Beispiel Kreative Hoffnungslosigkeit umschrieben, allerdings bezogen auf eine sehr viel alltäglichere Situation. Der thematisierte Prozess bleibt aber gleich: Unsere erlernten und als gut befundenen Handlungsmöglichkeiten funktionieren auf einmal nicht mehr.

Wie aus dieser Hoffnungslosigkeit heraus Kreativität entstehen kann (oder eben nicht), zeigt diese Szene:

Rütteln
Oder: Der Versuch der Gegenteil-Lösung

Doris hat an der Tankstelle getankt und geht jetzt zum Service-Gebäude hinüber um zu bezahlen. Vor ihr an der Tür steht ein Mann und drückt dagegen. Er drückt und drückt, aber die Tür lässt sich nicht öffnen. Drinnen sind Menschen zu sehen, geöffnet ist also, und die Zapfsäulen funktionierten ja auch. Genervt klopft der Mann schließlich an die Tür. Und in diesem Moment bemerkt Doris das Schild mit – Sie ahnen es schon – der Aufschrift: ZIEHEN. Sie gibt dem Mann einen entsprechenden Hinweis, worauf der brummend erwidert: »Das muss einem ja gesagt werden!«

Das Ablassen und Loslassen von Kämpfen, die nicht oder nur unzureichend zu dem erstrebten Erfolg führen, das Beenden von strikter Kontrollideologie und deren Umsetzungen ist ein, wenn nicht das Thema der Kreativen Hoffnungslosigkeit.

Die Tauziehen-Metapher drückt hier kein Kräftemessen aus, sondern verfolgt die Absicht, auf dem werteorientierten Weg nicht in den tiefen Abgrund gezogen zu werden. Die Metapher veranschau-

licht, wie die fruchtarmen bzw. fruchtlosen Kämpfe absichtlich aufgegeben werden können. Die Möglichkeit, aus dem Felde zu gehen (Lewin & Graumann, 1982, S. 17), wird als eine, vielmehr die nützlich-intelligente Lösung dargestellt. Das Wort Lösung erfährt hier einen besonderen, gleichlautenden Inhalt: die Lösung (lösen, sich lösen) ist die Lösung.
Nach dem Loslassen des Seils ist die betreffende Person frei, zumindest, so könnte man ergänzen, diesbezüglich frei, frei von und für etwas.
Das Erzählte basiert auf einer wahren Geschichte, wobei der Name und Teile der Handlung freilich erfunden sind.
Die Metapher eignet sich auch als sehr wirkungsvolle praktische Übung.

Tauziehen mit dem Monster
Oder: Vom Loslassen des Festhaltens

Mehr als 20 Jahre litt Brenda an Agoraphobie, der Angst vor bestimmten Orten und Situationen. Brenda kämpfte gegen die Panik, zeitweise intensiv, doch oft erlebte sie, veranlasst von erfolglosen Bemühungen, längere verzweifelte, depressive Phasen. In ihrem therapeutisch gestützten Angehen gegen diese Erkrankung wurden schrittweise Annäherungsverfahren (systematische Desensibilisierung) durchgeführt sowie Schritte, sich der Angst auszusetzen, um sie dadurch zu verringern (Exposition). Kurzfristige Besserungen traten ein, parallel dazu verschlechterten sich viele Situationen durch die lange Dauer der Behinderung.
Brenda begann nach einer längeren Pause erneut mit einer Therapie – eine Therapie mit anderem Vorgehen, Durch das Betrachten ihrer bisherigen Anstrengungen und Erfolge, durch eine Handverletzung ihres elfjährigen Sohnes beim Tauziehen (!) eine Woche zuvor und schließlich durch die Bemerkung ihres Therapeuten, dass sie bisher mit allen Kräften versucht habe, sich gegen die Krankheit zu stemmen, wurde ihr das kräftezehrende, aufreibende, latent-vorhanden permanente Tauziehen auf einer übertragenen Weise klar.
Gegen wen sie denn antrete, fragte der Therapeut, dieses innere Bild aufgreifend. »Gegen ein Monster!«, schoss es aus ihr heraus.
Brenda gab noch am gleichen Tag den beschriebenen Kampf auf. Und sie begann, nacheinander und zügig, vieles von dem zu tun, was schon lange für sie angesagt war: Sie ging zur Abendschule, gründete ein kleines Unternehmen und beendete die für sie äußerst belastende Ehe.
»Mir wurde schlagartig klar, dass mein Leben wie Tauziehen gegen ein Monster war. Das war groß, stark und listig, ließ mich manchmal scheinbar fast gewinnen, bevor es mich wieder mit aller Kraft hinwegfegte. Zwischen ihm und mir befand sich ein riesiger Abgrund; ich hatte unglaubliche Angst, dort hineingezogen zu werden und nicht wieder herauszukommen. Ich hatte Angst vor Vernichtung. Ich zog wie verrückt, es kostete mich unendliche Kraft, ständig war ich irgendwie damit beschäftigt zu gewinnen – in der Idee, ich wäre das Monster dann los. Aber je mehr ich mich anstrengte, desto mehr gewann es Besitz über mich. Erst jetzt, in der Therapie, wurde mir klar, dass ich diesen Kampf nie gewinnen kann. Und plötzlich fällt mir dieser uralte Spontispruch ein: Stell dir vor, es ist Krieg und keiner geht hin!

Mein Therapeut fragte mich, was das konkret für mich jetzt hieße. ›Nicht mehr ziehen‹, antwortete ich. ›Wenn Sie nicht mehr ziehen, könnte das Monster Sie in den Graben ziehen, genau dorthin, wohin Sie nicht wollen.‹
›Stimmt.‹
Dann machte er etwas Geniales – er brachte mich dazu, den Gedanken zusammenzufassen und weiterzuspinnen:
›Ich will nicht mehr ziehen. Ohne Ziehen bin ich dem Monster ausgeliefert; es kann mich in den tiefen Graben ziehen. Wieso, mit was? Mit dem Tau. Wieso gelingt das? Weil ich am anderen Ende ziehe. Also? Ich gehe einfach nicht hin!‹ ›Gute Idee, Sie sind aber schon da, bereits am Ziehen‹ … ›Stimmt – ich lasse das Tau los.
Ich lasse das Tau los. Ich, ja ich lasse, lalalasse das Tau einfach loohoohoos!‹«
Brenda hat das Tau, das Seil, losgelassen.
Quelle: Nach Hayes et al. (2014, S. 330)

Um eine ähnliche Einsicht des »Loslassens« geht es auch in der nachfolgenden Geschichte. In der ACT – noch einmal sei es gesagt – fokussieren wir uns auf unser Bedürfnis, unangenehmen Empfindungen, Gedanken und Erlebnissen auszuweichen, sie loszuwerden oder zu verdrängen. Der Aufwand dafür ist gigantisch und führt meist nur dazu, dass wir uns noch schlechter fühlen. Nach dem alten Prinzip »mehr ist besser« glauben wir dann, uns nur noch mehr anstrengen zu müssen mit diesen Versuchen. Wir denken, dass wir einfach noch nicht genug geleistet haben in dieser Hinsicht. Dabei bemerken wir oft nicht, dass solche Strategien dem Versuch ähneln, eine Schraube mit einem Hammer in die Wand zu drehen. Was fehlt, ist nicht noch mehr Anstrengung, sondern ein anderes Werkzeug. Eine zentrale Frage in der ACT an Klienten lautet deshalb: »Wem glauben Sie – Ihren Gedanken oder Ihrer Erfahrung?«
Dieser Zusammenhang wird in der folgenden Metapher veranschaulicht.

Wenn der Hammer fällt
Oder: Lass den Hammer fallen
Da ist dieser Mann, der wegen Kopfschmerzen zum Arzt geht. Während der Arzt ihn noch untersucht, schlägt der Mann sich selbst mit einem kleinen, aber harten Gummihammer auf den Kopf. Vielleicht weiß er nicht, dass er sich selber schlägt und bemerkt gar nicht, was seine Hände da tun. Vielleicht hat er einen Grund für seine Handlung, hat beispielsweise ein Gelübde abgelegt, sich jeden Tag hundertmal auf den Schädel zu hauen. Die Frage hier ist nicht, warum diese Person so handelt, sondern wie ihr am besten geholfen werden kann. Der Arzt kennt den Patienten gut, aber heute hat er zum ersten Mal beobachtet, wie der Hammer fiel. Bis jetzt verschrieb er seinem Patienten Aspirin, und auch heute bittet der Mann um das Medikament. »Aber mehr. Und stärker als Aspirin.«
Was soll der von Kopfschmerzen gequälte Mensch tun?
Immer stärkeres Aspirin schlucken?
Sich beim nächsten Baumarkt einen Helm kaufen?
Durch Meditieren lernen, wie Mr. Spock jeden Schmerz zu ertragen?
Der springende Punkt ist: Keiner dieser Versuche, sich von der Qual zu befreien, funktioniert. Und jeder Misserfolg ist dann nur ein weiterer Schlag auf den Kopf oder

eine Ohrfeige ins Gesicht. Dann fühlt sich der Mann nicht nur schlecht wegen seiner Kopfschmerzen, sondern noch schlechter, weil er sich schlecht fühlt. Aspirin hilft nicht – Wumm, wieder ein Schlag auf den Schädel. Der Helm schützt nicht auf Dauer – Wumm! Mir kann man nicht helfen – Wumm!
Das Ganze dreht sich aber nicht darum, dass man ihm nicht helfen kann – es geht darum, dass all das, was dieser Mensch als »Hilfe« bezeichnet, nur weitere Schläge auf seinen Kopf sind.
Manchmal ist es vielleicht besser, den Hammer wegzulegen.
Quelle: Nach Hayes (2012, S. 35)

Nicht nur Loslassen ist wichtig im Prozess der Kreativen Hoffnungslosigkeit, auch Abstand schaffen, einen Schritt zurücktreten, mehr Raum geben sind erfolgreiche Strategien. In der folgenden Metapher wird darüber hinaus das Bewusstsein noch einmal dafür geschärft, dass bisherige Bewältigungsstrategien nicht zu wirklicher Zufriedenheit geführt haben. Besonders interessant und hilfreich ist die Idee, dass es nicht die Probleme als solche sind, sondern die Art des Umgangs mit ihnen, die uns zum »Heulen« bringen.
Erleben Sie mit besonderer Freude beim Lesen, wie das geschilderte Problem dadurch entsteht, dass das Mikrofon zu nahe am Lautsprecher aufgestellt ist. Die Lösung: Das Mikrofon, übertragen für die aufnehmende Bereitschaft, wird in Abstand gebracht zum Laut-Sprecher, der übertragend für den ständig warnenden Verstand steht.

Rückkopplungsheulen
Oder: In Abstand vom Laut-Sprecher
Kennen Sie das schrecklich schrille Heulen, das eine Lautsprecheranlage manchmal macht? Bestimmt haben Sie auch schon einmal Radiosendungen gehört, bei denen der Zuhörer anrufen kann und live mit dem Studio verbunden ist. Der schrille Pfeifton kommt regelmäßig auf, wenn ein Mikrofon zu nahe am Lautsprecher aufgestellt wird. Das Mikrofon nimmt dann das Geräusch (d.h. die Eigenfrequenz) der Soundanlage auf und verstärkt es. Wenn dann jemand, z.B. auf einer Bühne, auch nur das leiseste Geräusch macht, geht das ins Mikrofon, kommt verstärkt aus den Lautsprechern und – geht erneut ins Mikro. Und so weiter. Jeweils nur ein kleines bisschen lauter als zuvor; aber mit der Geschwindigkeit von Schall und Elektrizität wird es lauter und lauter, bis es in Sekundenbruchteilen unerträglich wird. Diese Oszillation, dieses sich Aufschaukeln von Ein- und Ausgangssignal, wird akustische Rückkopplung genannt.
Was hilft? Das Mikrofon muss so schnell wie möglich in Abstand zum Lautsprecher bzw. zum Sprechenden gebracht werden, damit so die verstärkte Tonfrequenz nicht noch weiter verstärkt werden kann und der Kreislauf unterbrochen wird. Deshalb bitten die Moderatoren im Radio stets den Anrufer darum, bei sich Zuhause sein Gerät, seinen Lautsprecher leiser bzw. aus zu stellen.

Die Kämpfe mit unseren Gedanken und Gefühlen können wir uns genau so vorstellen: Gefangen im Heulen der Rückkopplungen. Was tun wir also in dieser Situation? Was wohl jeder tun würde: Wir versuchen, unser Leben sehr leise zu leben, immer nur flüsternd, immer auf Zehenspitzen auf der Bühne herumschleichend, in der Hoffnung, dass es, wenn wir sehr, sehr leise sind, keine Rückkopp-

lung geben wird. Wir halten den Geräuschpegel auf hundert Arten niedrig: Alkohol, Vermeidung, Ess-Störungen, Rückzug und so weiter.
Nur: Es ist schrecklich, sein ganzes Leben auf Zehenspitzen zu verbringen!
Bitte beachten Sie auch, dass in dieser Metapher der Krach nicht das eigentliche Problem ist – Sie können so laut sein wie Sie wollen. Das Problem sind Mikrofon und Lautsprecher, die zu dem schrillen Unbehagen, zur Rückkopplung unserer Gedanken und Gefühle führen. Unsere Aufgabe, unsere Chance bestehen darin, in Abstand zu diesem Geschehen zu kommen. Sie umgehen nichts, Sie vermeiden und unterdrücken nichts – Sie finden lediglich Abstand.

Quelle: Geschichte und Nacherklärung nach Hayes et al. (2004, S. 115)

Die abschließende Metapher beschreibt noch einmal unser »Eingefahrensein auf alten Gleisen«, unser Handeln »wie auf Schienen«. Denken Sie daran: Kreative Hoffnungslosigkeit beginnt dann, wenn wir die Möglichkeit zulassen, unsere »ausgetretenen Pfade« zu verlassen.

Auf den Gleisen
Oder: Auf den Gleichen

Er ging schon lange auf den Gleisen entlang.
Und geht immer noch.
Immer auf den Gleisen.
Sie bleiben gleich, nur die Landschaft ändert sich.
Er geht auf den Gleisen.
Richtungsweisend, richtungsgebend.
Weit kann man so kommen.
Doch nicht selten direkt daran vorbei,
wo er eigentlich hinwollte.
Eingefahrene Gleise.

Und dann auf einmal: Panik.
Ein Zug nähert sich.
Noch weit weg, aber unaufhaltsam.
Kraftvoll, gewaltig.
Er beginnt zu rennen.
Auf den Gleisen.
Rennt schneller, immer schneller
auf den Gleisen entlang.
Und denkt voller Verzweiflung:
Wenn nicht bald eine Weiche kommt,
bin ich verloren.

7 Kontrolle

> Die Meister sehen die Dinge, wie sie sind, versuchen jedoch nicht, sie zu kontrollieren. Sie lassen sie ihren eigenen Weg gehen und wohnen im Mittelpunkt des Kreises.
> (Laotse, Tao Te King, I, 29; nach Schwanfelder, 2007, S. 98)

7.1 Einführung

Ungewollte Gedanken, Vorstellungen, Erinnerungen, Gefühle und Empfindungen wirken störend und werden als ungemütlich erlebt, häufig sogar als schmerzhaft. Darüber hinaus werden diese unangenehmen inneren Ereignisse als Kennzeichen dafür verstanden, dass etwas mit uns nicht in Ordnung ist, dass wir psychisch eventuell nicht gesund sind, sodass gehandelt und korrigiert werden sollte. Der Grund dafür liegt in der Vorstellung, »dass gesunde Menschen in der Lage wären, negativen Inhalt zu steuern und auszulöschen«, um »auf diese Weise seelische Stabilität« zu erreichen (Wengenroth, 2012, S. 15). So ist es nicht weiter überraschend, dass Klienten häufig mit ähnlichen Annahmen in die Therapie kommen. Hayes et al. (2014, S. 224) fassen diese Annahmen und Glaubenssätze folgendermaßen zusammen:

- Bewusste Kontrolle funktioniert in der Außenwelt.
- Man muss an persönlichen Erlebnissen arbeiten.
- Bei anderen Menschen scheint Kontrolle zu funktionieren.
- Kontrolle scheint sogar bei einigen Erlebnissen zu funktionieren, gegen die ich schon gekämpft habe.

Daher versuchen wir Menschen, uns selbst zu kontrollieren, und scheitern sehr oft daran, da sich viele unserer gedanklichen, emotionalen und physiologischen Reaktionen nicht kontrollieren lassen. In der ACT spricht man von der »Kontrollagenda« einer Person: Es wird auf vielfältige Weise versucht, etwas zu kontrollieren, was nicht zu kontrollieren ist. Unliebsame Gedanken und Gefühle können zwar kurzfristig unterdrückt werden, treten jedoch in der Folge fast zwangsläufig vermehrt wieder auf. Es kommt zu einem »Rebound«: Die unterdrückten Gedanken und Gefühle »schießen« zurück und entziehen sich damit dem Prozess der absichtlichen Kontrolle.

Da die unterdrückend-vermeidenden Kontrollstrategien nicht funktionieren, verändert die betroffene Person möglicherweise immer stärker ihr Verhalten. Sie könnte zum Beispiel bestimmte Orte und Personen nicht mehr aufsuchen, damit keine unangenehmen Erinnerungen und Gefühle aufgeweckt werden. Die Folge: Jene Person isoliert sich, fühlt sich einsam und entwickelt vielleicht sogar eine depressive Symptomatik. Das anfängliche »natürliche« Leid wird so stark zu kontrollieren versucht, dass ein »selbstgemachtes« oder »sekundäres Leid« entsteht (Wengenroth, 2012, S. 16). Ein weiterer Nachteil der Kontrollagenda ist, dass das eigene Verhalten nicht mehr an dem ausgerichtet wird, was der Person eigentlich wichtig ist im Leben – sie handelt nicht mehr »wertekonform«.

Zusammenfassung

In mannigfaltiger Weise versuchen wir, unsere Außenwelt zu kontrollieren, und erreichen damit in vielen Fällen den gewünschten Erfolg. Gedanken und Gefühle, unsere Innenwelt, lassen sich (leider) auf diese Weise nicht entscheidend kontrollieren. Absichtlich vermeidende Strategien können den unerwünschten Zustand nur partiell verändern – sie verschlimmern ihn sogar oftmals.

7.2 Metaphern

Unser Denken, unser Fühlen, unser ganzes Sein ist geprägt von der Sprache. Von der Struktur der Sprache und ihren einzelnen Wörtern. Nicht ohne Grund beginnt ein wichtiges, unseren Kulturkreis prägendes Buch mit dem Satz: »Im Anfang war das Wort«. Aber nicht nur das Johannes-Evangelium beschäftigt sich mit diesem Gedanken – jeder Philosoph, egal ob Aristoteles, Schopenhauer oder Wittgenstein, erkannte die Sprache als zentral für seine Arbeit. Insofern sind Sie eingeladen, sich das nächste etymologische Wörterbuch zu nehmen und immer mal wieder darin herum zu blättern …

Die Sendung zum Sonntag
Oder: Etymologie der Kontrolle

Willkommen, meine Damen und Herren, zu einer neuen Folge unserer Reihe: Wenn Wörter zu Worte kommen. Heute: Kontrolle.

Sie erinnern sich: Wörter sind nur Wörter, doch wir stehen im Wort. Wenn wir uns fragen, was ist eigentlich Kontrolle, und wissen, wo das Wort herkommt, wissen wir noch lange nicht, wo Kontrolle hinführt. Und doch kann uns das Wissen um den Ursprung helfen.

Sie kennen viele Wörter mit dem Präfix »kon«: Kon-firmation, Kon-zert, Kon-kurrenz, Kon-fitüre. Alles Wörter mit der lateinischen Vorsilbe »con«, was »zusammen« bedeutet. Und – Trommelwirbel bitte – genau daher kommt Kon-trolle nicht! Nein, liebes Publikum, Kontrolle müsste eigentlich auch ganz anders ausgesprochen werden: Kont-rolle. Denn der Teufel steckt im Detail und hier im Präfix: Nicht »con«, sondern die französische Vorsilbe »contre« bestimmt die Kontrolle. Was, wie könnte es anders sein, wiederum aus dem Lateinischen stammt, von dem Wort »contra«, für »gegen«. Trotzdem ist Kontrolle ein ursprünglisch französisches Wort. Mit »rôle«, der Rolle, ist ein Register gemeint, genauer gesagt, ursprünglich eine Art Gegenregister, um Angaben eines Originalregisters überprüfen zu können.

Kontrolle, meine Damen und Herren, führt also nicht zum Mit-rollen, sondern zum Gegen-rollen.

Das war, liebes Publikum: Wenn Wörter zu Worte kommen. Heute: Kontrolle.

Sprache wird auch dazu eingesetzt, verbale Instruktionen zu kreieren. Die folgende Metapher zeigt in besonders deutlicher Weise den Unterschied zwischen einem Verhalten, das wir aufgrund äußerer oder innerer verbaler Instruktionen kontrollieren können, und einem Verhalten, das auf diese Weise nicht Erfolg versprechend umsetzbar ist.
Die intendierte Verhaltenskontrolle kann unter den Bedingungen einer angekündigten negativen oder positiven Konsequenz stattfinden. Die hier ausgeführte Metapher beschreibt den Weg mit beiden Konsequenzen.

Der Polygraf
Oder: Das einfache Spiel, das sich als so schwierig erweist

Ich biete Ihnen an, bei einem spannenden Spiel mitzuwirken. Das Leichte dabei ist, dass Sie in den zentralen Momenten wirklich nichts tun müssen. Das Schwere dabei ist, dass Sie wirklich nichts tun dürfen.
Und jetzt der Einsatz: Sie bereiten ein Dokument vor, in dem Sie alles, was Sie besitzen – Geld, Wertpapiere, Immobilien, Auto, Schmuck, Versicherungen usw. – an mich übertragen. Und ich lege Ihnen einen gedeckten Bar-Scheck über zehn Millionen Euro hin. Wenn Sie verlieren, gewinne ich Ihren gesamten Besitz. Wenn Sie gewinnen, gehören Ihnen in kürzester Zeit zehn Millionen Euro steuerfrei. Wenn also Ihr Gesamtvermögen nicht zehn Millionen Euro beträgt, ist das doch eine lohnende Wettquote, oder? Und jetzt sage ich Ihnen, wie das Spiel ablaufen würde.

Das Spiel besteht aus drei Durchgängen. In jedem Durchgang werde ich Ihnen eine der nachstehenden Aufgaben antragen: Erstens zehn Kniebeugen ausführen, zweitens mindestens eine Minute lang eine Melodie auf Lalala summen oder singen und drittens: Innerhalb von fünf Minuten eine Flasche mit Mineralwasser, sagen wir 0,7 Liter, austrinken.
Wenn Sie die jeweilige Aufgabe erfolgreich durchgeführt haben, werden Sie für jeweils drei Minuten auf einem Stuhl festgeschnallt. Dort werden Sie an den besten Polygrafen angeschlossen, den es zur Zeit gibt. Ein Polygraf ist ein Gerät, das gleichzeitig mehrere physiologische Vorgänge erfasst und aufzeichnet – wir können es der Einfachheit halber auch Lügendetektor nennen. Das Gerät ist so eingestellt, dass es jegliche Aufregung von Ihnen registriert, z. B. Ärger und Angst. Sie können also, auch wenn Sie es nicht nach außen zeigen, keine etwaigen Ängste vor dem Lügendetektor verbergen. Keine Chance! An dem Stuhl ist außerdem eine Schussvorrichtung montiert, die direkt und dicht auf Ihre rechte Schläfe zielt. Sie ist mit dem Lügendetektor verbunden. Sobald Sie die geringsten Ängste zeigen, löst sich ein Schuss – bumm – und wird Sie töten.
Noch einmal deutlich: Ihre Aufgabe besteht also lediglich darin, während der genannten dreimal drei Minuten angeschnallt auf dem Stuhl zu sitzen und keinerlei Angst zu empfinden, keine Angst vor, nun zum Beispiel davor, erschossen zu werden. Dann passiert nichts.

Bei erfolgreicher Bewältigung der Aufgaben könnten Sie also nach kaum 15 Minuten zehn Millionen Euro in bar einstecken. Was meinen Sie?
Quelle: Idee nach Flaxman et al. (2014, S. 90)

Der paradoxe Effekt der Gedankenunterdrückung liegt darin, dass eine intensive Auseinandersetzung mit dem unterdrückten Gedanken stattfindet (Wegner et al., 1987, S. 8; vgl. Abramowitz et al., 2001) – das zeigte die Polygrafen-Metapher. Aber auch in unserem ganz normalen Alltag findet dieser Prozess statt.

Nicht an DAS denken
Oder: Man kann nicht an etwas nicht denken
Grethe kommt aufgeregt von der Schule. »Mama, Mama, du hast mir etwas Falsches gesagt! Ich weiß es jeeetzt aaaber beeessser!!!«
Grethe sagt es in ihrem typischen Hänselton. Sie ist in der Pubertät und sowieso chronisch auf Besserwisserei ausgerichtet. Außerdem: Wenn ein Kind etwas besser, also richtiger weiß als seine Eltern, dann – tja, dann ist das so. Und man würdigt das am besten (für alle Beteiligte!), indem man sich darüber freut und seine Anerkennung ausspricht.
»Also, meine Liebe, was habe ich dir Falsches erzählt?«, fragt die Mutter.
»Du sagst mir doch immer, wenn ich an den Schulaufgaben sitze und dran denke, mich mit Julie zu treffen: ›Denk jetzt nicht an Julie, denk an deine Hausaufgaben.‹«
»Ja, und?«, fragt die verdutzte Mutter.
»Das geht gar nicht«, erklärt Grethe, »das geeeeeht nämlich gar nicht.«
»Was geht nicht?«
»Man kann«, ereifert sich Grethe, »nicht an etwas *nicht* denken. Das haben wir heute in der Schule gehabt.«
»Erklär's mir, Schatz,« meint die Mutter liebevoll.
Und Grethe erzählt, wie ihr Deutschlehrer, Herr Conrads, wieder einmal eines seiner typischen Alltagsexperimente durchgeführt hat.
»Wer hat in der letzten halben Stunde an einen Deutsch-Test gedacht? Bitte Hand hoch! … Ah, keiner von euch. Okay. Also, morgen schreiben wir einen, einen Rechtschreib-Test, so zwischendurch, um mal eure diesbezüglichen Fähigkeiten zu testen. Wird relativ schwer! Aber denkt jetzt gar nicht dran! Macht euch keine Sorgen! Einfach den Gedanken daran wegschieben und gar nicht dran denken! Das dürfte euch nicht schwer fallen; immerhin hat keiner von euch bis eben an ›Deutsch-Test‹ gedacht. Also, einfach weiter so: Nicht an ›Deutsch-Test‹ denken!« Herr Conrads schaute mitfühlend und leicht lächelnd in die Runde.
»Wie soll'n das gehen?!«, fragte einer der Mitschüler von Grethe. »Ich kann doch nicht einfach nicht an den Deutsch-Test denken!«
»Nun, vielleicht gelingt es den anderen«, meinte der Lehrer.
Allgemeines Raunen und Verneinen.
»Wenn ich das richtig sehe«, stellte Herr Conrads fest, »schafft das keiner von euch. Ja, und genau damit liegt ihr richtig: Man kann nicht nicht an etwas Bestimmtes denken.

Indem ich nicht daran denke, denke ich ja schon daran. Wir können nur etwas denken und es dann verneinen. Wir können aber nicht etwas nicht-denken.«
Grethe ist mit ihrer Erzählung zu Ende. Fast. »Dann hat der Dieter noch gefragt«, fügt sie hinzu, »ob wir denn morgen den Test schreiben. Und der Conrads hat uns getröstet: ›Ihr könnt jetzt alle denken: Morgen schreiben wir den Test nicht. Denn das könnt ihr alle denken. Stimmt's?‹«

Das folgende Beispiel bedient sich formal an klassichen Tierparabeln. Sehr schön zeigt es zwei unterschiedliche Situationen, die eine unterschiedliche Herangehensweise erfordern. Wann ist Kontrolle, im Sinne von aktivem Dagegen-Ankämpfen sinnvoll – und wann nicht?

Zwei Mäuse
Oder: Auf dem Problem schwimmen

»Hallo und guten Tag!« Bernhard Sieber kommt in seine Klasse. »Leben lernen«, so heißt die Reihe. Zehnmal treffen sich die Interessierten für jeweils 90 Minuten. Die Begrüßung ist ein Ritual. Die gesamte Klasse antwortet, aufmerksam, mit Blick auf den Lehrer: »Hallo und guten Tag, Herr Sieber!«
Das Thema heute: Kontrolle.
»Liebe Hier-Seiende«, beginnt der Lehrer, »hören Sie bitte zunächst eine Geschichte. Übereinstimmungen mit der Wirklichkeit sind nicht rein zufällig und vom Erzähler der Geschichte durchaus gewünscht.« Gelächter in der Klasse. Und Simon setzt einen drauf: »Bei ausbleibenden Nebenwirkungen und nicht beabsichtigten Risiken fragen Sie Herrn Sieber oder Ihren Psychologen.« Noch lauteres Lachen in der Klasse, auch Herr Sieber stimmt herzhaft ein.
»Also«, macht er dann weiter, »so lauschen Sie der Geschichte. Zwei kleine Mäuse laufen fröhlich in einem Bauernhaus herum auf der Suche nach Schleckereien. Die erste Maus ist in der Küche, beschnüffelt den Küchenboden und sucht nach Resten vom Abendbrot. Plötzlich kommt ein Kater zur Küchentür herein. Und als er die kleine Maus sieht, geht er natürlich sofort auf sie los. Die Maus rennt um ihr Leben. Sie flitzt kreuz und quer durch die Küche und sucht nach einem Versteck. Aber sie findet keines. Schon ist der Kater bedrohlich nahe und hebt seine tödliche Tatze, als die kleine Maus endlich ein fast noch kleineres Loch in der Bodenleiste entdeckt. Schnell schlüpft sie hinein und ist in Sicherheit – das war knapp! Der Kater versucht zwar noch, sie mit seiner Tatze zu erreichen, schafft es aber nicht. Das Loch ist zu klein. Durch ihre Anstrengung – und indem sie nicht aufgibt – rettet die kleine Maus ihr Leben.«
Herr Sieber schaut kurz in die Gesichter seiner aufmerksam lauschenden Zuhörer und erzählt weiter: »Die andere kleine Maus durchstöbert in der Zwischenzeit die Vorratskammer und versucht, einige Krümel am Rande des oberen Regals zu erreichen. Sie schafft es nach oben zu kommen. Aber als sie gerade am Ende des Regals und bei den Krümeln angekommen ist, verliert sie plötzlich das Gleichgewicht und fällt vom Regal herunter – geradewegs nach unten in einen großen Eimer voller Milch. Sie versucht verzweifelt, aus dem Eimer herauszukommen, und schwimmt immer wieder im Eimer

herum, um einen Ausweg zu finden. Doch die Eimerwand ist zu hoch und zu glatt. Die Situation sieht ziemlich hoffnungslos aus, und nach einer Weile wird die kleine Maus immer müder. Jede Minute Anstrengung kostet sie mehr Energie. Sie beginnt zu ahnen, dass sie bald völlig erschöpft sein und ertrinken wird – wenn sie so weiter macht. Daher entschließt sie sich, etwas Mutiges und Kontra-Intuitives zu tun: Sie schwimmt so langsam wie möglich und schaut sich erst mal in Ruhe an, wo sie eigentlich ist und was mit ihr geschieht. Dabei geht ihr auf einmal auf: ›Ich bin in einem Eimer voll mit leckerer Milch.‹ Sie nimmt ein paar kleine Schlucke und schwimmt dabei ganz langsam weiter – gerade so schnell, um an der Oberfläche zu bleiben. Sie schwimmt und nimmt ab und zu einen kleinen Schluck Milch zu sich. So geht das eine ganze Zeit weiter. Die kleine Maus ist sicher nicht froh darüber, in diesem Eimer gefangen zu sein. Gleichzeitig wird ihr aber auch immer klarer, dass die Situation okay ist: Wenn sie nicht allzu viel unternimmt und ab und zu einen Schluck Milch trinkt, dann würde ihr nicht die Energie ausgehen und mit der Zeit müsste die Milch ja immer weniger werden – die tödliche Gefahr des Ertrinkens war gebannt!«

Wieder mustert der Lehrer sein Publikum. Still war und ist es in der Klasse. Alle sind irgendwie berührt.

»Ja, meine Lieben, in vielerlei Hinsicht sind wir alle ein bisschen wie die erste Maus. Wir haben gelernt, dass Anstrengung und Kämpfen oft der beste Weg ist, um die Härten des Lebens zu bewältigen. Unter vielen Umständen ist dies eine höchst angemessene Strategie. Es macht doch Sinn, Schmerz und Leid abzuwehren, wenn wir dazu wirklich in der Lage sind! Menschen und andere Lebenswesen werden zu Recht buchstäblich um ihr Leben ringen, wenn sie in der Außenwelt greifbaren Gefahren und Bedrohungen ausgesetzt sind. In diesen Situationen lohnt sich die Anstrengung. Viele psychologische Untersuchungen bestätigen den Nutzen von Kontrollausübung zur Förderung der psychischen Gesundheit und des körperlichen Wohlbefindens.«

Herr Sieber hat das Gefühl, dass er das Gesagte noch ein bisschen mehr ausführen sollte. »Mit den täglichen Herausforderungen des Lebens umzugehen«, sagt er, »sie zu bewältigen und zu überwinden, das erfordert oft harte Arbeit, Anstrengung und Hartnäckigkeit. Erfolg und Freude kommen diesbezüglich höchst selten auf einfache Weise, und kaum für die, die nur abwarten, aufgeben oder nichts tun. ›Wo ein Wille ist, da ist ein Weg‹ oder ›Probier es noch mal und streng dich mehr an, dann klappt das schon.‹ Wir alle haben Variationen dieses Credos seit unserer Kindheit gehört und werden in vielerlei Hinsicht davon geleitet. Obwohl es keine Garantie gibt, dass diese Strategien die erwünschten Ergebnisse erbringen, werden sie weiterhin kritiklos wertgeschätzt.«

Die meisten seiner Schüler nicken – natürlich kennen auch sie diese Glaubenssätze.

»Personen, die unter Ängsten leiden«, macht Herr Sieber weiter, »sind nur zu vertraut mit dem Mantra des Kämpfens und der Kontrolle. Wenn sie das erste Mal in Therapie gehen, haben die meisten bereits unzählige Strategien ausprobiert, um mit ihren Ängsten, unerwünschten Gedanken, Sorgen und körperlichen Empfindungen umzugehen und sie zu kontrollieren. Leider hatten und haben diese Strategien typischer-

weise nur begrenzt Erfolg. Wie die zweite Maus stecken Individuen mit ihren Angst einflößenden Gedanken und Gefühlen in Eimern fest und schwimmen verzweifelt herum, um einen Ausweg zu finden. Sie fühlen sich dabei oft machtlos, hoffnungslos und allein. Bei all dem Kämpfen bemerken sie jedoch nicht, dass ihre Angst, ähnlich wie die Milch im Eimer, nicht unbedingt ihr Feind sein muss.«
»Ich hab mal eine Frage«, meldet sich Simon mit einem schelmischen Lächeln.
»Bitte«, ermuntert ihn Sieber.
»Also, wird der Eimer mit Milch überhaupt leer werden? Ich meine, Mäuse die ... pinkeln doch auch, oder? Außerdem wird die Maus trotzdem irgendwann müde werden und einschlafen. Und dann ...«
Wieder lacht die ganze Klasse los.
Aber ihr Lehrer nickt. »Ein guter Einwand, Simon. Vielleich ändere ich die Geschichte dahingehend, dass der Eimer nicht mehr voll, sondern nur zu einem Viertel gefüllt ist. Zu viel Milch, dass die Maus ertrinken würde, aber wenig genug, dass die Maus sie aufschlecken kann. Noch mehr Einwände?«
Renate meldet sich: »Aber zum Schluss«, sagt sie nachdenklich. »wenn die Maus die ganze Milch aufgetrunken hat, dann sitzt sie immer noch gefangen im Eimer.«
Herr Sieber lächelt, klatscht pantomimisch mit den Händen und sagt: »Eben!«
Quelle: Nach Eifert & Forsyth (2008, S. 71 f.), Forsyth & Eifert (2010, S. 102)

Dagegen angehen, ablenken, das sind Vorgehensweisen, die wir unter Kontrolle ausüben subsumieren können. Es sind Vorgehensweisen, die teilweise sehr anstrengend und aufwendig sind – was keineswegs grundsätzlich gegen sie spricht. Und es sind Vorgehensweisen, mit denen wir unser Leben größtenteils gewünscht und effektiv gestalten können. Doch auf innere Vorgänge, wie den Umgang mit Gedanken und Gefühlen angesetzt, wirken sie zum Teil nur kurzfristig. Auch das ist kein zwangsläufiges Gegenargument. Skepsis ist aber immer dann sehr wohl angebracht, wenn diese Kontrollstrategien in bestimmten wichtigen Bereichen immer wieder nur ungenügend erfolgreich sind.

Klemmbrett
Oder: Was darf's denn kosten?

»Möchtest du hören, was heute in der Therapie gewesen ist?«
»Gern«, sagt Lea. Sie hat gelernt, Torsten nicht gleich zu löchern, wenn er von der Therapie nach Hause kommt. Er soll entscheiden, was er erzählt. Und wann.
»Also«, sagt Torsten, »heute war es wieder einmal spannend. Dr. Lumm nahm ein Klemmbrett in die Hand und meinte, dieses Klemmbrett steht für alle schmerzhaften Gefühle und Gedanken, unter denen ich leide und die ich schon ewig loswerden will. Er hielt mir das Klemmbrett senkrecht vor die Nase und bat mich, meine Hände flach daraufzuhalten – und dagegen zu drücken. So als wenn ich das Klemmbrett loswerden wollte. Lumm meinte, ich solle kräftig drücken, aber natürlich nicht so stark, dass ich ihn umhauen würde.«
Lea lächelt. Sie kann sich nicht vorstellen, dass der schmächtige Torsten seinen Dr. Lumm so leicht umhauen könnte.

»Tja, und so habe ich dann gedrückt«, macht Torsten weiter. »Und je mehr ich drückte, um so mehr hat er dagegen gedrückt. Und dann sagte er so etwas wie: ›Sie versuchen also gerade, die Ihnen unangenehmen Gefühle und Gedanken mit Ihrer ganzen Kraft wegzudrücken. Das machen Sie im Alltag durch endloses Herumsurfen im Internet, wiederholtes Aufräumen, durch Fernsehen, Computerspiele oder Telefonieren – sie lenken sich ab. Oder Sie vermeiden Begegnungen mit Freunden, Feinden und Familienmitgliedern, gehen nicht mehr aus dem Haus, versäumen wichtige Termine. Natürlich schimpfen Sie die ganze Zeit mit sich selbst herum, warum zum Teufel Sie so einen Unsinn machen. Sie analysieren Ihre Handlungen, fragen und zweifeln, trinken mit der Zeit ein Gläschen Wein mehr als sonst, rauchen mehr, entweder Tabak oder andere Kräuter, Sie machen sechs Mal die Woche Krafttraining oder lesen sämtliche Ratgeber, die zu Ängsten und Depressionen auf dem Markt sind. Diese Liste ist endlos, in den Möglichkeiten der Vermeidung sind Sie unglaublich erfinderisch!«

»Puh«, wirf Lea ein. »Das klingt, derart zugespitzt formuliert, ja echt gruselig.«

Torsten nickt und reibt seine Handflächen gegeneinander. Spricht dann weiter: »›Monat um Monat‹, meinte Dr. Lumm, ›Jahr um Jahr haben Sie genau das gemacht: Immer nur wegdrücken. Alles wegdrücken. Tja, und was ist mit Ihren unangenehmen Gefühlen und Gedanken passiert? Sind die von all Ihrem Drücken verschwunden?‹«

Lea lauscht gebannt.

»›Verschwunden nicht‹, habe ich ihm geantwortet«, sagt Torsten leise. »›Aber unterdrückt halt. Und … auf Abstand gehalten.‹ Doc Lumm hat genickt. Dann nahm er das Klemmbrett kurz zu sich, meine drückenden Hände waren für einen Augenblick befreit. Nur um dann kurze Zeit später wieder, und noch fester drücken zu müssen.«

»Was bedeuten soll«, nickt Lea, »dass du deine Ängste zwar kurz loswerden kannst, sie dann aber wie ein Springteufel wieder aus der Kiste grinsen.«

Auch Torsten grinst. Wenn auch nicht wie ein Teufel. »Genau«, sagt er. »Und dann hat Lumm mich nach meinen Kosten gefragt.«

»Nach deinen Kosten?«, wiederholt Lea.

»Yep. Er sagte: ›Sie halten Ihre Ängste also auf Abstand – aber welchen Preis zahlen Sie dafür?‹«

»Und welche Währung meinte er dabei?«

Nocheinmal reibt Torsten sich die Hände. »Oh, ich bezahle mit Lebensfreude, verplemperter Zeit, Gesundheit und natürlich auch Euros – das ist mir schnell klar geworden. Und Dr. Lumm meinte nur: ›Das war also richtig teuer. Und hat dann noch nicht einmal wirklich gut funktioniert.‹« Torsten lacht. »Ich musste ihm recht geben. Aber ich sagte auch: ›Immerhin habe ich mir Mühe gegeben.‹ ›Ja‹, sagte Doc Lumm, ›und das sollten Sie auch erkennen und anerkennen.‹ Strategien zur Ablenkung seien nicht nur weit verbreitet sondern manchmal ja auch nützlich. Nur funktionieren – das scheinen sie dann doch nicht.«

Torsten reibt noch einmal die Handflächen aneinander. Wahrscheinlich, denkt Lea, tun ihm noch die Hände vom langen Gegen-das-Klemmbrett-drücken weh. »Und

was«, fragt sie ihn, »hat dein Dr. Lumm gesagt, was du tun sollst? Also anstelle von dem Weg- und Unterdrücken?«
»Ha, das habe ich natürlich auch gefragt: Was soll ich denn dann tun? Aber Lumm schmunzelte nur in seinen Bart und meinte, es würde ihm ganz gut passen, dass unsere Stunde gleich vorbei sei. Denn die Vorgehensweise, die er mir schildern will, sei so anders als die üblichen, dass er sie noch mit mir vorbereiten wolle.«
»Wow, klingt ja spannend«, meint Lea. Und sie meint es ernst.
»Jedenfalls«, macht Torsten weiter, »sei es für unsere heutige Sitzung genug gewesen, erst einmal einzusehen, dass meine bisherigen Bemühungen nicht den erhofften Erfolg gebracht hätten. Und dass es deswegen Zeitverschwendung wäre, in dieser Weise weiter zu machen.«
Torsten geht wie so oft in seine Poesie-Tonlage und rezitiert in eigens umgewandelter Form: »Da steh ich nun, ich armer Tor, doch bin ich schlauer als zuvor.«
Lea lacht.
Und umarmt ihn.
Quelle: Nach Harris (2011, S. 151 ff.)

Kontrolle ist eine Art Multifunktionsgerät, ein Schweizer Messer mit unendlich vielen Klingen und Werkzeugen. Oft können wir es einsetzen, manchmal aber, auch für ganz einfache Sachen, leider nicht. Wenn ich beispielsweise etwas schreiben oder zeichnen will, nutzen mir all die Schneiden, Bohrer und Scheren überhaupt nichts. Die zwei Mäuse zeigten uns eben, wann Kontrolle funktioniert und wann nicht. Die Polygrafen-Metapher davor verdeutlichte, wie wenig dazu gehört, um unsere Kontrollfähigkeiten außer Kraft zu setzen. Wirklich kritisch wird es dann, wenn Kontrolle dort eingesetzt wird, wo sie nicht funktioniert. Dann wirkt nur die rein physikalische Kraft, die im schlimmsten Fall Schaden anrichtet. Und alles zum Erzittern bringt.

Das Spinnennetz
Oder: Wenn Kontrolle zu Unterdrückung wird

Unsere Gedanken, Gefühle und Erlebnisse sind vernetzt.
Sie sind ein wunderbares Gewebe aus tausend Fäden,
ein Spinnennetz unseres Ichs.

Was passiert, wenn wir auf eine bestimmte Stelle,
einem kratzenden Knotenpunkt,
einem unangenehmen Faden
Druck ausüben?

Das ganze Netz beginnt zu vibrieren,
das ganze Netz schwingt leicht und zittert.
Und am Ende kommt dieser Druck wieder genau dort an,
wo wir etwas in Schach zu halten versuchen.

Kontrolle ist anstrengend.
Besonders als Unterdrückung.
Kontrolle und Unterdrückung
können alles noch wackliger machen.
Quelle: Idee nach Eifert et al. (2013, S. 92)

Gefühle – besonders intensive, heftige Gefühle – werden oft als Ursache für bestimmte, unerwünschte Handlungen benannt. Doch das ist nur eine weitverbreitete, stark wirkende Illusion. Auch »gelähmt vor Angst« ist eine Zustandsbeschreibung, mit der wir allzu oft unachtsam selbstschädigend umgehen. Denn wirklich aus Furcht gelähmt sind wir nur in seltenen, absolut extremen (!) Stress-Situationen! Dann kann es zum sogenannten Tunnelblick kommen: Die Wahrnehmung ist stark eingeengt und konzentriert sich völlig auf die Gefahr. Die Muskulatur ist nachhaltig verkrampft. Und die durch den Schreck hervorgerufene kognitive Blockierung kann zu momentaner Entscheidungs- und damit Handlungsunfähigkeit führen. Bei extremer Angst ist tatsächlich eine zeitweilige Dissoziation möglich, was Wahrnehmungs- und Zeiterfassungsstörungen meint (Bohus & Wolf-Arehult, 2013).
Doch tatsächlich können wir, von diesen extremen Zuständen abgesehen, nur sehr selten sagen: Ich kann gar nicht anders! »Wir agieren lediglich auf diese Weise, weil wir schlechte Gewohnheiten entwickelt haben. Wenn wir jedoch unser Gewahrsein bewusst darauf richten, wie wir uns fühlen, und bewusst beobachten, wie wir uns verhalten, dann können wir unsere Handlungen auch dann noch kontrollieren, wenn unsere Gefühle sehr stark sind.« (Harris, 2013a, S. 142)
Die nächste Metapher beschreibt den Zwiespalt zwischen Glauben und Wissen anhand eines Naturphänomens: Wenn die Sonne etwa »bei Capri im Meer versinkt«, scheint es für uns fast unmöglich, unser Wissen zu aktivieren: Nein, die Sonne bewegt sich nicht, sie steht fest. Die Erde ist es, die sich bewegt. Und obwohl wir das alle wissen, ist die Illusion manchmal – nicht nur bei Capri – so stark.

Sonnenuntergang
Oder: Ob die Erde nicht doch eine Scheibe ist?
Die Sonne geht unter.
Sie scheint hinter dem Horizont zu versinken.
Aber wir wissen alle: Die Sonne bewegt sich nicht.
Die Erde ist es, die sich dreht.

Trotzdem vergessen wir das.
Jeden Abend.
Wenn die Sonne versinkt,
versinkt sie.

Fast unmöglich zu glauben:
Sie steht fest.
Quelle: Idee nach Hank Rob in Harris (2013a, S. 141)

Kontrolle beschäftigt sich mit einem von und für uns Menschen als sehr wichtig erachteten Thema: Wie können wir Leid, Schmerz, Angst und andere als unangenehm empfundene Gefühle reduzieren, minimieren? Die zentralen Fragen dabei sind:

- Handelt es sich um ein Ereignis in der äußeren oder der inneren Welt?
- Handelt es sich um ein einmaliges bzw. sehr seltenes Ereignis oder um ein immer wiederkehrendes?
- Geht es darum, Unerwünschtes einmal hinter sich zu lassen oder mit etwas auf Dauer zurechtzukommen?

Die Wahl der Strategien bzw. die Wege, die wir wählen, hängen von der Beantwortung dieser Fragen ab.

Flugphobie
Oder: Kontrollieren und integrieren

In einem Café treffen sich zwei ehemalige Schulfreunde, die sich schon lange nicht mehr gesehen haben. Ihre Verbundenheit durch gemeinsame Jahre und die gefühlsmäßige Zugewandtheit ist aber immer noch spürbar.
»Und gegen was machst du die Psychotherapie?«
»Ich möchte meine Flugphobie in mein Leben integrieren.«
»Integrieren? Das verstehe ich nicht. Wenn ich fliegen muss, schlucke ich ein Valium.«
»Und wie oft musst du fliegen?«
»Naja, so einmal alle fünf Jahre.«
»Ach so, bei mir ist das anders. Ich muss mindestens fünf Mal im Monat fliegen.«
»Stimmt, das ist anders.«

Die folgende Metapher zeigt eindrucksvoll, dass es Situationen gibt, in denen eine andere Art des »Dagegen Ankämpfens« angesagt ist – und nicht die Art von Kampf, mit der wir gewohnt sind, in bedrohlichen Situationen zu reagieren.
Wenn wir vom Loslassen sprechen, so ist das nur teilweise angemessen: Arme, Beine und Körper »locker« lassen, das ist nicht gemeint. Gemeint ist vielmehr ein »aktiv anpassen«: das aussichtslose Strampelprogramm beenden; sich davon lösen, davon loslassen und vorstellungsgeleitet aktiv-annehmend handeln.

Treibsand
Oder: Mut für das neue Programm, das helfen kann

Stellen Sie sich vor, jemand steht mitten im Treibsand, die Füße sind bereits im alles verschlingenden Boden eingesunken. Es sind keine Seile, Bretter, Leitern oder Äste da, mit denen Sie die Person erreichen können. Sie ruft: »Hilfe, Hilfe, helft mir hier heraus!«
Und dabei macht sie das, was wohl alle Menschen tun, die in etwas stecken (!), wovor sie Angst haben: Sie kämpft, um herauszukommen. Sie strampelt um ihr Leben.
Und mit jedem Mal, wenn sie versucht, einen Schritt zu machen oder zu einem Sprung ansetzt, steht sie nur mit einem Fuß auf dem Treibsand, das ganze Gewicht auf einem Fuß, auf der Hälfte der sonstigen Standfläche – und sie sinkt nur noch weiter ein!

Außerdem wirkt an der Stelle des erhobenen Fußes zusätzlich der Sog des Treibsands und verstärkt die Abwärtskräfte, die auf den anderen Fuß wirken.
Sie können nur etwas zurufen, nur mit Worten helfen. Was würden Sie rufen?
Etwa: »Strample schneller und kräftiger, ja, los, sofort!«
Oder: »Nicht mehr strampeln! Nicht strampeln! Flach auf den Rücken legen! Flach hinlegen! Oberfläche vergrößern!«
Ja, flach auf den Rücken legen; welch ein Mut gehört dazu, sich in dieser Weise an die gegebene Situation anzupassen!
Quelle: Luoma et al. (2009, S. 70 f.; S. 74)

Um eine ähnliche Situation wie in der Treibsand-Metapher geht es auch in folgender Geschichte. Zu ihr könnte man sagen: Kontrolle würde vielleicht funktionieren, wenn der Protagonist der Geschichte ein mit Goldmedaillen behängter Schwimm-Weltmeister wäre. Ansonsten eher nicht. Hier hilft nur ein Strategie-Wechsel, das Loslassen von der – bewussten wie unbewussten – Kontrolle. Dazu gehört Entschlossenheit und Mut.

Zu weit herausgeschwommen
Oder: Wenn die Verzweiflung zum helfenden Zweifel wird

Ich bin in der Bucht zu weit herausgeschwommen, die Strömung treibt mich ab. Ich bekomme erst Angst, dann Panik und versuche mit allen Kräften, mit aller Gewalt an das rettende Ufer zu schwimmen.
Aber ich schaffe es nicht. Die Strömung ist zu stark.
Ich schlucke Wasser, meine Arme und Beine werden müde, mein Herz rast wie verückt.
Ich bin völlig verzweifelt.
In dieser Verzweiflung wachsen bei mir massive Zweifel, ob ich mich auf diese Weise retten kann. Tiefes Wissen schiebt sich für einen kurzen, erhellenden Augenblick nach vorn, nicht beherrscht von der kämpfenden Reflex-Antwort, sondern angelesenes, angeschautes Wissen: »Nicht gegen die Strömung kämpfen, sondern treiben lassen, bis du an ein (anderes) Ufer gelangst.«
Durch das Schwinden meiner Kräfte, durch die gefühlte Aussichtslosigkeit, lasse ich mich in diese Erkenntnis – vielleicht mehr: in diese Hoffnung – gleiten. Eine Hoffnung, verknüpft mit unglaublich viel Angst, … und erreiche ein Ufer. Kalt, schwach, erschöpft, glücklich.
Immer wieder denke ich daran, fühle dem Erlebnis nach. Ich glaube, diese Geschichte ist mir immer präsent.

Um die Wahl zwischen Kämpfen und Loslassen geht es auch im nachfolgenden Dialog. Dabei ist wichtig zu wissen, dass wir das, was wir zu wissen glauben, von außen oftmals viel deutlicher erkennen können, als wenn wir selbst in der Situation drinstecken. Diesbezügliche Überlegungen sind deshalb mitnichten besser-wisserisch gemeint, vielmehr von-außen-daraufschauen-erkennend.

Kämpfen?

Oder: Sowohl weder als auch noch

Norbert, ein Psychotherapeut, und sein Freund Heinz unterhalten sich:

H: Mein lieber Norbert, mit Akzeptieren tue ich mich schwer. Was heißt eigentlich akzeptieren?

N: Naja, Heinz, jetzt zum Beispiel, bei deinem Augeninfarkt, den du gehabt hast, zu sagen: Ja, das ist so. Ja. Ja, ich habe ihn gehabt.

H: Nun sag nur noch, dass ich eines deiner beliebtesten Wörter gebrauchen soll: interessant!

N: Also, na ja, du musst bitte nicht sagen »Herzlich willkommen«.

H: Danke!!

N: Interessant, ja, interessant ist es schon – irgendwie. Und das heißt auch nicht, dass es angenehm ist oder sein soll. Auf jeden Fall würde diese Haltung dazu führen, dass du ihn nicht bekämpfst, hm, lass mich besser sagen, ihn nicht mit unnützer Energie bekämpfst, die dir wiederum schadet. Denn psychische Kampfenergie zieht dem Körper wichtige Heilungsenergie ab.

H: Ja soll ich denn nichts dagegen machen, mich noch drüber freuen und sagen: »Ha, wie interessant, was es alles gibt! Toll, dass ich auch das erleben darf!«

N: Sowohl weder als auch noch.

H: Auf deutsch?

N: Anders.

H: Das heißt was? … Jetzt frage ich schon wie du.

N: Das heißt: Aikido-Abwehr: Aufnehmen – Mitnehmen – Abwehren. Als Kreisbewegung, mit gleicher Energie, damit die Abwehr bekräften und bekräftigen. … Ich glaube, so könnte es gehen. Und es ist wie beim Aikido: Von der Wirkkraft überzeugt sein und dann üben, üben. Um im Ernstfall eine Chance zu haben, das erworbene Wissen hilfreich umsetzen zu können. Klar, all das lässt sich viel einfacher sagen, als es umzusetzen ist. Und doch, ich glaube: Das ist der Weg. Und wahrscheinlich gibt es keine Zeit in unserem Leben, zu der wir sagen können: Jetzt weiß ich, wie es geht; jetzt habe ich es geschafft. Es gibt wohl immer wieder eine neue, aufregende und schwierige Aufgabe, die wir zu bewältigen haben. Jeder mit sich.

Auch die folgende Geschichte hat kontrolliertes Tun und kontrolliertes Nicht-Tun (Lassen, Loslassen) zum Inhalt – konkret geht es um: kontrolliertes Bremsen und kontrolliertes Nicht-Bremsen. Die Geschichte zeigt, wie schwierig das Reagieren innerhalb der zweiten Gruppe, mit bei hoch gefährlichen Situationen kontra-intuitivem Verhalten, sein kann.

ABS: Anti-Blockier-System
Oder: Im Auto wie im Leben

Norbert, mittlerweile 65, hat noch in der Fahrschule gelernt, dass man bei drohender Gefahr und hoher Geschwindigkeit nicht mit aller Kraft auf die Bremse tritt; die Räder können dann leicht blockieren und das Fahrzeug gerät außer Kontrolle. Stotterbremse ist angesagt: fest bremsen – kurz loslassen – fest bremsen – und so weiter. In der schriftlichen Prüfung danach gefragt, wusste er richtig zu antworten. Viele Jahre gab es zum Glück keine entsprechende gefährliche Situation. Und dann war sie plötzlich da, höchst brisant, sehr gefährlich.

Ob er in diesem akut-unmittelbaren Gefahrenerleben an die Stotterbremse gedacht hat? Ob er wohl automatisch mit voller Kraft auf die Bremse trat und die Blockierung der Räder mit Panik erlebte, aber nichts anderes zu tun wusste? Und wenn er an diese andere Art des Bremsens dachte – ob er sie auch umgesetzt hat, ob er den Mut hatte, in dieser lebensgefährlichen Situation die Bremse immer wieder kurz loszulassen?

Die Rennfahrer von früher, die haben das permanent geübt, auf trockenen Straßen, in Kurven, auf nassen oder vereisten Straßen. Einsicht allein genügt da nicht, sagten sie sich, das muss praktiziert werden, das muss man »in sich drin« haben.

Zum Glück gibt es mittlerweile ABS, da kann man »voll drauftreten« und die Technik reguliert den Rest. Kann man sich so ein ABS nicht ins Gehirn einbauen lassen?

Die folgende Metapher illustriert die Schwierigkeit, unseren Weg mit allen unangenehmen Erfahrungen zu finden und zu gehen. Oder eben zu fahren. Im übertragenen Sinn können wir den bockigen Motor als unsere Gedanken ansehen, die manchmal einfach das tun, was sie wollen. Die Kupplung – sie symbolisiert innere Bereitschaft, Akzeptanz und Beobachtendes Bewusstsein.

Die Kupplung
Oder: Kontrolliertes Fahren im Kopf

Stellen Sie sich vor, Sie sind auf Ihrer Reise durchs Leben mit einem Auto unterwegs. Dummerweise scheint der Motor dieses besonderen Wagens einen eigenen Kopf zu haben – manchmal erhöht oder verringert sich die Drehzahl des Motors, ohne dass Sie herausbekommen, warum das so ist. Die Folgen davon bekommen Sie aber sehr wohl zu spüren: Jedes Mal, wenn die Maschine unter der Haube rumzickt, wird ihr Wagen entweder plötzlich schneller oder sehr viel langsamer. Unangenehm, besonders in risikoreichen Momenten, etwa in einer scharfen Lebenskurve oder wenn Sie gerade einmal auf der Überholspur des Lebens sind – und plötzlich nur noch kriechen wie eine Schnecke.

Sie versuchen also, den merkwürdigen Geschwindigkeits-Ausbrüchen des Motors entgegenzuwirken, um ihren Wagen und ihren Weg kontrollieren zu können: Wird das Auto plötzlich schneller, bremsen Sie scharf, wird es langsamer, treten Sie das

Gaspedal. Nach einer Weile merken Sie aber, dass diese Strategie nicht besonders gut funktioniert: Der Motor scheint sich gegen Ihre Einmischungsversuche zu wehren und heult nur noch lauter auf, um schneller zu werden – oder brummt tiefer, senkt die Umdrehungszahl und wird doch wieder langsamer. Also müssen Sie immer heftiger in die Eisen steigen oder immer stärker das Gaspedal durchdrücken.
Und das wird auf die Dauer ganz schön anstrengend.
Außerdem zieht Ihr Kampf gegen den Motor einiges von Ihrer Aufmerksamkeit ab: Sie verpassen Abzweigungen, die Sie nehmen wollten oder geraten in gefährliche Situationen, weil Sie nicht in den Rückspiegel geschaut, sondern sich auf die blöden Pedale konzentriert haben.
Gibt es denn keine andere Möglichkeit?, denken Sie mit wachsender Verzweiflung. Denn je mehr Sie mit dem Wagen streiten, desto stärker verlieren Sie Ihr eigentliches Ziel aus den Augen. Dann denken Sie auf einmal an die Zeit zurück, wo Sie den Führerschein machten. An die Schwierigkeiten beim Kuppeln, wenn Sie die unterschiedlichen Gänge einlegen sollten. Die Kupplung, denken Sie. Vielleicht wäre das ja eine Möglichkeit?
Ist es. Anstatt dass Sie mit dem Motor ihres Lebens-Autos kämpfen, Gas geben oder bremsen, können Sie ihn einfach auskuppeln. So reagieren Sie nicht mehr auf die zickigen Umdrehungsschwankungen des Motors, sondern nutzen den Leerlauf. Dann müssen Sie sich nicht mehr ständig um das Tempo Ihres Wagens kümmern, sondern können die mysteriösen Schwankungen sogar nutzen: Wenn Sie auf einer leeren Autobahn-Strecke sind und ihr Wagen plötzlich schneller werden will – nur zu! Fahren Sie aber in dichtem Verkehrsaufkommen, kuppeln Sie das störrische Ding einfach aus. Die Maschine unter der Haube kontrolliert nicht mehr länger die Geschwindigkeit des Wagens – sondern Sie tun das.
Wann immer unsere Gedanken an Geschwindigkeit zulegen, uns mit Ängsten zuschütten oder uns an schmerzhafte Begebenheiten erinnern – drücken Sie nicht krampfhaft die Bremse. Nutzen Sie die Kupplung.
Gute Fahrt!
Quelle: Idee nach Wilson, ACBS Metaphors

Die nächste Metapher arbeitet mit einer technischen Vorstellung. Diesmal nutzen wir nicht die imaginäre Kupplung im Auto unseres Lebens, sondern einen besonderen Schalter im Kopf. Schon das aktive Zurückgreifen auf dieses Bild kann helfen, Kontrolle wiederzuerlangen – oder sie loszulassen.

Kampfschalter
Oder: Vom sauberen und schmutzigen Unbehagen
»Na, du strahlst ja so!« sagt Lea, »ich dachte, du warst bei deiner Psychotherapie!« Lea schmunzelt. Torsten auch. Beide umarmen sich zur Begrüßung. Und Lea, im gefühlten Einverständnis mit Torsten, macht etwas Ungewöhnliches: Sie spricht ihn gleich, nachdem sie Zuhause sind, auf seine Therapie an; sonst wartet sie, ob und was er ihr sagen will. »Erzähl!«

»Tja, Lea«, fängt Torsten an, »warum lernen wir so etwas nicht in der Schule! Wir haben heute über unseren Kampfschalter gesprochen, den wir auf EIN oder AUS stellen können. Du verstehst – nur eine Metapher!«
»Vielen Dank für den Hinweis – ich wollte ihn gerade schon bei mir suchen!« Lea schmunzelt erneut. »Und lass mich raten!« Sie setzt ein betont sachlich-wissenschaftliches Gesicht auf: »Deiner war oder ist auf EIN geschaltet.«
»Haha«, antwortet Torsten, »kannst ja mal testen!«
Beide lächeln.
»Ich habe mir gleich nach der Sitzung ein paar Notizen gemacht. Komm, ich lese Dir vor, was Dr. Lumm mir verklickert hat.«
»Nur zu«, sagt Lea.
Beide lesen sich gern immer wieder etwas vor.
»Bereit für die Kampfschalter-Lektion?«
»Aye aye, Sir!« sagt Lea.
Torsten überfliegt seine Notizen und legt los: »Also, stell dir vor, du hättest irgendwo an deinem Gemüt einen Schalter – Doc Lumm hat ihn den Kampf-Schalter genannt. Steht er auf EIN, kämpfen wir. Und zwar gegen jeden Schmerz, egal ob emotional oder körperlich. Wir machen eine unangenehme Erfahrung und versuchen dann mit ganzer Kraft, sie zu vermeiden.«
Lea nickt. »Weiter.«
»Sagen wir zum Beispiel, wir haben vor irgendetwas Angst. Steht der Kampfschalter auf EIN, wird dieses Gefühl rigoros abgelehnt – wir kämpfen dagegen an. Und während wir das tun, können noch andere Gefühle entstehen, meistens Ärger oder Wut. Ärger über die Verursacher unserer Angst: Dieser Prüfer ist so gemein! Oder Wut wegen unserer Angst: Oh nein, jetzt bin ich schon wieder so ein Versager und Schisshase!«
»Kompliziert«, meint Lea.
»Nicht unbedingt«, widerspricht Torsten. »Nur vielschichtig. Unsere Reaktionen auf das unangenehme Grundgefühl, also hier die Angst, können unterschiedlich und variantenreich sein: Wir können zusätzliche Angst bekommen: Oh Gott, ich bekomme bestimmt gleich wieder Bauchschmerzen, weil ich mich fürchte. Oder wir fühlen uns sogar schuldig: Ich bin so ein Idiot, davor Angst zu haben. Vielleicht aber …« – Torsten lächelt – » … fühlen wir alle diese Gefühle auch gleichzeitig.«
»Kein schöner Cocktail«, murmelt Lea.
Torsten nickt. »Und was haben all diese sekundären Gefühle gemeinsam?«
»Sie sind«, beginnt Lea zu verstehen, »nicht unbedingt förderlich.«
»Genau. Sondern allesamt unangenehm – sie hemmen unsere Lebendigkeit und Energie. Aber jetzt kommt's: Wir wären nicht wie wir sind, wenn wir nicht noch einen draufsetzen würden: Wir können nämlich genau über diese Tatsache wiederum sauer werden! Ein Teufelskreis.«
»Ein Circulus vitiosus«, gibt Lea bekannt.
»Angeberin«, lacht Torsten. »Soll ich weitermachen?«
»Unbedingt!«

Torsten sucht in seinen Notizen, will sich schon über seine Schrift ärgern, hält aber inne und legt seinen Kampfschalter um: auf AUS. Lächelnd erzählt er weiter: »Jetzt der Gegenentwurf: Stell dir vor, dein Kampfschalter steht auf AUS. Dann kämpfst du nicht gegen das jeweilige Gefühl an, wie schlimm es auch sein mag. Die Angst ist immer noch da, klar, und sie ist wahrlich nicht angenehm. Sie ist da, aber wir bewerten sie nicht und kämpfen nicht mit allen Mitteln dagegen an. Das unangenehme Gefühl verliert dadurch seine Schrecklichkeit und Übermacht. Je nach Situation wird in diesem Zustand unsere Angst wachsen oder schrumpfen – aber mehr eben auch nicht.«

»Im Rachen eines Löwen ist Angst ja auch nichts Schlechtes«, nickt Lea.

»Genau. Und mit dem Kampfschalter auf AUS verplempern wir nicht Energie und Zeit, um gegen unangenehme Gefühle anzukämpfen. Die ACT nennt diese natürliche Ebene von physischen und emotionalen Unbehagen ›sauberes Unbehagen‹. Das lässt sich nicht vermeiden, unser Leben ist eben so.«

»Mir fällt mein Zahnarzttermin nächste Woche ein«, sagt Lea.

Torsten grinst. »Genau. Sauberes Unbehagen existiert und lässt sich nicht einfach so fortdenken. Aber das Wichtige ist: Sobald wir den Kampfschalter auf EIN stellen, vervielfacht sich unser Unbehagen blitzschnell – alles wird nur noch schlimmer. Wenn wir gegen unangenehme Gefühle ankämpfen, entsteht zusätzliche Qual, zusätzliche Gefühle wie Wut oder Angst. ACT und Doktor Lumm sagen dazu ›schmutziges Unbehagen‹ und …«

»Was für eine Idee«, unterbricht Lea, »das so zu nennen: sauberes und schmutziges Unbehagen.«

Torsten nickt. »Aber irgendwie griffig. Und wenigstens gut verständlich, nicht der übliche medizinische Kauderwelsch. Jedenfalls ist unser Kampfschalter eine Art emotionaler Verstärker – steht er auf EIN, machen wir alles nur noch schlimmer.«

»Wir können wütend auf die Angst sein, ängstlich wegen ihr oder uns sogar schuldig fühlen«, wiederholt Lea. Und nickt: Sie hat's kapiert.

»Genau. Aber …«

»Es gibt immer ein Aber.«

»Aber«, macht Torsten unbeirrt weiter, »damit sind wir noch nicht am Ende der Fahnenstange! Steht unser Kampschalter auf EIN, passiert noch etwas anderes: Wir können und wollen in diesem Zustand unsere unangenehmen Gefühle nicht akzeptieren. Dann werden wir nicht nur von unseren Ängsten belastet, kämpfen nicht nur gegen sie an, sondern setzen auch noch alles daran, sie zu vermeiden. Na ja, das Übliche eben: Manche nutzen dazu Drogen aller Art, andere flüchten sich zu Fernsehen, Büchern oder Computerspielen.«

»Ha!«, wirft Lea ein, sagt aber nicht mehr.

Torsten wird rot, denn er liebt seine Games am PC. »Ja, ja, aber warte nur! Der erfinderische Mensch entdeckt unzählige Möglichkeiten, um seine unangenehmen Gefühle loszuwerden, also nicht nur Rauchen und Trinken, sondern auch manischen Sex, endloses Surfen im Internet oder Shoppen.« Torsten wiederholt genüsslich: »Shoppen.«

Lea wird nicht rot. Aber sie nickt. »Ich hab's kapiert. Ist zwar ein bisschen klischeehaft, aber stimmt eben doch.«
»Die meisten«, macht Torsten weiter, »dieser Strategien der Vermeidung und Kontrolle sind nicht weiter schlimm, solange sie nicht exzessiv ausgeübt werden.«
»Da hörst du es«, sagt Lea humorvoll zustimmend.
»Jedenfalls beginnen die Probleme erst dann, wenn übertrieben wird. Da hörst du es.« Auch Torsten lächelt ihr humorvoll zu. »Also denk' an deinen Schuhschrank. Die Folge von exzessivem Vermeidungsverhalten sind Suchtstrukturen, Beziehungs- und Gesundheitsprobleme. Manchmal vergeudet man damit auch einfach seine Zeit und sein Leben. All diese sekundären Probleme und die damit verknüpften schmerzlichen Gefühle fallen unter die Rubrik ... na, Lea?«
»Schmutziges Unbehagen«, weiß sie zu antworten.
»Prima!«, lobt Torsten und reimt wieder einmal aus dem Stegreif: »Sauberes Unbehagen kann man ertragen, schmutzigem Unbehagen gilt es zu entsagen.«
Lea bläst die Wangen auf, dreht die Finger zu kleinen Röhren und trompetet. Dann schaut sie ihn liebevoll an und sagt: »Vielen Dank fürs Vorlesen, Torsten.«
»Gern Lea, du weißt, es macht mir immer Spaß, dir so etwas vorzutragen. Danke, dass du dich dafür interessierst.«
Quelle: Nach Harris (2013a, S. 147 ff.)

Zum Abschluss dieses Kapitels eine »Kontroll-Geschichte« besonderer Art. In ihr geht es darum, sich nicht aufzuregen – »nicht aufregen«, was ja leider so nicht funktioniert. Hinter dem beschriebenen Versuch steht oder steckt etwas, was man umschreiben könnte mit: »Lass es gut sein«, »Ist schon o. k.« oder »Kein Problem«. Eine von Angst und Einsicht gespeiste Akzeptanz, eine Kontroll-Akzeptanz-Geschichte.
Die im Folgenden aufgezeigten mentalen Vorstellungen von Bewegungsimpulsen (besonders bei Bein-, Finger- oder Handgelenkbewegungen) – in der Fachsprache »motor imagery« genannt – wurden in mehreren Studien als wirkungsvoll nachgewiesen (Livesay & Samaras, 1998, S. 371–374; Naseri et al., 2015, S. 401–408).

Die imaginäre Kurbel
Oder: Vom Fernsehen kann man doch lernen

Meine Familie und ich fanden uns selten, aber regelmäßig vor dem Fernseher ein – etwa wenn ab den 1950er Jahren das deutsche Fernsehen Live-Aufführungen des Millowitsch-Theaters übertrug. Diese Volksstücke waren oft derart konzipiert, dass der Zuschauer auf eine bestimmte Redewendung, auf eine bestimmte Bewegung, auf einen bestimmten Running Gag wartete. Und wenn der großartige Charakterkopf der rheinländischen Bühne sie ausführte, war großes Gelächter im Publikum so gut wie sicher.
Ich erinnere mich – da war ich vielleicht zwölf – an ein Stück, bei dem Millowitsch einen Fabrikbesitzer spielte; ich glaube, es war ein Wurstfabrikant. Dieser Charakter war polternd, hastig, leicht cholerisch und litt unter hohem Blutdruck. Sein Arzt verbot ihm schließlich – da er sich Sorgen um das Herz des Patienten machte – jegliche

Aufregung. Was natürlich, im Theater wie im Leben, kaum zu vermeiden ist. Die Situationskomik im Stück leuchtete immer dann auf, wenn Willy, der Fabrikbesitzer, anfing sich aufzuregen. Dann rief er die ersten, lauten Worte aus oder atmete auch nur tief ein, um sie gleich loszuwerden. Jedes Mal dachte er dann aber voll Angst und Schrecken an die Worte seines Arztes und entwickelte schließlich eine ganz spezielle Reg-dich-ab-Bewegung: Immer, wenn es soweit war, drehte er eine imaginäre Kurbel pantomimisch mit der Hand nach links, also zurück. Das funktionierte ganz gut, zumindest bis zum nächsten Aufreger, der im Stück nicht lange auf sich warten ließ. Und wieder machte der Schauspieler diese Bewegung, auf die wir Zuschauer schon längst warteten.

Spielerisch imitierend, wie Kinder sind, probierte ich dieses Kurbeln in den nächsten Tagen aus. Ich war kein Choleriker, der sich leicht aufregte, aber ich stotterte. Immer, wenn ich mich vor einem gefürchteten Wort aufregte, Angst hatte, führte ich die Kurbel-Pantomime aus. Und es funktionierte! Dummerweise sieht es ziemlich blöd aus, wenn man zum Beispiel während eines Gesprächs an einer nicht vorhandenen Kurbel dreht. Deshalb probierte ich folgendes: Ich drehte die Kurbel bald nur noch in meinem Kopf, in meiner Fantasie. Das war aber ungleich schwieriger, sodass ich die Kurbelei irgendwann wieder vergaß. Damals wusste ich noch nichts von dem Begriff »Mikrobewegungen« – sonst wäre ich mit meinem Experiment vielleicht weiter gekommen: Ich bräuchte dann nämlich nicht die komplette Kurbel mit meiner Hand zu drehen. Mit ein bisschen Übung und Verankerung hätte schon eine für mich passende, minimale Bewegung – meinetwegen ein leichtes Krümmen des Zeigefingers – für den gewünschten Effekt ausgereicht. Sogar »nur« die mentale Vorstellung hätte ausgereicht, die immer mit entsprechenden muskulären Nervenimpulsen einhergeht.

8 Erlebensvermeidung

Die Dämonen ernähren sich von der Abwehr.
(Christina Oxfort über ein Behandlungsprinzip in der Chinesischen Medizin)

8.1 Einführung

Erlebensvermeidung kann definiert werden als Versuch, ungewollte Gedanken, Gefühle, körperliche Empfindungen oder unangenehme Ereignisse entweder gänzlich zu eleminieren oder sich dagegen zu wehren, mit ihnen in Kontakt zu treten. Zu den Strategien zählen: Supression (Unterdrückung), Flucht vor oder Vermeidung von Situationen bzw. Themen, Ablenkung, emotionales Betäuben. Unterdrücken und Situations-Vermeiden können dabei als die beiden Hauptstrategien angesehen werden.

Ist Erlebensvermeidung grundsätzlich ein Problem und deshalb immer zu umgehen? Nein. Unangenehmes nicht erleben zu wollen, sich diesem nicht auszusetzen und sich davor zu schützen, ist ein ganz natürliches Streben aller Lebewesen. Und das kann sehr nützlich und sinnvoll sein. Auf einen Muskelschmerz zu achten und bestimmte Bewegungen nicht auszuführen, nicht zu nahe an einen ungesicherten Abgrund zu treten, mit einem betrunkenen Menschen nicht im Auto mitzufahren, in einen umzäunten Gartenbereich nicht einzutreten, auf dem ein mir nicht bekannter, knurrender Hund herumläuft – all diese Verhaltenweisen sind höchst sinnvoll und funktional. Entscheidend ist demnach nicht die Art oder die Form der Erlebensvermeidung, sondern deren Funktion. Ein Problem kann dann daraus entstehen, wenn die Vermeidung strategisch und unflexibel in einem bestimmten Kontext eingesetzt wird. Menschen richten ihr Verhalten häufig an willkürlich festgelegten Regeln aus. Sie sagen sich etwa: »Wenn ich A tue, werde ich B (nicht) fühlen und das wird zu C führen!« Wenn ich zum Beispiel zu Hause bleibe und nicht in den Supermarkt gehe (A), dann werde ich keine Angst vor einer Panikattacke haben müssen (B) und werde mich weiterhin gut fühlen (C). Generell ist nicht A die Schwierigkeit: Wir alle bleiben einmal aus den verschiedensten Gründen zu Hause und gehen nicht in den Supermarkt. Wenn allerdings das Zuhausebleiben strategisch eingesetzt wird, um dem Erleben von Angst zu entgehen, dann verändert sich der Kontext: Die Vermeidung von Angst wird mehr und mehr zum Lebensinhalt. Gedanken, Gefühle und Handlungen werden kontrolliert darauf ausgerichtet, keine Panikattacke zu bekommen.

Folgendens lässt sich also über dysfunktionale Erlebensvermeidung sagen:

Regeln zur Erlebensvermeidung haben selbstverstärkende Eigenschaften. Gefühle, Gedanken und Empfindungen, die eigentlich vermieden werden sollten, »schießen« zurück und treten häufiger und/oder intensiver zu Tage. Zudem werden Strategien, die zur Erlebensvermeidung dienen, oft selbst zu einem Problem: Betäubt man beispielsweise ein Scham- oder Schuldgefühl immer wieder mit Süßigkeiten, kann daraus eine Abhängigkeit entstehen. Ähnliches gilt für die schon beschriebene Strategie, nicht mehr das Haus zu verlassen aufgrund der Angst vor einer Panikattacke: Dies kann dazu führen, dass man vereinsamt und am Leben draußen nicht mehr teilnimmt. Durch Erlebensvermeidung entsteht in der Regel ein neues, sekundäres Leid. Verschärft wird diese Problematik durch unsere moderne »Feel good«-Einstellung. Das Versprechen »Immer-gut-drauf-sein«, welches pausenlos über die Medien propagiert wird, dieses Mantra unserer Zeit, stets gut gelaunt, entspannt und glücklich zu sein – das enstpricht nicht dem, wie Leben sich zeigt. Zudem weisen entsprechende Forschungsergebnisse (z. B. Wegner et al., 1987) darauf hin, dass das Unterdrücken eines unangenehmen Gedankens nur eines zur Folge hat: Dieser Gedanke taucht häufiger auf. Werden Schmerzen dauerhaft unterdrückt, kann dies außerdem, wie beispielsweise Robinson et al. (2004, S. 318) nachweisen konnten, zu einem erhöhten Depressions-Risiko führen.

Ein lebendiges Leben besteht aus guten und schlechten Ereignissen. Traurigkeit, Schmerz und andere »ungemütliche« Gefühle gehören genauso dazu wie Entspannung, Freude und Glück. Das langfristige werteorientierte Handeln ist immer auch mit einem Weg verbunden, der Stationen von Enttäuschungen und Anstrengungen beinhalten wird.

Zusammenfassung

Angst und Furcht werden erst dann zu einem Problem, wenn sie durch Vermeidung in starre Systeme überführt werden. Denn die konsequente Vermeidung von Angst führt zu Angst. Aus der Vermeidung von Furcht erwächst neue Furcht. Andauernde Vermeidung sperrt uns ein und reduziert unsere Lebendigkeit. Oder wie Hayes und Smith (2007, S. 74) es ausdrücken: »Wenn du nicht bereit bist, es zu haben, bekommst du es«.

8.2 Metaphern

Beginnen möchte ich das Kapitel der Erlebensvermeidung mit einer meiner Lieblings-Metaphern der ACT. Sie ist sehr bildhaft und eindringlich, unmittelbar einsichtig, eher simpel gehalten und nutzt eine Erfahrung, die wohl die meisten von uns schon gemacht haben.

Der Ball im Schwimmbad
Oder: Bedrückendes Drücken

An einem schönen Sommertag besuchen Sie das Freibad und freuen sich darauf, im großen Becken Ihre Bahnen zu ziehen. Sie beginnen zu schwimmen, aber schon nach kürzester Zeit werden Sie von einem großen Plastikball gestört, der vor Ihnen auf den Wellen schwappt. Also versuchen Sie, den Ball unter Wasser zu drücken, weg aus Ihrem Gesichtsfeld und Ihrem Bewusstsein. Aber so ein Ball lässt sich nicht so leicht »unterdrücken« – er wird sofort wieder an die Oberfläche kommen. Was nun? Ihnen

bleibt nichts anderes übrig, als ihn entweder immer wieder unter die Wasseroberfläche zu drücken oder ihn mit Hand oder Körper ständig unter Wasser zu halten.
Beides ist ebenso sinnlos wie ermüdend – Sie vergeuden nur Ihre Energie. Außerdem – und das ist interessant – führen Ihre Bemühungen nur dazu, dass Sie noch näher an den Ball kommen: Sie halten ihn fest, berühren ihn immer wieder, kommen in engeren Kontakt mit ihm als ohne Kampf. Lassen Sie ihn los, hüpft er wie ein Springteufel an die Wasseroberfläche – und zwar direkt neben Ihnen.
Die Alternative?
Was passiert, wenn Sie nichts tun? Im besten Falle treibt er von selbst, durch die Wellen anderer Badegäste ermutigt, von Ihnen weg. Im schlimmsten Fall bleibt er frecherweise dort, wo er ist. Aber wenigstens müssen Sie dann nicht mehr kämpfen – sondern könnten, vielleicht, einfach losschwimmen und das Bad genießen.
Quelle: Nach Jepsen (2014, S. 39)

Erlebensvermeidung ist ein durchaus probates Mittel, unangenehmen Empfindungen zu entgehen. Schafft man dies nicht im ersten Versuch, probiert man es wieder und noch einmal. Und erneut … Mit der Zeit wird das Verlassen dieses Weges immer schwieriger, die Konsequenzen immer unangenehmer. Und doch scheint eines klar: Bleiben wir auf diesem Vermeidungsweg, geht unserer Leben mehr und mehr in eine nicht gewünschte Richtung. Jetzt damit aufzuhören ist wahrscheinlich, trotz allem Schmerz, etwas weniger schwierig, als morgen damit aufzuhören.

Der Angst-Löwe wächst
Oder: Wie wir etwas füttern und das Gegenteil wollen
Paul, ein Junge in einem Ort am Wald, macht eines Tages die Haustür auf und sieht – ja, sieht einen kleinen Baby-Löwen auf der Fußmatte sitzen. Wie süß! Doch Vorsicht, jetzt ist er noch klein und niedlich, aber ein Löwe bleibt ein Raubtier. Das bekommt Paul auch gleich zu spüren, denn der Löwe faucht und zeigt, wenn auch noch etwas unbeholfen, seine Krallen. Vielleicht hat er Hunger. Vielleicht lässt er sich mit etwas zum Fressen beruhigen. Klein und verspielt ist er – doch Vorsicht, eben auch Angst und Respekt einflößend.
Ja, ein Steak ist noch im Kühlschrank, ein Steak, worauf sich Paul (!) gefreut hat. Aber er verzichtet und gibt es ab. Der Löwe frisst; es macht sogar Spaß, ihm so nahe zuschauen zu können. Dann schleicht er von dannen.
Und am nächsten Tag ist er wieder da. Keineswegs dankbar oder schmusend, sondern sogar etwas lauter fauchend. Die gestrige Freude, neben dem Schreck, ist heute bei Paul kaum spürbar. Er hat für heute Abend eingekauft, für sich und seine beiden besten Freunde. Nein, heute gibt es nicht schon wieder Fleisch! Paul schaut den Löwen an, der immer wieder ein wenig faucht … er könnte einfach die Tür zumachen … ja, das macht er. Doch der Löwe bleibt einfach sitzen. Und faucht. Also gut. »Noch dieses eine Mal«, sagt Paul zum Löwen, und gibt ihm von seinen Einkäufen ein paar saftige Stücke. Der Löwe, der diese Worte natürlich nicht verstanden hat, sitzt am nächsten Tag wieder vor der Tür …

Und wenn das so weitergeht? Ja, immer das gleiche: Wenn Paul ihn füttert, gibt der Löwe Ruhe – und Paul ist erleichtert. Ist deutlich erleichtert. Dabei wächst der Löwe. Paul merkt es irgendwie nicht. Sieht man etwas oder jemanden täglich, erkennt man eine langsam-gleichmäßig wachsende Veränderung oft nicht.

Außerdem: Paul macht sich oft schon am Tag vorher, und immer mehr, Gedanken. Er leidet. Traut sich kaum noch, die Haustür aufzumachen. Schaut ständig aus dem Fenster, lauscht auf das verräterische Fauchen. Was soll er tun? Seine Gedanken kreisen, und die gut gemeinten Ratschläge seiner Freunde – alles leicht gesagt, aber sie stecken ja nicht in seiner Haut.
Ein anderer Freund, Psychologe und poetisch begabt, sagt zu Paul: »Wenn du dich deinem Angst-Löwen unterwirfst und ihn mit dem Fleisch der Vermeidung fütterst, wird er immer größer und stärker werden und immer mehr von dir fordern.«
Quelle: Nach Hayes & Smith (2007, S. 65)

In der Psychologie, wie in jeder anderen Wissenschaft auch, wird versucht, Thesen zu verifizieren, Studien anzufertigen, Ratten durchs Labyrinth zu führen und statistische Grundlagen zu erarbeiten. Bereits in den 1940er Jahren entwickelte Neal Miller, ein Vorreiter der Biofeedback-Forschung, ausgehend von Tierversuchen eine systematische Untersuchung des Persönlichkeitsmerkmals Unentschiedenheit. Schon Geheimrat Goethe umschrieb es so: »Zwei Seelen wohnen, ach!, in meiner Brust!« (Goethe, 1948, S. 40: Faust I, Vers 1112).

Vermeidungsgradient und Annäherungsgradient
Oder: Mathematik der Gefühle

Rom, Piazza Navona. Einer der schönsten Plätze der Stadt. Markus sitzt vor einem Café und rührt in der Cappuccino-Tasse. Obwohl es schon Herbst ist, sind fast alle Plätze besetzt. Er denkt nach. Eigentlich grübelt er.
»Mi scusi, è ancora libera questa sedia?«, spricht ihn eine hübsche Brünette an. Markus versteht nur wenig Italienisch, aber ihren fragenden Blick auf den leeren Stuhl versteht er schon.
»Ja, sicher«, sagt er auf deutsch.
»Oh, schön einen Landsmann zu treffen. Darf ich mich setzen? Johanna!«
Eines der Mysterien von Urlaubsbekanntschaften ist, dass man sie so schnell schließt. Kaum vergeht eine vergnügliche Stunde mit viel Cappuccino und noch mehr Gespräch – schon haben die beiden das Gefühl, sich bereits ewig zu kennen.
»Und«, fragt Johanna irgendwann, »warum bist du in der ewigen Stadt?«
Markus zögert, aber nicht lange. Er erzählt ihr, dass er in drei Wochen heiraten will, aber langsam nervös wird. »Ich möchte wirklich«, erklärt er, »aber ich habe richtig Schiss. Der ganze Stress, und dann will sie vielleicht, dass ich staubsauge und koche und …«
Johanna lacht. Ungläubig und begeistert zugleich. Dann sagt sie: »Mein Termin ist in vier Wochen.« Auch sie will heiraten, auch sie hat sich ein Wochenende Ruhe und Besinnung verordnet, um in Rom ihren Kopf klar zu bekommen.

Genau wie Markus. Nur ein Zufall, nur ein kleines Mysterium der Ewigen Stadt.
Bis in die Abenddämmerung hinein reden sie. Über ihre Ängste und Zweifel und Hoffnungen. Johanna hat ihre Hochzeit schon einmal kurz vor dem Standesamt abgeblasen. »Ich liebe ihn«, sagt sie, »aber es kommt mir so vor, als würden die Zweifel umso größer, je näher der Termin rückt – und dann bekomme ich Panik.«
Sie reden und reden. Schließlich begleitet sie Markus in ihr Hotel. Da ist dieser Moment. Sympathie und gegenseitiges Verständnis und – der Zauber Roms.
»Soll ich noch …«, setzt er an.
»Willst du noch …«, sagt sie gleichzeitig.
Sie lächeln sich an. Und schütteln synchron die Köpfe. Beide sind hierher gekommen, um sich klar zu werden – nicht um alles noch komplizierter zu machen.
»Weißt du was?«, fragt Johanna zum Abschied. »Ich fände es toll, wenn wir uns noch einmal in Rom treffen würden.«
»In einem Jahr«, nickt Markus.
»An der Piazza Navona.«

Ein Jahr später. Die Piazza Navona ist immer noch schön, Rom immer noch ewig. Johanna rührt in ihrer Cappuccino-Tasse und sieht tatsächlich einen grinsenden Markus auf sich zu kommen. »Und, hast du …?«, fragt sie atemlos ohne viel Begrüßung.
Mit seinem strahlenden Gesicht hebt Markus die Hand: In der Sonne glitzert ein Ehering.
»Und du?«, fragt er zurück.
Johanna schüttelt den Kopf. »Es … es ging nicht. Ich hatte mein Brautkleid schon an, da …«
Sie reden, und dann schweigen sie. Schließlich nimmt Markus ihre beiden Servietten und kritzelt mit dem Kugelschreiben zwei Grafiken darauf, mit x- und y-Achse wie im Mathe-Unterricht früher. »Ein Freund von mir«, sagt Markus während er zeichnet, »ist Psychologe und hat mir diese Sache so erklärt.« Er schiebt Johanna die Servietten hin:
»Das erste Bild«, erklärt er, »zeigt eine Person, die kurz vor der Hochzeit kneift und ›Nein, lieber nicht‹ sagt. Das zweite verdeutlicht den Ja-ich-will-Typ. Unten auf der x-Achse ist die Zeit angegeben, auf der y-Achse wird die Stärke des Gefühls, der Tendenz eingetragen. Soweit klar?«
Johanna nickt, teils amüsiert, teils traurig.
»Wie du siehst, gibt es zwei Linien, zwei Gefühle, zwei Tendenzen. Das eine ist der Annäherungsgradient – der Wunsch zu heiraten –, das andere die Vermeidungs-Tendenz.«
Johanna mustert die Zeichnungen. »Wenn die Vermeidung größer wird als die Annäherung, wenn die Linien sich kreuzen, fällt die Hochzeit aus.«
»Genau.« Markus lächelt sie an. »Das Problem dabei scheint, dass unser Vermeidungsgradient schneller wächst als die Annäherung – die Linie ist viel steiler. Wenn nicht von

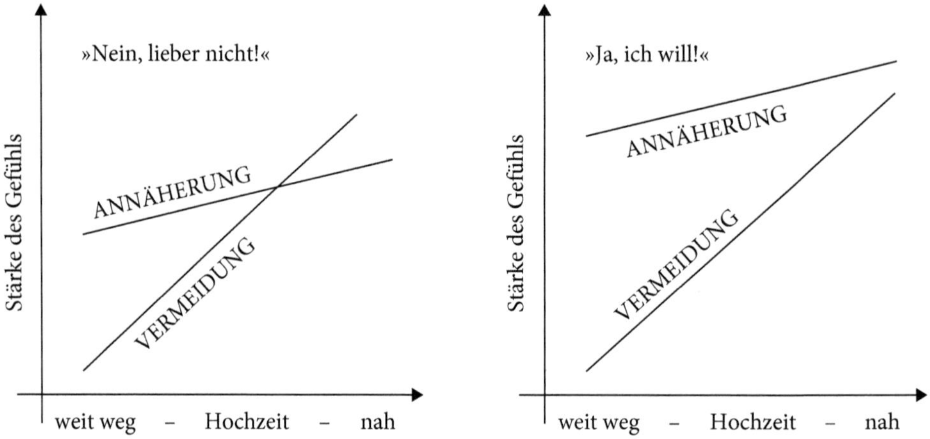

Abbildung 8.1 Beschriebene Serviette

vorneherein der Trieb, der Annäherungswunsch, hoch angesetzt ist, hast du keine Chance.«

Johanna schaut auf die Servietten. »Interessant. Aber was bringt mir das?«

Markus zuckt mit den Schultern. »Verständnis?«

Sie reden noch eine Weile, dann muss Markus weg: Seine Frau wartet im Pantheon.

»Du bist glücklich, nicht wahr?«, fragt Johanna zum Abschied. Markus nickt, sein Gesicht strahlt immer noch. Er umarmt sie und taucht ein ins Getümmel der Piazza Navona. Johanna schaut ihm lange nach. Und sie denkt nach. Mustert immer wieder die vollgekritzelten Servietten. Vermeidung und Annäherung. Zwei Linien, zwei Gradienten, die sich kreuzen oder eben nicht. Sie trinkt einen letzten Schluck, und ein Cappuccino-Tropfen fällt auf die Zeichnung. Das könnte auch, denkt sie, meine Träne sein. Wenn er das geschafft hat, denkt sie, dann kann ich das vielleicht auch …

Quelle: Nach Miller (1944)

Schlagfertigkeit lässt sich trainieren, das Bewusstwerden von Erlebensvermeidung auch. Die folgende kleine Geschichte kombiniert beides.

ACTive Schlagfertigkeit
Oder: Kreatives Jonglieren

Olaf besucht den Kurs »Rhetorik für den Alltag«. Gerade beantwortet er Übungsaufgaben, die er, wie jeder aus der Gruppe, nachher vortragen wird.

Die rhetorische Technik, die sie gerade trainieren, lautet: Aktives Sondieren. Dabei wird auf eine Aussage geantwortet, indem man sie aufnimmt und in Teile aufteilt, beziehungsweise einem Teil zustimmt und den anderen zurückweist. Das Merkbeispiel zum Aktiven Sondieren lautet:

»Sie sind wieder zu spät.« Eine mögliche Antwort mit dieser speziellen Technik wäre: »Zu spät, ja – wieder, nein.«
Bei der Fortgeschrittenen-Variante wird nur ein Teil der ursprünglichen Aussage aufgegriffen – der andere kann aus dem Kontext erschlossen werden. Olafs Lieblingsbeispiel hierfür ist die Aussage: »Brokkoli schmeckt lecker und ist wertvoll bei der Krebsvorsorge.« Und natürlich die Antwort, wieder in der Form des Aktiven Sondierens: »Letzteres glaube ich gern.«

Zwei der vorgegebenen Übungsaufgaben, die Olaf rhetorisch nun gerade sondiert, machen ihm besonders viel Spaß. Der erste Satz lautet: »Was heißt aufschieben, vermeiden … Weißt du, Vieles erledigt sich von selbst!«
Olaf wählt die Antwort: »Ja, Einiges bestimmt.«
Der zweite Satz ist nicht mehr als eine Verknappung der ersten Aussage: »Vieles erledigt sich von selbst!«
Olaf gehört zur Fortgeschrittenen-Gruppe im Rhetorik-Kurs, also nimmt er sich Zeit zum Überlegen. Und da ihn ein unaufgeregtes poetisches Gefühl überkommt, schreibt er: »Gib nur acht, dass sich Dein Lebensplan und Deine Träume nicht eines Tages genauso erledigt haben«.
Quelle: Nach Lotz (2012b, S. 54 ff.)

Erfahrungsvermeidung bedeutet zu versuchen, unerwünschte private Erfahrungen zu vermeiden, loszuwerden, zu unterdrücken oder vor ihnen davonzulaufen. Und: Erfahrungsvermeidung ist zutiefst menschlich. »Privat« bezeichnet dabei in der ACT jene Erfahrungen im Sinne von Gedanken, Gefühlen, Erinnerungen, Bildern, Trieben und Empfindungen, von denen niemand etwas weiß, solange wir nicht selbst darüber sprechen. Manchmal, wie in der folgenden Geschichte, sind diese Erfahrungen so stark »privatisiert«, dass der Betreffende nicht mehr über sie sprechen kann.

Die Problemlösemaschine
Oder: Eine klassische ACT-Metapher
»Ich habe da einen Klienten«, beginnt Christian bei einer der wöchentlichen Teamsitzungen. »Dem versuche ich schon seit einiger Zeit die Schwierigkeiten der Problemlösemaschine klar zu machen.«
»Und?«, fragt Ullrich, ein weißhaariger Psychologe, der schon viele neue Therapieformen kommen und gehen gesehen hat. Er ist der Leiter dieser kleinen Runde.
»Und es klappt nicht«, lässt Christian kleinlaut vernehmen. Zuhören kann keiner wie Christian, aber mit selbst sprechen und erklären hat er immer mal wieder Schwierigkeiten.
»Wir reden hier über Russ Harris, oder?« Simon ist der jüngste der drei Psychologen und hat am wenigsten praktische Erfahrung. Aber vielleicht am meisten Wissbegier.
»Ja«, nickt Ullrich und streicht sich eine Strähne Weißhaar zurück. »Harris bezeichnete den Menschen als Problemlösemaschine, weil er sich vor allem dadurch auszeichne, jedes Problem lösen zu können. Ein Wolf vor der Tür? Erschieß ihn. Hagel und Sturm?

Bau ein Haus. Unfruchtbarer Boden? Bewässer und dünge ihn. Eine echte Problemlösemaschine eben.«

»Das Problem dabei«, ergänzt Christian, muss dann aber über seine Wortwahl lachen.

Nicht nur er.

»Na, das Problem dabei ist«, fährt er fort, »dass der Mensch von seiner Lösungsfähigkeit verwöhnt ist: Er versucht nicht nur die materiellen Probleme zu lösen, sondern auch die in seinem Kopf.«

»Und das ist prinzipiell ja auch gut so«, nickt Ullrich. »Sonst wären wir Psychologen alle ohne Job.« Wieder lächeln die drei. Und Christian stellt sich einen Augenblick vor, er wäre ein solcher Problemlösemaschinen-Therapeut, der mit einem Fingerschnippen all das Leid aus der Welt schafft. Aber so leicht war es ja leider nicht. Dann spricht er weiter: »Harris sagt also, dass der Mensch in bester Problemlöse-Manier auch mit seiner inneren Welt so umgehen will: Eine Lösung finden will für Ängste und Triebe, für Erinnerungen und unangenehme Empfindungen.«

»Aber das klappt nicht«, wirft Ullrich ein.

»Weil?«, fragt Simon und nimmt sich fest vor, endlich die ganzen ACT-Bücher auf seinem Schreibtisch zu lesen.

»Weil für die Problemlösemaschine erstens«, erklärt Ullrich, »die einfachste Lösung die beste ist und zweitens eine einmal erprobte Lösung immer wieder wiederholt wird. Obwohl sie manchmal nicht mehr sinnvoll ist.« Seine widerspenstige Strähne fällt ihm wieder in die Stirn.

»Tja, wie schon Albert Einstein sagte«, erinnert Christian. »Die Definition von Wahnsinn ist, immer das Gleiche zu tun und andere Ergebnisse zu erwarten.«

Diesmal lacht keiner.

»Das gehört nicht hierher«, meint Ullrich. »Die Problemlösemaschine!«

»Ja gut«, sagt Christian. »Also es ist so: Wenn wir unangenehme Erfahrungen und Empfindungen ›lösen‹ wollen, machen wir meistens nichts anderes als sie zu ignorieren, verdrängen, unterdrücken – oder vor ihnen davon zu laufen. Das führt meist zu noch mehr Leid.«

»Und Problemen«, ergänzt der junge Simon.

»Gut, dass wir das jetzt geklärt haben«, brummt Ullrich ironisch. »Also, Christian, was ist jetzt mit deinem Klienten?«

»Er blockiert bei jeder neutralen oder wissenschaftlichen Erklärung«, antwortet Christian. »Ich kann ihn nur wirklich erreichen, wenn ich ihm eine Anekdote erzähle, eine bildhafte Geschichte – der Typ bräuchte einen Märchenonkel und keinen Therapeut.«

»Na, na«, rügt Ullrich.

»Also?« Erwartungsfroh wendet sich Christian an die Runde. »Könnt ihr mir helfen? Was soll ich ihm erzählen?«

Sie schweigen und überlegen. Machen Vorschläge, die nicht wirklich überzeugen. Und schließlich meint Simon, der jüngste: »Erzähl ihm doch einfach die Geschichte von drei Psychologen, die sich wöchentlich zur Teambesprechung treffen. Und dabei über

die Problemlösemaschine diskutieren. Der jüngste heißt übrigens Simon und hat eine glänzende Zukunft vor sich.«
»Das reife Oberhaupt der Truppe nennst du am besten Ullrich«, sagt Ullrich.
»Und das dritte Musketier«, lächelt Christian, »nenne ich dann wohl Christian. Problem gelöst.«
Quelle: Nach Harris (2011, S. 46 f.)

Auch die nächste Geschichte behandelt das Thema Über-die-Angst-sprechen. Will oder kann man nicht über unangenehme Empfindungen reden, führt das unter den meisten Umständen zu Schwierigkeiten. Erlebensvermeidung beginnt genau hier: im Verschweigen.

Die verheimlichte Furcht
Oder: Gefangen in der eigenen Verstrickung

Bernd spielt gern Tennis. Er und drei andere junge Männer bilden eine kleine Clique. Sie spielen, und nach dem Match unterhalten sie sich und sitzen zusammen im Klubhaus. Einer von ihnen hat eine neue Kneipe direkt ums Eck entdeckt: urgemütlich, gutes Essen, preiswert und große Portionen. Die Wirtin, erzählt er, hätte einen verrückten Hund, eine echte Straßenköter-Mischung, der immer »Frauchen verteidigen« spielen würde. Was das denn hieße, fragt Bernd. Ach, antwortet der Freund, immer wenn jemand Neues zur Tür reinkäme, würde das Tier wie verrückt bellen, hinter dem Betreffenden herlaufen und sich genau neben ihn hocken. Solange, bis jemand anderes hereinkäme – den ganzen Abend. Prima, meint einer der vier, da könnten sie doch gleich heute nach dem Spiel hingehen: Hunger hatten alle, und im Klub ist es seit dieser Saison nicht mehr so preiswert. Die Tennis-Clique ist sich einig, nur Bernd könne nicht – leider. Er müsse für morgen noch dringend etwas im Büro vorbereiten, das habe er seinem Chef versprochen. Aber das nächste Mal, klar … auf jeden Fall sei er dabei.
Das nächstes Mal aber klappt es bei Bernd leider wieder nicht, und beim Treffen darauf ist ihm nach dem Spiel derart übel, dass er gleich nach Hause geht. Nach Hause gehen muss. Leider.
Und die nächsten paar Male kommt Bernd gar nicht erst zum Tennisspielen. Als die Freunde ihn drängen und fragen, was los sei, begründet Bernd mit »wenig Zeit«, viel Stress im Büro und was der Ausreden mehr sind. Aber morgen, ja morgen würde er kommen, leider nur zum Spielen, er könne auch gar nicht lange mitmachen; ach ja, er habe halt einfach viel zu tun.
Bernd leidet an einer Hundephobie.

Erlebensvermeidung ist an und für sich genommen unproblematisch, solange es bei dieser Handlung um eine einzelne und zeitlich begrenzte Situation geht. Angst kann für uns dann zum Problem werden, wenn wir sie nicht aktiv annehmen, sie nicht akzeptieren. Wenn wir nicht bereit sind, sie zu erleben und unser Handeln darauf abzielt, sie zu vermeiden. Und das alles vorwiegend dann, wenn Nicht-Akzeptieren und Vermeidungshandeln den Weg, die Richtung zu unseren wertgeschätzten Zielen unterbricht oder gar verhindert.

Emotionaler Kreisverkehr
Oder: Vermeidungskreisen

Ein Mensch befindet sich auf dem selbst gewählten Weg in Richtung seiner selbst gewählten Werteorientierung, er bewegt sich zu seinen Richtungszielen. Er geht auf das zu, was ihm wirklich wichtig ist, was ihm Sinn macht und Sinn gibt im Leben.

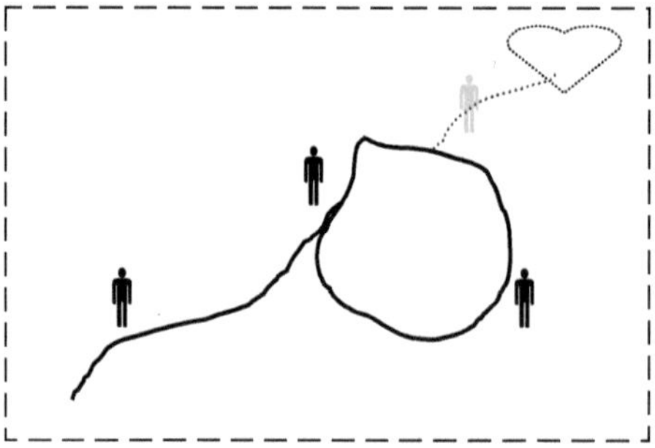

Abbildung 8.2 Vermeidungskreisen

Irgendwann kommt dieser Mensch an eine Blockade, eine innere oder äußere, auf jeden Fall an eine, von der er sich Angst machen lässt. Also verlässt er seinen Weg, geht in eine andere Richtung, teilweise sogar zurück, dann wieder vorwärts – er beschreitet einen unregelmäßigen Kreis. Dieses Ausweichen – und damit in Bewegung bleiben – kann durchaus klug sein, um Abstand zu gewinnen und neue Kräfte zu sammeln, um die Angst zu betrachten, den Weg zu hinterfragen.

Wenn der Mensch jedoch in diesem Bewegungskreis bleibt, immer länger bleibt, kann er sich, trotz scheinbar subjektivem Fortbewegen, in dieser Schleife festfahren. Er kommt von seinen Richtungszielen ab und fühlt sich deshalb unwohl, depressiv, frustriert, verärgert und ängstlich. Die erlebte Blockade wird tendenziell nicht niedriger, sondern höher.

Und scheinbar immer weniger überwindbar.

Quelle: Nach Eifert & Forsyth (2008, S. 93 f.)

Erlebensvermeidung kann die unterschiedlichsten Ausformungen annehmen und die – für Außenstehende – merkwürdigsten Verhalten betreffen. Die folgende Geschichte zeigt auf metaphorischer Ebene, was mit jemanden im Extremfall geschehen könnte.

Die Straße
Oder: Gäbe es keine Straßenschilder, müsste er nicht mehr zu Hause bleiben

Dies ist die Geschichte von einem Mann, der Straßenschilder nicht mochte. Zuerst spürte er nur das typische Missvergnügen, das die meisten Autofahrer überkommt, wenn auf gerader und freier Strecke plötzlich ein 50-km/h-Schild sinnloses Bremsen erfordert. Oder wenn ein Rechtsabbieger-Schild genau dort auftauchte, wo er links abbiegen wollte. Oder ein Überholverbots-Schild, wenn vor ihm ein Opa mit 30 km/h vor sich hinzockelte. Aber aus diesem Missvergnügen wurde – niemand weiß warum –

ein Unbehagen, erst klein und ignorierbar, dann größer und quälender. Der Mann lebte in der Stadt, nutzte sein Auto oft und begann, die Straßenschilder zu hassen. Er empfand sie wie Gitterstäbe, die seine Freiheit berauben, wie Befehle eines unsichtbaren, gnadenlosen Gottes. Anfangs machte er noch Unterschiede zwischen – seiner Meinung nach – schwachsinnigen und sinnvollen Zeichen. Warnungen vor engen Kurven, ein Stoppschild an uneinsichtigen Stellen, das Signal vor Bahnübergängen – all das konnte er anfangs noch tolerieren. Obwohl es in ihm bohrte. Gärte. Und schmerzte. Aber nach einiger Zeit verschwand diese Unterscheidung, und übrig blieb nur der Hass und die Wut. Jedes Schild empfand er als Angriff und Zwang. War er früher gern im Wagen unterwegs gewesen, wurde jetzt jede Fahrt zu einer Qual. Er begann, seine Fahrten danach zu planen, wie er die meisten Schilder umgehen, nein, umfahren konnte. Dadurch wurden seine Strecken zwar länger, sein Zeitverlust größer, aber er fühlte sich besser.

Für eine Weile.

Dann ertrug er auch das nicht mehr. Die Schilder gaben ihre stummen Befehle, und ob er ihnen folgte oder nicht – sie ärgerten ihn. Maßregelten ihn. Taten weh. Also zog er weg aus der Stadt, mietete sich in einem kleinen Dorf ein Haus und atmete auf: viel weniger Schilder, viel weniger Schmerz. Nur ein einziges Vorfahrts-Schild auf der großen Kreuzung und die beiden gelben Ortsschilder mit dem Dorfnamen – sonst nichts.

Eine Zeitlang ging das ganz gut. Dann aber hämmerte sein Herz auf der großen Kreuzung laut und gequält auf. Raste sein Puls wie mit 180 km/h auf der Autobahn. Drehten sich die Gedanken und Gefühle in seinem Kopf wie auf einem dreispurigen Auto-Kreisel immer und immer wieder im Kreis. Er konnte nicht mehr. Der Mann verkaufte sein Auto, schloss im Bus die Augen vor jedem Verkehrsschild, denn er wusste ja genau, wann eines käme. Aber er sah sie in seinem Kopf. Sah sie stumm befehlen, ihm Regeln setzend und Zwang ausübend.

Bald fuhr er noch nicht einmal mit dem Bus.

Schließlich und endlich ging er auch nicht mehr zu Fuß aus dem Haus, denn auch die Straßenschilder, unschuldig und nur die Information eines Namens tragend, ertrug er nicht mehr.

Er sitzt zu Hause, der Mann, der Straßenschilder nicht mochte, und denkt an sie.

Wütend.

Hilflos.

Quelle: Idee nach Grebäck (2007, S. 310)

Wie absurd Vermeidungsstrategien sein können, demonstriert die nächste Metapher. Auch wenn wir uns oft wünschen, der Arzt möge doch nicht …
Die Geschichte kann auch allgemein auf die therapeutische Arbeit übertragen werden: Um Ihr Leben zu verbessern, müssen Sie vielleicht auch unangenehme Dinge zulassen und tun.

Der nette Zahnarzt
Oder: Der Abszess der Vermeidung
Angenommen, Sie haben einen kaputten Zahn und gehen zu einem sehr netten Zahnarzt. Dieser legt schöne Musik ein, macht Witze, bringt Sie zum Lachen und untersucht alle Ihre gesunden Zähne, ignoriert aber den beschädigten Zahn. Das Ganze ist also ein angenehmes Erlebnis, das Ihnen keine Schmerzen bereitet.
Und angenommen, das passiert jedes Mal, wenn Sie dorthin gehen. Ihr Zahn wird immer schlechter und es bildet sich ein Kieferabszess – aber Ihr Zahnarzt kümmert sich weiterhin nicht um Ihren kranken Zahn. Warum? Weil er nicht will, dass Sie seinetwegen Schmerzen erleiden oder sich unwohl fühlen.
Wären Sie zufrieden mit diesem Zahnarzt?
Wenn Sie also gesunde Zähne haben wollen, müssen Sie sich um den kranken Zahn kümmern – auch wenn es Ihnen weh tut, richtig?
Quelle: Harris (2014, S. 22)

9 Bereitwilligkeit

Sei bereit
Frei und befreit
Dir im Leben
Das zu geben
Was da zählt
Von Dir gewählt.
(Norbert Lotz)

9.1 Einführung

Bereitwilligkeit, oft auch als Bereitschaft übersetzt (im Englischen: willingness), weist nach Wengenroth (2012, S. 19) eine »Alles-oder-Nichts-Qualität« auf: Entweder man ist bereit – oder eben nicht. Klienten verwechseln Bereitwilligkeit oft mit einem Gefühl. Man braucht sich aber nicht bereit zu fühlen, um auch bereit zu sein. Bereitwilligkeit ist mehr als ein Gedanke oder ein Gefühl – sie ist eine Haltung, eine Einstellung dem Leben gegenüber und drückt sich im jeweiligen Verhalten, im aktuellen Tun (und Lassen) aus. Bereitwilligkeit ist der Schritt, manchmal vielleicht auch das Risiko, sich einzulassen, sich zu öffnen für das eigene Fühlen, für das eigene Erleben – für das, was in einem vorgeht.

Die Begriffe Bereitwilligkeit und Akzeptanz werden teilweise synonym verwendet. Beide stellen zentrale Alternativen zur Erlebensvermeidung und Kontrollagenda dar. Bei unterschiedlichem Gebrauch der beiden Wörter umschreibt Akzeptanz eher die psychische Haltung, während Bereitwilligkeit auf das verhaltensbezogene, konkrete Handeln abzielt.

Bereit zu sein bedeutet, eine Wahl getroffen zu haben, das zu erfahren, »was es zu erfahren gibt, ohne zu versuchen, das Erfahrene zu verändern« (Eifert, 2011, S. 59). Anstatt das innere Erleben zu bekämpfen oder kontrollieren zu wollen, wird eine akzeptierende Haltung etabliert, welche die Bereitschaft beinhaltet, auch jene unangenehmen Gedanken, Gefühle und Ereignisse zu ertragen, die unser Weg mit sich bringt, wenn wir ihn im Einklang mit unseren Zielen und Werten beschreiten. Bereitwilligkeit ist demnach die Entscheidung für eine Richtung – für eine aktive Bewegung hin zu unseren zentralen Lebenswerten.

Die gängigste Metapher in der ACT-Literatur für Bereitwilligkeit ist die des Sprungs. Der Sprung basiert auf dem festen Boden der Akzeptanz und ist die Voraussetzung, der Beginn von Engagiertem Handeln. Eine Variation der Sprung-Metapher ist das Bild des Absprunges, des entschieden-entschlossenen Abspringens vom bisherigen Standort. Der Sprung selbst ist dann bereits der Beginn des eingeleiteten Handelns.

Und vielleicht passt folgendes Bild am besten zu der beschriebenen entschlossenen Haltung, die eigentlich noch keine Tat beinhaltet: Die auf das Start-Zeichen wartende »Fertig-Position« eines Läufers. Nach vorne geneigt, in Richtung des Laufes blickend, die Laufschuhe an die Startblöcke gepresst, der Körper schon nach oben und vorne gestreckt, die Hände bereit zum Wegdrücken auf dem Boden – eine Haltung ohne innere Diskussion eines Wenn und Aber, mit jeder Faser des Körpers bereit, herauszuexplodieren auf den Weg.

Ähnlich versteht sich, bereits mit dem Wort verbunden, der »Bereitschafts-Dienst« in vielen Berufen: vorbereitet, auf dem Sprung, nur auf das Start-Zeichen wartend.

Und nach diesen Bildern noch ein anderes, alternatives Wort: »Entschlossenheit« (selbst wieder ein Bild: ent-schließen). Vielleicht beschreibt es diese Haltung sogar noch deutlicher.

Zusammenfassung

Bereitwilligkeit ist ein Entschluss, eine Haltung. Vorbereitet und bereit zu sein benötigen deshalb nicht unbedingt erst gewisse (äußere) Umstände und Voraussetzungen. Bereitwilligkeit können wir hier und jetzt umsetzen.

9.2 Metaphern

Beginnen wir dieses Kapitel mit einer Szene, in der Akzeptanz und Bereitwilligkeit im Sinne der ACT definiert und voneinander abgesetzt werden.

Akzeptanz und Bereitwilligkeit
Oder: Annehmen und umsetzen

»Liebe Studentinnen und Studenten, wir sind bei der ACT, der Akzeptanz- und Commitment-Therapie. Heutiges Thema: Bereitschaft. Mein Spruch zur Vorlesung: Bereitschaft ist, was der Bereite schafft. Soweit der Spruch im Spruchcharakter. Im Gender-Mainstream übrigens: Bereitschaften sind, was die Bereite und der Bereite schaffen.«

Grinsen, murren und leichter Beifall im Seminarraum.

»Das englische Wort willingness wird«, beginnt Professor Rasch erneut, »in manchen Büchern mit Bereitschaft, in anderen mit Bereitwilligkeit übersetzt. Die diesem Wort beigemessenen Bedeutungen sind ebenfalls unterschiedlich. Ein enger Zusammenhang, teilweise sogar deckungsgleich angewandt, findet sich zur Akzeptanz bzw. zum Akzeptieren. So schreibt Eifert: ›Akzeptieren manifestiert sich in der Bereitschaft, aversive Gedanken, Erinnerungen, Empfindungen und Gefühle so zu erfahren, wie sie sind.‹«

Der Professor nickt vor sich hin, bevor er weiter spricht: »Werden diese beiden Begriffe, zwar deutlich überschneidend, aber doch nicht synonym angewandt, so umschreibt Akzeptanz eher die psychische Haltung und Bereitwilligkeit das verhaltensbezogene Handeln.

Noch einmal: Akzeptanz = psychische Haltung … Bereitwilligkeit = verhaltensbezogenes Handeln.«
Er wartet, bis die mitschreibenden Studenten mitgeschrieben haben. Die nicht mitschreibenden Studenten schreiben nicht mit.
»Anders ausgedrückt«, fährt er fort: »In den meisten Umschreibungen für Bereitwilligkeit und Bereitschaft finden wir diese verhaltensergänzende bzw. auf das Verhalten ausgerichtete Komponente. Bereitschaft ist also kein Gefühl – das ist wichtig –, es ist die Handlung des Loslassens eines inneren, wenig Nutzen bringenden Kampfes, ›die Entscheidung dafür, das zu erleben, was bereits vorhanden ist und darauf wartet, erlebt zu werden‹. Bereitschaft repräsentiert eine ›freiwillige und wertebasierte Wahl‹, die Entscheidung, ›sich in eine den eigenen Werten entsprechende Richtung zu bewegen‹.«
Der Professor schaut von der Leinwand zum Publikum und hebt die Stimme: »Achtung, zuhören! Noch einmal anders ausgedrückt: … ›Inneres Erleben zuzulassen, um sich dann mit diesem Erleben in Richtung auf wichtige Lebenswerte hin bewegen zu können‹.
Bereitschaft beinhaltet also aktives Handeln.«
Professor Rasch hat das Ganze sehr deutlich und langsam vorgetragen. Auf seinen Powerpoint-Vorlagen konnten seine Studenten die entsprechenden Zitate mitlesen; der jeweilige Autor und die genaue Quellenangabe waren auch ersichtlich.
In einem Teil des Raumes hört man Flüstern und Sprechen, darauf Lachen. »Ah, Herr Gantel, ist Ihre nach links und rechts geflüsterte Bemerkung theorieuntermalend oder theorieuntergrabend?«, fragt der Professor aufgesetzt streng. Aber seine Augen verraten eine eher humorvolle Stimmung.
»Ich hoffe«, antwortet Bernd Gantel, »sowohl theorieausmalend wie ausgrabend.« Er kennt Professor Raschs Freude an Wortspielen. Die Reaktion lässt auch nicht auf sich warten: Der Professor lacht und meint: »Wenn es also in dieser Weise konstruktiv ist, dann teilen Sie es bitte für unser aller Ohren mit.«
Bernd räuspert sich – ein wenig verlegen ist er schon. Und sagt dann: »Nicht nur akzeptieren, dass ich im Stehen daneben gepinkelt habe, sondern auch bereitwillig die Pfütze wegwischen.«
Polterndes Lachen im Hörsaal. Nachdem sich alle wieder beruhigt haben, beendet Professor Rasch diesen Teil der Diskussion mit der Bemerkung: »Fast, nun, genial genital, Herr Gantel …«
Quelle: Hayes & Lillis (2013, S. 98), Eifert (2011, S. 17, 58 f.), Eifert & Timko (2012, S. 82), Flaxman et al. (2014, S. 93, 95)

Hier der schon in der Kapitel-Einleitung erwähnte »Sprung« – eine zentrale Metapher der ACT zum Komplex der Bereitwilligkeit. Ihre Qualität liegt wiederum in der Einfachheit des benutzten Bildes in Kombination mit der Tatsache, dass fast jeder von uns die zugrunde liegende Erfahrung selbst gemacht hat. Darüber hinaus ist das Bild des Sprunges sehr stark emotional aufgeladen – es scheint unsere tiefen Urängste zu berühren.

Der Sprung
Oder: Jetzt!

Bereitwilligkeit ist wie ein Sprung, ein Sprung von einer Felskante, von einem Sprungbrett, einem Tisch oder was auch immer. Wenn wir vorhaben zu springen, wenn wir springen wollen, macht es einen gewaltigen Unterschied, wie weit vorne wir am Punkt des »Absprungs« sind. Je weiter vorne, desto näher sind wir dem entscheidenden Moment. Oftmals ist das schon eine beachtliche Anstrengung und Leistung: sich weiter bzw. ganz weit nach vorne zu wagen.

Und doch, der qualitativ alles verändernde Augenblick ist: der Sprung. Der tatsächlich durchgeführte Sprung, der Mut erfordernde Alles-Oder-Nichts-Sprung.

Der Sprung, von ganzem Herzen, in die neue Erfahrung hinein. Dorthin, wo ich meinen Lebensweg sehe.

Dieser Sprung muss nicht unvorbereitet geschehen. Die Höhe kann ich, wenn es geht, für mich einrichten. Die Häufigkeit, die Hilfsmittel, die Bedingungen kann ich, so es geht, für mich einrichten. Auch ein Tandem-Sprung, eine Aktion mit jemandem zusammen, lässt sich denken.

Und dann kommt der Sprung, das Werte-Wagnis, um das es mir geht.

Quelle: Nach Hayes et al. (2014, S. 334)

Sich anzuklammern – das ist so ziemlich das Gegenteil von Bereitwilligkeit. Dabei ist es egal, ob wir uns an Menschen, Gedanken oder Vermeidungsstrategien klammern. Los-lassen scheint dennoch oft keine Option zu sein, da die Folgen davon ungewiss und angstmachend sein können. Und auch bei der Klammer-Metapher geht es um einen »Sprung«.

Die Klammer-Wesen
Oder: Loslassen in den Strudel hinein

Auf dem Grunde eines großen Flusses lebte einst eine Gruppe merkwürdiger Lebewesen. Jedes klammerte sich auf seine eigene Weise fest an die Wasserpflanzen und Felsen auf dem Flussgrunde – Klammern war ihre Art zu leben. Der Strömung des Flusses zu widerstehen, das war etwas, das alle von Geburt an lernten.

Und da sagt eines dieser Wesen: »Ich bin mir ganz sicher, dass die Strömung weiß, wohin sie fließt. Ich werde mich auf sie einlassen und mich dahin treiben lassen, wohin sie will; auf jeden Fall besser als klammern, immer an derselben Stelle und irgendwann dabei sterben.«

Da lachen die anderen Wesen alle und sagen: »Narr! Lass nur los, und diese deine verherrlichte Strömung wird dich zwischen all den Felsen hin und her werfen und zerschmettern, und du wirst einen viel schlimmeren Tod sterben als den vom Klammern.«

Doch das eine Wesen schenkt ihnen keine Beachtung, nimmt einen tiefen, wässrigen Atemzug … lässt los … löst sich … und sofort wird es vom Strom hin und her gewirbelt, gegen einen Felsen geschmettert und durcheinandergeschüttelt. An den Felsen gepresst, wäre das noch einmal die Gelegenheit, festzuhalten, sich wieder anzuklammern … doch das Wesen versagt sich diese Möglichkeit und lässt sich treiben.
Die Strömung nimmt es mit, und es gleitet und fließt dahin.
Quelle: Nach Gosnell (2007, S. 311)

Die folgenden Überlegungen mögen ein Verständnis dafür vermitteln, wie Mangel an Bereitwilligkeit einen ursprünglichen Schmerz in ein Trauma verwandeln kann. Die meisten Menschen kennen das Gefühl (und die damit verbundenen Gedanken), die erste Liebe zu verlieren. Die nächste Metapher hilft, mit den negativen Konsequenzen in Kontakt zu kommen, die folgen würden, wenn man zukünftige Nähe vermeidet – nur um sich vor erneuten Verletzungen zu schützen.

Jugendliebe
Oder: Vom Schmerz ohne Trauma
Denken Sie an die Zeit zurück, als Sie ein Jugendlicher oder eine Jugendliche waren. Sie haben sich zum ersten Mal in jemanden verliebt, der sie abgewiesen hat. Können Sie sich daran erinnern, wie schlimm der Schmerz damals war? Oder zu sein schien? Bei manchen Menschen führt dieser Schmerz zu lebenslangen Narben, zu dem Verhaltensmuster, anderen Menschen nicht mehr zu trauen und Gelegenheiten für echte Intimität zu vermeiden.
Schauen Sie sich den Schmerz Ihrer ersten partnerschaftlichen Zurückweisung an, und fragen Sie sich selbst: Wie wäre es gewesen, wenn ich damals gelitten, aber gewusst hätte, dass dieser Liebesschmerz zum Leben dazu gehört? Dass es ohne Liebeskummer keine – wahrscheinlich keine – Liebe gibt?
Wir haben wenig Kontrolle über den Schmerz im Leben. Menschen werden Sie zurückweisen, Menschen werden sterben, schlimme Dinge werden geschehen. Schmerz ist ein Teil des Lebens, den niemand von uns vermeiden kann. Doch Sie haben sehr wohl Möglichkeiten: Sie haben die Kontrolle darüber, ob dieser Schmerz sich in ein Trauma verwandelt. Wenn Sie unwillig sind, Schmerzen zu erleiden, müssen Sie jegliche Verletzung vermeiden. Erinnern Sie sich daran, wie schwer es für Sie damals als Teenager war, sich nach Ihrer ersten Zurückweisung wieder zu öffnen. Wenn Sie sich jedoch nicht wieder öffnen, wenn Sie keine entsprechende Bereitwilligkeit zeigen, wird der Schaden nur weiter zunehmen.
Von der Einsamkeit ganz zu schweigen …
Quelle: Nach Hayes et al. (2004, S. 265)

Auch im Bereich der Bereitwilligkeit ist es wichtig zu bemerken und zu akzeptieren, dass unser Leben nicht in permanent freudvollem Zustand zu verlaufen pflegt. Breitwilligkeit ist zwar immer eine Wahl – doch eine Wahl, die sich nicht immer gleich gut anfühlen muss.
Ja, das ist so.

Zur Schule fahren
Oder: Bereitwilligkeit kann und darf sich durchaus unterschiedlich anfühlen
Ralf hat sich verändert. Schwer zu sagen, ob das vom Yoga kommt, das er seit 2 Jahren ziemlich regelmäßig ausübt. Und doch, es könnte sein. Er und seine Frau haben eine Tochter: Lora. Sie ist elf und geht aufs Gymnasium. Alle drei haben sich zusammen für diese Schule entschieden. Ralfs Frau hat sich bereit erklärt, sich nach dem teilweise ewig langen Stundenplan von Lora zu richten, was Kochen und Hausaufgaben angeht. Außerdem holt sie Lora von der Schule ab. Lora selbst hat Spaß an der Schule und scheint sich an den Möglichkeiten dort zu freuen. Und Ralf hat sich bereit erklärt, sie morgens – und das heißt jeden Morgen – zur Schule zu fahren.
Vorgestern hat die Familie gemütlich zusammen gegessen. Dann hat Ralf eine halbe Stunde gelesen und ist früh ins Bett gegangen. Gut und lange hat er geschlafen. Morgens war er fit, super gelaunt, hat mit Ruhe gefrühstückt und sich darauf gefreut, Lora, seine geliebte Lora, mitzunehmen und in die Schule zu fahren. Das war vorgestern.
Gestern nun, obwohl der Tag ganz gut anfing, hat Ralf ausgesprochen stressige 24 Stunden verbracht. Vieles lief nicht gut: Ärger mit zwei Kunden und einem Mitarbeiter, Ralf musste noch ewig im Büro hocken und einen Vorgang zu Ende bearbeiten. Dementsprechend spät kam er nach Hause, aß noch relativ viel – aus Hunger wie aus Frust – und trank drei Gläser Wein. Zu seiner Frau fand er keine wirklich liebevolle Atmosphäre, schlief nur wenig und außerdem miserabel, weil sein Bauch so voll war. Jetzt, heute Morgen, ist Ralf »nicht gut drauf«. Gern hätte er noch eine halbe Stunde geschlafen, was ihm wahrscheinlich auch richtig gut getan hätte.
Nein, heute Morgen spürt er keine wirkliche Freude darauf, Lora in die Schule zu fahren.
Und, anders als früher – ja, Ralf hat sich verändert – ist er nicht schlecht gelaunt, nörgelt nicht, brummelt nicht so etwas wie »Das könnte ja auch mal ohne mich gehen« oder ähnliche Sprüche. Mit seiner ganzen Unausgeschlafenheit, mit seiner Nicht-Freude, mit seiner Müdigkeit ist er zufrieden und, wie kann man sagen, irgendwie tief erfreut. Ohne dass er akut erfreut wäre, eher im Gegenteil, seine geliebte Lora in die Schule zu fahren. Fahren zu dürfen.
Ralf ist bereitwillig.
Quelle: Idee nach Coyne & Murrell (2009, S. 96 ff.)

Die nachfolgende, szenisch aufbereitete Metapher stellt die additive Natur des Lernens dar. Außerdem zeigt sie die Verknüpfung von Vermeidung und vergeblichem Kampf. Schließlich entwickelt die Geschichte auch noch einen entwörtlichenden Effekt, indem verbal-emotionale Reaktionen vergegenständlicht werden.

Kiste voller Zeug
Oder: Das additive Mülleimer-Milieu

Ein Blick bzw. Einblick in die Sitzung von Dr. Lumm (L) mit Maria (M).

L: Nehmen wir an, das hier ist ein Mülleimer. *(Er holt eine leere Kiste.)* Und all das hier ist der Inhalt, sind die Inhalte Ihres Lebens. *(Er holt allerlei Gegenstände herbei, legt davon verschiedene kleine Teile in die Kiste: Manche mit einem freudigen Gesicht, mit einem Lachen, manche mit trauriger Mimik, die nächsten schmeißt er hinein, die letzten setzt er mit abstoßendem Gesichts- und Körperausdruck in die Kiste. Die anderen Gegenstände bleiben draußen liegen.)* Das also ist der Inhalt Ihres Lebens. Ihre gesamten Programme. Darunter sind einige brauchbare Sachen. Aber hier gibt es auch einige alte, stinkende Zigarettenstummel und anderen Müll. Lassen Sie uns mal annehmen, dass einige Dinge hier drin wirklich … widerlich sind. Wie zum Beispiel Ihre erste Scheidung. Nehmen Sie bitte das Papiertaschentuch dort, putzen Sie sich die Nase … und ab damit in die Kiste! Was würden Sie machen, wenn dieser Müll, dieses spezielle unangenehme Ereignis, wieder hoch kommt?

M: Ich würde versuchen, mich abzulenken und an etwas anderes denken.

L: Okay. Nehmen Sie etwas von dem Zeug, das noch hier draußen liegt, und legen Sie es in den Mülleimer. Was würde an Gedanken, Gefühlen oder Erinnerungen in Ihnen hochkommen? In Bezug auf den widerlichen Gegenstand, Ihre erste Scheidung?

M: Ich hasse es.

L: Okay, das ist dann das. *(Nimmt ein Teil auf, gibt es ihr und deutet an, dass sie es in den Mülleimer legen soll.)* Was sonst noch?

M: Ich muss es loswerden.

L: *(Deutet an, dass sie ein Teil nehmen und es in den Kisten-Eimer legen soll.)* Sehen Sie, was passiert? Stellen Sie sich vor, es wäre jetzt eine halbe Stunde später.

M: Oje, dann würde der Eimer überlaufen!

L: *(Lächelt.)* Dieser Mülleimer hier, das stellen wir uns vor, ist unendlich groß! Also, überlaufen wird er nicht. Aber auf jeden Fall ziemlich voll. Und stellen Sie sich vor, Maria, dass all die Teile, die mit dem ersten widerlichen Teil zu tun haben, daran kleben bleiben. Ein größer und größer werdender Klumpen Dreck. Sehen Sie, dass das erste Stück nicht weniger wichtig wird?! Sondern im Gegenteil wächst und wächst, weil sich immer neue Teile dranhängen? Ihre Programmierung – meine übrigens auch! – arbeitet nicht mit Subtraktion. Je mehr Sie versuchen, Teile von dem alten, widerlichen Ding wegzunehmen, dagegen zu steuern, davon abzulenken, je mehr Sie sozusagen versuchen zu subtrahieren, umso mehr kommt dazu, umso mehr addieren Sie. Ja, bestimmt können Sie einiges von diesem Zeug zurück in eine Ecke schieben, bis Sie es kaum noch sehen können – aber drin ist es noch. Es ist alles noch drin. Dinge in irgendwelche Ecken zu stopfen, scheint eine logische Sache zu sein. Wir alle tun es. Aber sie verschwinden deshalb nicht.

M: Und was soll ich stattdessen tun?

L: Das Problem ist, dass Sie, Maria, selbst die Kiste sind. Und diese Kiste weiß auf einer bestimmten Ebene ganz genau um all das schlechte Zeug, das mit ihr in Berührung ist. Wenn jetzt jene Dinge, die sich in den Ecken befinden, wirklich die besonders üblen und schlechten wären, dann wäre es notwendig und sehr wichtig für Sie, dass sie nicht ans Tageslicht kommen. Das wiederum bedeutet, dass alles, was mit einem üblen Teil in irgendeinem Zusammenhang steht, ebenfalls nicht ans Tageslicht kommen darf und somit auch in die Ecke geschoben werden muss. Die logische Folge davon: Sie müssen jede Situation vermeiden, die dazu führen könnte, dass Licht in die Ecken fällt. Schrittweise wird Ihr Leben immer mehr eingezwängt. Und bedenken Sie, das alles ändert nicht wirklich Ihre Programmierung – all das wird nur dazugezählt. Sie stopfen nur weiteres Zeug hinten in die Ecke. Und so gibt es bald mehr und mehr Dinge, die Sie nicht mehr tun können.

M: *(Nickt betroffen.)*

L: Erkennen Sie den Preis, den Sie bezahlen müssen? Die ganze Sache verdreht und beeinträchtigt Ihr Leben. … Andererseits geht es aber nicht darum, das ganze Zeugs jetzt bewusst aus den Ecken zu zerren – sondern darum, dass ein gesundes Leben von Natur aus einige Dinge aus den dunklen Stellen hervor holen wird. Dann haben Sie die Wahl, sich entweder wieder zurückzuziehen, um diese Dinge zu vermeiden, oder sie hochkommen zu lassen und sich dem Leben zu öffnen.

M: Ob ich das schaffe?

L: Sind Sie bereit, es zu versuchen? Schritt für Schritt? Auf eine kluge Weise?

Quelle: Nach Hayes et al. (2004, S. 144 f.)

Wir können bereit sein zu entsprechendem Handeln, auch wenn dieses Handeln mit Schwierigkeiten verbunden ist. Wenn wir dann auch noch überzeugt von unserem Handeln sind, kann sich dabei sogar eine gewisse Offenheit einstellen.

Gastfreundschaft
Oder: Sei willkommen, auch wenn ich Dich nicht unbedingt mag

Therapeut: Was sagt Ihr Verstand über Ihre Angst? Möchte er, dass sie verschwindet? Was empfinden Sie bezüglich Ihrer Angst?

Klient: Sie gefällt mir nicht. Ich möchte, dass sie weggeht!

Therapeut: Ja, Sie mögen sie nicht. Und Bereitschaft ist etwas anderes als Mögen. Sie können bereit sein, etwas zuzulassen, das Sie nicht mögen. Und Sie können trotzdem, beziehungsweise damit (!) das tun, was für Sie angesagt und wichtig ist. Probieren Sie jetzt, sich dieser Ihrer Bereitschaft noch etwas mehr zu öffnen. ... Und noch ein wenig ... So wie ein Kellner, der bei der Ankunft eines neuen Gastes einen Tisch abwischt – ganz unabhängig davon, ob er den Betreffenden mag oder nicht.

Quelle: Nach Luoma et al. (2009, S. 395 f.)

Unbehagen – oftmals spiegelt dieses Wort einen Zustand als viel zu harmlos wider – ist da. Es soll weder ignoriert noch toleriert werden. Es ist schlicht und einfach da. Sehr oft lassen wir uns dadurch von wichtigen Schritten in unserer Lebensgestaltung abbringen. Eine scheinbar logische, doch fast immer kontraproduktive Überlegung lautet: »Erst muss das Unbehagen runtergefahren werden, dann kann ich in meiner gewünschten Richtung aktiv werden.«

Leichter geht das bestimmt, wenn unser Unbehagen herunter geregelt ist. Doch was, wenn uns das nicht oder nur sehr unzureichend gelingt? Was ist, wenn mit diesen Versuchen Jahre der Anstrengung ziemlich erfolgsarm verstreichen? Welchen Preis haben wir für solch eine Haltung zu zahlen!?

Diesen Zwiespalt, diese Gegebenheit, zeigt die Metapher der beiden Regler. Sie ist in vielen ACT-Büchern zu finden, dargestellt mit zwei Kippschaltern oder zwei Schiebe- / Drehschaltern. Sie finden hier die Sowohl-als-auch-Version (vgl. Lotz, 2012a, S. 21): einen Schiebeschalter für die unangenehmen Empfindungen und einen Kippschalter für die Bereitwilligkeit. Eine andere, hier nicht aufgenommene Variante beschreibt den ersten Schalter als defekt – er lässt sich also nicht willentlich einstellen (Schmidinger et al., 2015, S. 144). Ich bleibe hier bei der aktiv steuerbaren Version.

Wird die Bereitwilligkeit – wieder eine andere Variante – ebenfalls mit einem Dreh- oder Schiebeschalter und entsprechender Skala von 0–10 symbolisiert, kann zwar deutlicher ausgedrückt werden, wie hoch oder niedrig die Bereitschaft eines Menschen in einem bestimmten Moment ist. So ist er beispielsweise bei 8 schon in einer höheren Handlungswilligkeit als bei 3. Das Entscheidende bei der Bereitwilligkeit ist jedoch die metaphorische 10. Sie steht für »Tun, Tat, Machen, Aktivsein, Springen«. Wenn wir uns ein Sprungbrett vorstellen, so ist derjenige, der schon weiter vorne steht, sich bereits hierhin »vorgearbeitet« hat, näher am Brettende. Das kann wichtig sein. Doch das, worum es letztendlich geht, ist der Sprung. Und dazu braucht man fast immer, trotz bzw. mit aller Vorbereitung, Überwindung und Mut. Dieses Springen / Nichtspringen, dieser entscheidende Moment, wird durch den Kippschalter und seine beiden Einstellungsmöglichkeiten – Ein und Aus – verdeutlicht.

Nun, Sie werden sehen: Die ganze Sache klingt komplizierter als sie ist. Und achten Sie bitte bei den benannten Einstellungsmöglichkeiten auf die wunderbare Doppeldeutigkeit des Wortes »Lebenseinstellung«.

Die beiden Regler
Oder: Sie haben viel geschoben, jetzt können Sie es kippen lassen

Stellen Sie sich vor, Sie haben für Ihre Lebenseinstellung zwei Schalter zum Regeln. Der linke ist ein Schiebeschalter, unten 0 und oben die 10. Mit ihm können sie Ihre unangenehmen Empfindungen einstellen, z. B. Ihre Angst. Außerdem reagiert er mit einer Art Außensensor auf Ereignisse von draußen. Sie werden wahrscheinlich versuchen, den Regler möglichst weit nach unten zu ziehen. Das gelingt zeitweise, immer

wieder schnellt er jedoch wegen des Außensensors nach oben. Mit diesem Herumregeln sind Sie ziemlich beschäftigt.
Der rechte Schalter ist ein Kippschalter: Ein / Aus. Das ist der Bereitwilligkeitsschalter. EIN bedeutet, etwas zu tun, AUS bedeutet, es nicht zu tun – unabhängig davon, wie weit, wie sehr Sie eigentlich schon bereit sind, wie nahe Sie schon dran sind. Nach dem Motto: Fast hätte ich das gemacht.
Ja, fast.
Was ist nun mit den beiden Schaltern? Viele Menschen meinen, Ihren linken Schalter erst ziemlich weit unten haben und dort auch halten zu müssen, bevor sie etwas tun und aktiv werden, bevor sie den rechten Schalter auf EIN drücken: »Erst muss ich mein unangenehmes Gefühl loswerden, bevor ich ins Kaufhaus gehe. Erst muss ich meine Hemmungen überwinden, bevor ich eine Frau bzw. einen Mann anspreche. Erst brauche ich mehr Selbstbewusstsein, bevor ich die verbrannten Bratkartoffeln zurückgehen lasse. Erst muss ich … das und das unten haben, bevor ich …«
So können Tage, Monate und Jahre dahingehen – hoffentlich nicht unser Leben –, bevor wir das eine oder andere für uns Wichtige tun.

Und jetzt die entscheidende Erkenntnis: Der Bereitwilligkeitsschalter ist – vielleicht erstaunlicherweise – der wichtigere von beiden Schaltern, und zwar deshalb, weil Sie über ihn Ihr Leben tatsächlich verändern können. Der Grund ist: Beim Bereitwilligkeitsschalter haben Sie die Kontrolle; Sie können ihn entweder ein- oder ausschalten. Wenn es um Bereitwilligkeit geht, sind Sie kein hilfloses Opfer. Diesen Schalter können Sie durch Ihr Handeln in Gang setzen, der Kippschalter lässt sich fast in jeder Situation betätigen. Sie können den Kippschalter so gut wie immer auf EIN stellen, wenn Sie bereit sind, sich mit Ihren Händen und Füßen voranzubringen bzw. vorwärts zu bewegen und unangenehme Gefühle, etwa Ihre Ängste, mit sich zu nehmen.
Quelle: Nach Hayes et al. (2004, S. 140 ff.)

Der nächsten Metapher werden Sie – in einer anderen Ausführung – noch einmal in Kapitel 10 zur Akzeptanz begegnen. Hier auf dieser Seite stellt sie Bereitwilligkeit dar. Die zweimalige Verwendung der Seifenblasen-Metapher passt deshalb so gut, weil sie die Nähe dieser beiden ACT-Module – Bereitwilligkeit und Akzeptanz – nochmals betont.
Opa Wilhelm in der nachfolgenden Geschichte, das sei noch vorweg gesagt, ist eine Art Super-Opa. Ich habe ihn derart klug und weise gemacht, weil, vielleicht, wir alle uns manchmal solche Mentoren wünschen.

Die Seifenblase auf dem Weg
Oder: The Bubble on the way
»Setz dich zu mir«, sagt Opa Wilhelm zu seinem Enkel Joan und wartet kaum ab, bevor er loslegt: »Warum sollte ein Mensch es sich freiwillig unangenehm, schwierig oder gar schmerzhaft machen? Warum geht er nicht einfach den bequemen, den leichten Weg? Warum sich unnötig anstrengen!« Opa Wilhelm legt eine Pause ein. So, in diesem Formulierungsstil erwachsener Menschen, hat sich Joan diese Frage noch nie gestellt,

geschweige denn formuliert. Und doch lebt er oft genug entsprechend dieser eben ausgedrückten Lebensrichtung.

Opa Wilhelm fährt fort: »Komm, trink einen Tee mit mir. Ich weiß, Limo schmeckt dir besser. Und doch: Lass uns gemeinsam einen Tee trinken.« Er gießt Joan und sich einen Kräutertee ein.

»Deine Englisch-Vokabeln … lernen für eine Note? … für die Eltern? … den Lehrer? Damit du in deinem Schulbuch die englischen Fragen beantworten kannst? Nein, nicht wirklich! Stell dir vor, du reist nach England … oder in die USA … oder nach Österreich …«

»Nach Österreich?« wirft Joan verwundert ein, »für was brauche ich da denn Englisch!?«

Der Großvater lächelt in sich hinein – hat sein Enkel doch tatsächlich zugehört und mitgedacht. »Ja, da hast du recht – in Österreich! Und doch … Stell dir vor, du bist dort in Urlaub, mit deinen Eltern, deiner Klasse, oder im Sommercamp mit Gleichaltrigen, und du lernst andere Jungs kennen, oder, na, Mädchen …! Eins, das dir gefällt. He, du musst ja nicht gleich verliebt sein, okay? Du möchtest lediglich etwas sagen können, dich verständigen.«

»Du meinst, ein Mädchen aus England?«

»Nicht unbedingt«, antwortet Opa Wilhelm, »vielleicht auch aus Frankreich oder Italien oder Spanien. Die sprechen doch alle Englisch, das Nötigste zumindest. Dafür, mein Lieber, dafür lohnt sich das Vokabellernen.« Er trinkt seinen Tee, langsam, genießt ihn, setzt die Tasse ab und spricht weiter, eher geradeaus in die Weite und weniger zu seinem Enkel. Kein Zureden, kein Überzeugen-Wollen, kein Bedrängen, keine Predigt und deshalb auch – keine Notwendigkeit zur Widerrede. Er spricht in der Du-Anrede, doch wirkt es, als spräche Opa Wilhelm mit sich selbst.

»Und immer«, macht er weiter, »wenn du keine Lust zum Englischlernen hast, dann sagst du dir: ›Jetzt spüre ich so etwas wie keine Lust zum Englischlernen; ja, ja, das spüre ich.‹ Dann fragst du dich: ›Und was mache ich jetzt damit? Gehe ich meinem Gefühl, meiner Lustlosigkeit nach?‹ Wäre wahrscheinlich das Einfachste, was? Und wenn du dann später im Sommercamp bist und andere sprechen miteinander, haben Spaß, verabreden sich, können sich etwas mitteilen … und du verstehst kaum etwas und bist außen vor … dann sagst du dir: ›Schade, schade, dass ich nicht mitreden kann, aber dafür habe ich nicht lernen müssen und meine Zeit gut ausgefüllt mit Computer-Spielen und Fernsehen. Ja! Genau so stelle ich mir mein Leben vor: Computer-Spiele, Fernsehen, Pommes und Ketchup‹.«

Opa Wilhelm weiß, dass die Hinzufügung von Pommes frites und Ketchup zwar sehr lebensnah ist, vom Aufbau der Rede aber leicht unsachlich. Er ist eben clever, der Opa Wilhelm. Erneut nimmt er einen Schluck Tee. Er spürt, dass Joan aufmerksam bei ihm ist, obwohl, nein: weil er nichts sagt. Und so spricht Wilhelm weiter. In der Wir-Form. Bei der ersten Frage schaut er zu Joan, dann wieder in die Ferne. »Also, was ist zu tun, was tun wir damit, mit diesem Gefühl: Ich habe keine Lust auf Englisch? Nun, wir kämpfen nicht mehr gegen unsere Unlust; ja, wir kämpfen nicht mehr dagegen. Nein! Wir nehmen sie mit!« Und wieder macht er eine Pause. Die letzte Aussage ist irgendwie

unerwartet, noch nicht recht greifbar. Wenn Joan noch mit ihm ist, sich für das Gesagte interessiert, wird er fragen. Opa Wilhelm trinkt nicht.
Und Joan fragt. »Was meinst du mit ›mitnehmen‹?«
»Trink etwas Tee«, lächelt Wilhelm. »Ich erzähle dir die Geschichte von der großen Seifenblase. Eine große Seifenblase ... stell dir eine vor, wie sie so dahinschwebt. Sie hat einen Weg gewählt, ein Ziel. Sie weiß, wo sie hinschweben will. Da erscheint eine andere, kleinere Seifenblase, die ihr im Weg schwebt, die sie blockiert. Die große versucht, die andere zu umgehen, um ihren Weg fortzusetzen. Doch die kleine macht alle Ausweichbewegungen mit, hindert die große an ihrer Richtung. Was macht also die große? Ändert sie ihren Weg, kämpft sie mit der anderen, zwar kleinen, aber beharrlichen Seifenblase? Die große hat ihren Weg gewählt und will auf ihm bleiben. Kämpfen würde sie bloß an diesem Ort festhalten.«
Beim letzten Satz schaut Opa Wilhelm neugierig zu seinem Enkel.
»Was macht die große Seifenblase?«, fragt Joan.
»Sie macht das, was du vom Seifenblasen kennst. Die große berührt die kleinere! Sie nimmt sie in sich auf – und setzt ihren Weg fort.«
»Du meinst, sie frisst sie!«, ruft Joan aufgeregt.
»Nein.« Opa Wilhelm schüttelt den Kopf. »Sie verbindet sich mit ihr, vielleicht nimmt sie sie in sich auf und setzt ihren Weg fort, mit der kleineren als einem Teil von ihr selbst. Sie frisst die kleine nicht auf – sie nimmt sie mit. ... Das ist die Geschichte von der Seifenblase, von der Seifenblase auf dem Weg. ... Weißt du was? Jetzt hast du mir so aufmerksam zugehört ... wir machen jetzt Seifenblasen! Ich habe da noch ein uraltes Rezept. Wir lassen einige sich berühren und schauen, was passiert.«
»Au ja!«, jubelt Joan, »das machen wir.«

Oh ja, Opa Wilhelm ist wirklich clever. Ganz bewusst verzichtet er darauf Joan zu fragen, ob er die Geschichte »verstanden« hat. Er weiß, dass sein Enkel zugehört hat und die Geschichte in seinem Gedächtnis behalten wird. Durch das Seifenblasen machen, durch das absichtsvolle Zusammenbringen von zweien oder mehreren Blasen wird Joan dieses Thema betrachten, verstehen und verinnerlichen – und berühren können. Spielerisch wird er etwas auf den Weg bringen, das er so nicht benennen könnte: Bereitwilligkeit. Eine gewählte Richtung einschlagen, daran festhalten und sie fortsetzen, indem er akzeptieren wollend die Hindernisse mit sich nimmt auf eben diesen Weg.
Quelle: Idee Hayes et al. (2004, S. 242)

Wenn wir ein Gefühl, das wir als unangenehm empfinden, vermeiden wollen, kann es sein, dass wir damit auch etwas vermeiden oder verbergen, was wir zeigen, ausdrücken und leben wollen. Etwas, das uns wichtig ist.

Schauspieler auf der Bühne
Oder: Ohne »Fieber« brennt die Lampe vielleicht nicht

»Lampenfieber ist schon eine merkwürdige Sache«, sagt Stefanie und blickte auf die Bühne.

»Wem sagst du das«, seufzt Claire neben ihr. Die beiden spielen im selben Ensemble eines kleinen Theaters.

»Ich habe«, erklärt Stefanie, »alles darüber gelesen. Im weitesten Sinne gehört Lampenfieber zu den sozialen Ängsten, in diesem speziellen Sinn bedeutet es eingeschränkt: die Angst vor einem Auftritt. Das können Prüfungen oder Vorträge vor wissenschaftlichem Publikum sein, aber eben auch Bühnenauftritte. Unser Wort dafür weist ja schon darauf hin: Lampenfieber hat seine etymologischen Wurzeln zum einen in »Kanonenfieber« – der Angst der Soldaten vor einer Schlacht – und zum anderen im französischen Ausdruck »fièvre de la rampe«, also Rampen-, bzw. Bühnenfieber. Die »Lampe« wird sich wohl auf die Beleuchtung beziehen: In einer Zeit ohne elektrische Scheinwerfer wurden Gaslampen benutzt, um die Bühne zu erhellen. Und die strahlen nicht nur Licht, sondern auch eine enorme Hitze aus, sodass die Schauspieler ganz schön ins Schwitzen kamen. Wie bei einem Fieber.«

»Wow«, staunt Claire. »Du kennst dich ja wirklich aus.«

»Theorie und Praxis«, brummt Stefanie. »Das ganze Wissen hilft mir auch nichts. Was denkst du denn – ist Lampenfieber generell eher ›gut‹ oder ›schlecht‹?«

»Du meinst, weil viele Musiker, Schauspieler oder Tänzer irgendwann ihr Lampenfieber gar nicht mehr loswerden wollen?«

Stefanie nickt. »Für sie ist es ein hilfreicher Kick. Sie haben gelernt, die Nervosität und Erwartungsangst umzuwandeln in eine Energiequelle für ihren Auftritt. Sie nutzen das Adrenalin als Anschub für ihre ersten Schritte auf der Bühne. Sie haben nicht nur gelernt, ihre Angst zu akzeptieren, sondern können sie als Hilfe verwenden.«

»Angst haben sie trotzdem«, setzt Claire hinzu. »Und nicht allen gelingt die Umsetzung des Lampenfiebers in positive Energie: Von Barbra Streisand weiß man, dass sie 20 Jahre lang der Bühne fernblieb, nur weil ihr bei einem Konzert eine Textzeile entfallen war!«

»Und Heinz Erhard«, erinnert sich Stefanie, »fand folgende – für ihn irgendwie typische – Lösung: Gegen sein Lampenfieber half ihm eine Brille aus Fensterglas, damit er sein Publikum nur noch schemenhaft erkennen konnte.«

Die beiden lachen. Nicht mehr lange, und sie müssen auf die Bühne.

»Und«, flüstert Claire irgendwann, »hast du den positiven Effekt von Lampenfieber schon erlernt?«

Stefanie schüttelt nur den Kopf.

»Warum tun wir uns«, fragt Claire, »das dann tagtäglich, nein, nachtnächtlich an?«

Stefanie lächelt gequält und hebt eine Hand. »Du meinst das hier? Feuchte und zitternde Hände, trockener Mund, ein rasendes Herz? Warum wir uns das antun?«
Die beiden grinsen sich an. Denn die Antwort darauf ist völlig klar: Ein Künstler geht Abend für Abend auf die Bühne hinaus, stellt sich dem Licht der Scheinwerfer und dem Urteil des Publikums. Und er nimmt seine Angst, sein Lampenfieber mit hinaus. Weil er nicht opfern will, was ihm wichtig ist – nur um keine Angst mehr zu haben. Die Alternative wäre, das aufzugeben, was ihm wirklich am Herzen liegt: seine Kunst.
»Unser Stichwort«, sagt Stefanie und greift, mit zitternden Fingern, nach Claires Hand. »Komm!«
Quelle: Idee nach Eifert & Forsyth (2008, S. 309), Körte (1847, S. 239), Jacob (2015), Batizi (2013)

Die als nächstes präsentierte Vorstellung des Pendels kann eine große Hilfe sein, wenn wir wieder einmal den Eindruck haben, von den Wellen des Schicksals – oder unseres Gefühlschaos – hin und her geschleudert zu werden. Die Pendel-Metapher ist verwandt mit den beiden Reglern, fügt aber noch einen Moment von Defusion – Entschmelzung – mit hinzu.

Das Pendel
Oder: Seekrank im Kopf
»Also, diese Metapher mit den beiden Reglern finde ich viel zu kompliziert«, sagt sie.
»Frauen und Technik?«, fragt er. Lächelnd.
Sie haben sich auf diesem Wochenendseminar über ACT kennengelernt und sind sich sympathisch.
»Ist doch wahr«, meint sie. »Die Pendel-Metapher gefällt mir viel besser.«
»Welche ist das?« Er blättert suchend durch seine Kopien und Skripte.
»Hast du schon mal gependelt?«, fragt sie zurück.
Er schnaubt. »Ne. Ich kenne nur das Foucaultsche Pendel, mit dem Léon Foucault 1851 die Drehung unserer Erde bewies.«
Sie schnaubt. »Männer und Technik.« Und lächelt.
»Also«, fragt er, »was ist mit dieser Pendel-Metapher?«
»Dabei stellst du dir vor«, erklärt sie, »wie du einem Pendel einen Schubs in die eine Richtung gibst.«
»Damit das Pendel höher auf dieser Seite ausschwingt?«
»Genau. Aber was passiert dann auf der anderen Seite?«
»Na, da schwingt's auch höher. Ist doch logisch.«
Sie lächelt – Männer und Logik. »Du hast's erfasst. Bei der Metapher geht es darum, dass unsere Gefühle genauso funktionieren wie ein Pendel: Sie schwingen hin und her. Meistens mögen wir die eine Seite wesentlich mehr als die andere. Aber wann immer wir versuchen, jener Seite, die uns besser gefällt, einen Schubs zu geben, wird früher oder später auch die andere Seite weiter hinaufschwingen.« Sie holt kurz Luft.
Er nutzt die Pause: »Der Seite, die wir nicht mögen.«
»Ja. Unser Gefühlspendel schwingt zwangsläufig hin und her, so dass auch die unangenehmen Gefühle früher oder später wieder dran sind. Und die dann, durch

unsere eigene, von uns selbst investierte Energie beim Schwunggeben, auch größer werden.«
»Das meint also«, sagt er nachdenklich, »wenn ich Energie in meine Versuche hineinstecke, mich gut zu fühlen, verstärkt das gleichzeitig meine unangenehmen Gefühle.«
Sie nickt. »Die ACT bietet nun folgenden Vorschlag an: Lass das Pendel einfach schwingen – so gibst du der Seite, die du nicht magst, keine zusätzliche Kraft.«
»Klingt …«
»Logisch«, ergänzt sie lachend. »Bei jedem schwingt dieses Pendel anders, bei manchen schneller, bei manchen stärker. Einigen gefällt ihre Gefühlswippe vielleicht sogar, die anderen werden schnell seekrank.«
Er grinst bei dieser Vorstellung. Denkt an ein Schiff auf hohen Wellen.
»Und jetzt kommt der Clou bei dieser Metapher«, erklärt sie. »Wo bei einem Pendel spürt man die Schwingung am stärksten?«
»Direkt im Gewicht, im Pendelblei«, antwortet er sofort.
»Und wo spürt man nichts von der Bewegung?«
Diesmal muss er einen kleinen Moment überlegen. »Nur ganz oben«, antwortet er schließlich, »in der Aufhängung.«
»Hundert Punkte! Bei der Pendel-Metapher geht es vor allem darum, dass wir das schwindlig machende Gewicht unten am Pendel verlassen können und die Schnur hinaufklettern bis zum Aufhängungspunkt!«
»Schlau«, nickt er. »Im ACT-Jargon hieße das also: An diesem Punkt hast du völlige Akzeptanz. Über die angenehmen wie die unangenehmen Gefühle.«
»Und wieder richtig«, sagt sie. »Dort oben kannst du deine Gefühle betrachten, ohne dass du seekrank wirst. Akzeptanz und Bereitwilligkeit. Du kannst ewig unten im Gewicht hocken und gegen Ängste ankämpfen – du wirst sie nur verstärken. Aber wenn du hinaufkletterst zum Aufhängungspunkt des Pendels, ist das keine bloße Reaktion mehr, kein Gedanke, kein Gefühl – sondern eine bewusste Wahl.«
Sie schweigen eine Weile, blättern in ihren Papieren. Morgen beginnt der letzte Tag des ACT-Seminars.
»Ich finde trotzdem«, sagt er irgendwann, »das Bild von den beiden Reglern und dem Breitwilligkeits-Schalter besser. Ist irgendwie noch aktiver.«
»Ja, ja, und vor allem technischer.«
Wieder eine Pause.
Dann fragt er: »Du?«
»Hm?«
»Wo steht eigentlich, hm, dein Gefühlspendel so momentan?«
Sie schaut ihm amüsiert in die Augen und sagt nach einer langen Pause: »Find's raus.«
Quelle: Idee nach Odhage, ACBS metaphors

Unsere Gedanken-Abläufe zu beschreiben, ist nahezu unmöglich. Sie können rasend schnell sein, springend-hüpfend, sich in quasi Endlosschleifen im Kreis drehen, und oftmals erst in Erscheinung treten durch den Ausdruck in unterschiedlichsten Medien: in Worten, Gerüchen, in Musik und Klängen. Oft blitzen außerdem Bilder auf, innere Schnappschüsse unseres Lebens oder uns beeindruckende Kunstwerke. Manchmal diskutieren wir im Stillen mit uns selbst, manchmal lassen wir unsere Gedanken als murmelnde Selbstgespräche aus dem Mund perlen.
Darüber hinaus scheint das Denken auch nicht diachron, also ordentlich nacheinander, sondern synchron zu verlaufen. Die Beschreibung »Ach, ich denke an alles Mögliche gleichzeitig« ist vom Eindruck durchaus zutreffend.
Die Literaturwissenschaft unterscheidet bei den Versuchen, den Ablauf unserer Gedanken zu beschreiben, zwischen den Erzähltechniken des »Bewusstseinsstroms« (die Gedanken fließen scheinbar ohne Zusammenhang, die Grammatik wird oft ausgehebelt) und des »Inneren Monologes« (die literarische Figur redet mit sich selbst), wobei diese beiden Formen oft ineinander übergehen.
Aber auch solche sprachlichen Techniken bleiben letztlich nur Annäherungen: In dem Meer unseres Bewusstseins schwimmen unendlich viele Gedanken, Fische in den unterschiedlichsten Farben, Formen und Größen: vom bedrohlichen Hai oder den alles überdeckenden Walfisch – der zumindest »Fisch« heißt – bis hin zum zauberhaften Seepferdchen und der kleinsten Sprotte ist alles dabei.

Gedankenströme
Oder: Der Fischschwarm in unserem Kopf

Soll ich jetzt fragen? Oder warte ich noch? Am besten ganz lassen. Blöde Idee. Fragen oder nicht fragen, das ist hier die Frage. Ha, ha, sehr komisch, ein literarischer Kalauer. Shakespears Hamlet, was für ein Hammel ich doch bin. Englisch bei der verrückten Frau Zimmer, genau. Immer die Vokabeln, ich musste an die Tafel. Und wenn ich noch ein bisschen warte? Oder doch jetzt gleich, lief doch ganz gut, obwohl, ich sollte doch noch warten. Andererseits, rein logisch … wirklich super bis jetzt, to be or not to be, aber eigentlich … Mann, Mann, Mann, ist das ätzend, am besten warte ich noch ein bisschen. Der Wein riecht lecker. Schmeckt auch gut, rot wie Blut, rugidigu, Blut ist im Schuh. Mann, ich stell mich vielleicht an. Jetzt? Später? Gar nicht? Das Essen war auch super. Ist ja auch teuer genug hier, egal, Gott, bin ich nervös, teuer? Meine Steuererklärung ist auch noch nicht fertig, verdammte Kacke, noch warten, immer warten. Let it be, let it beeee, was spielen die denn jetzt? Beatles, die hab ich zum ersten Mal gehört im Radio der Eltern, ein Winterabend, Eisblumen am Fenster, Gott, soll ich jetzt oder später oder wie, aber noch ein Glas Wein und ich bin hackedicht, am besten jetzt gleich, aber, mein Gott: **I**i**C**c**H**h **H**m**A**a**B**c**E**h **A**e**N**m**G**i**S**c**T**h bestimmt nur lächerlich. Und da kommt schon der Kellner mit der Rechnung, das wird wieder peinlich, ich weiß nie wie viel Trinkgeld, nein, dreht ab der Typ, soll ich, jetzt, atmen, dröhnen, und, lachen, Ohrenklingeln, mein Herz macht pucka-pucka-pucka, sie schaut mich an, wie war das mit den beiden Schaltern, Blödsinn alles, aber wenn nicht, der Kippschalter, an und aus, der Bereitwilligkeitsschalter, blödes Wort, let it be, let it beeee, ein Ohrwurm oder ein Omen? **IUC**n**H**s **H**e**A**r**B E**e **A**r**N**s**G**t**S**e**T**r Kuss … war der schön, jetzt oder nie? Mann, ich muss pinkeln, atme tief, Alter, Kippschalter auf EIN, bin ich nervös und …

»Möchtest du meine Frau werden?«

10 Akzeptanz

> Du musst das Leben nicht verstehen,
> dann wird es werden wie ein Fest.
> Und lass dir jeden Tag geschehen
> So wie ein Kind im Weitergehen
> Von jedem Wehen
> Sich viele Blüten schenken lässt.
> (Rainer Maria Rilke, 1995, S. 147)

10.1 Einführung

Der Begriff Akzeptanz sollte behutsam und vorsichtig im Gespräch mit dem Klienten eingesetzt werden. Häufig ist es angebracht, diesen Begriff nicht zu früh im Therapieverlauf zu verwenden. Denn in der Alltagssprache hat das Wort häufig die Bedeutung von Zustände hinnehmen, sich wegducken und aufgeben. Es kann daher, wie Wengenroth (2012, S. 18) aufzeigt, »zu Missverständnissen und Widerstand« führen. Akzeptieren im Sinne der ACT wird nicht als etwas »Passives« verstanden, hat mit Resignation nichts zu tun. Pointiert könnte man formulieren: »Aktiv annehmen statt passiv hinnehmen!«

Annehmen hängt darüber hinaus eng mit Bereitwilligkeit (vgl. Kap. 9) zusammen: Es kann keine Akzeptanz geben, wenn man nicht bereit ist, sich den entsprechenden Situationen zu stellen, sich damit seinen Gefühlen und Gedanken gegenüber zu öffnen und diese zuzulassen, wie sie gerade in diesem Moment sind. Hayes und Lillis (2013, S. 144) bezeichnen Akzeptanz treffend als die »aktive Kontaktaufnahme mit psychischen Erlebnissen«.

Damit hat Akzeptanz immer eine Verbindung zur Gegenwärtigkeit (»So ist es eben gerade.«) – und diese Haltung ist bewusst, liebevoll und von einer gewissen Sanftheit gekennzeichnet.

Für Klienten, die zur Therapie kommen, ist eine akzeptierende Haltung häufig ein neuer Weg. In der Regel erhoffen sie, dass sie endlich nicht mehr traurig oder ängstlich sein müssen, nicht mehr von schmerzlichen Erinnerungen begleitet werden und dass sie lernen, körperliche Missempfindungen abzustellen. Da wir gewohnt sind, für Probleme eine Lösung zu finden, malen wir uns aus, wie wir etwas wieder in Ordnung bringen können. Diese etwa von Hayes und Smith (2007, S. 23) als »Ausbesserungs-Problemlösung« bezeichnete Mentalität ist zwar in der äußeren Welt erfolgreich, stößt aber auf ihre Grenzen in der inneren Welt. Denn hier scheint die bewährte Technik – das Problem erkennen, erklären, reparieren und es loswerden – plötzlich nicht mehr zu funktionieren. Trotzdem ist das zunächst die Strategie unserer Wahl – sie muss doch (wieder einmal) funktionieren! So ist es nur verständlich, dass die Idee, diese ungewollten und unangenehmen inneren Ereignisse zuzulassen, anfangs vom Klienten schwerlich beziehungsweise gar nicht angenommen wird. Hier ist es wichtig, möglichst einfühlsam zu verdeutlichen, was Akzeptanz nicht ist: Ungewollte Ereignisse, unerwünschte Gedanken oder unangenehme Gefühle mögen oder »wollen« zu müssen. Denn Frieden zu schließen, heißt nicht unbedingt, Freunde zu werden; doch es schützt vor weiteren unnötigen Opfern.

In der ACT arbeiten wir darauf hin, dass der Klient zu einer essentiellen Erkenntnis gelangt: Auf lange Sicht ist das Kontrollieren, Vermeiden und Bekämpfen von innerem Erleben zum Scheitern verurteilt. Denn Gedanken und Gefühle »schießen zurück«. Emotionales Leid wird durch das Dagegen-Angehen in der Regel nur noch größer, zum primären Leid kommt ein sekundäres hinzu. Anders ausgedrückt: Der vorhandene Schmerz, körperlicher wie psychischer, wird erst durch den Kampf zum Leid. Dieser Kampf zieht sehr viel von unserer Kraft und Energie ab – Energie wird verschwendet, die wir eigentlich für etwas Sinnvolleres verwenden könnten.

Luoma et al. (2009, S. 39) betonen, dass Akzeptanz kein Selbstzweck ist, sondern eine Methode zur Verstärkung von auf Werten basierendem Handeln. Sie ermöglicht uns eine gewisse Freiheit, die wir dann wiedererlangen, wenn die ständige Gegenwehr aufgegeben wird. So können wir uns unseren eigentlichen Zielen und Werten nähern. Akzeptanz gibt uns mehr Raum für psychische Flexibilität.

Akzeptanz lässt sich nicht nur durch Verstehen und darüber Reden aneignen. Streng genommen ist der Begriff sogar ein wenig irreführend, denn Akzeptanz ist keine einmalig vollzogene Handlung. In der ACT wird Akzeptanz als andauernde Haltung, als ständiger, fortlaufender Prozess verstanden. Akzeptanz lebt von der Einsicht, dass etwas jetzt so ist, weil die entsprechenden Bedingungen des Gerade-Vorher diese Entwicklung entstehen ließen. Wenn das Jetzt uns verwundert, zeigt das nur, dass wir das unmittelbar Vorherige nicht verstanden haben bzw. durch mannigfaltig fehlendes Wissen nicht verstehen konnten. Daher erklärt sich auch, dass wir das Jetzige keineswegs mögen und aufrechterhalten müssen, wenn es verändert werden kann. Doch zunächst ist es, wie es ist.

Sind wir also bereit, den »Ist-Zustand« anzuerkennen? Sind wir bereit und willens zu sagen: Ja, so ist es. Statt: Das gibt's doch nicht, das darf doch nicht wahr sein!

Zusammenfassung

Akzeptieren ist wie das Annehmen der Post vom Postboten. Die Briefe müssen uns nicht gefallen; wir müssen nicht verstehen, dass sie kommen und wieso sie gerade jetzt kommen. Sie sind (einfach) da. Ja, so ist es. Ja.

10.2 Metaphern

Hilfreiches Akzeptieren kann sich ausdrücken durch: Ja, das ist so. Unproduktives Akzeptieren kann sich ausdrücken durch: Tja, es ist halt nicht so wie ... Die erste Metapher dieses Kapitels zeigt diesen Unterschied in zwei Variationen des Themas »Ein Grund, einen Apfel zu essen, ist, dass man gesund leben will«.

Einen Apfel essen (1)
Oder: Einen Apfel essen (2)

(1)

Mara möchte abnehmen. Sie entscheidet sich, jetzt *nicht* das zu essen, was für sie *nicht* gut wäre. Statt also einen Snack oder ein schönes Stück Kuchen zu essen, isst sie einen Apfel.

Aber, wie ist es für Mara, diesen Apfel zu essen? Als sie hineinbeißt und kaut, vergleicht sie ihn mit dem Kuchen. Bei jedem erneuten Abbeißen und Kauen denkt und spürt sie, wie toll es wäre, jetzt den Kuchen zu essen. Der Apfel – er ist halt nicht so süß, so angenehm schmelzend im Mund, so … er ist halt kein Kuchen! Ach, der Kuchen, jaja, der Apfel ist kein Kuchen … Kuchen …

Nachdem Mara den Apfel gegessen hat, isst sie noch ein Stück Kuchen.

(2)

Mara möchte abnehmen. Sie entscheidet sich, das zu essen, was für sie jetzt gut wäre. Statt also einen Snack oder ein schönes Stück Kuchen zu essen, entscheidet sie sich für einen Apfel. Und wie ist es für Mara, diesen Apfel zu essen? Als sie hineinbeißt und kaut, erkennt sie: ja, das ist ein Apfel … die Festigkeit beim Abbeißen … die leichte Säure … auch die gewisse typische Süße eines Apfels … das Wissen: gut für die Zähne, gut für meine Gesundheit. »Ja, du bist ein richtiger Apfel. Danke, dass du geblüht hast und herangereift bist und so lange an deinem Ast hingst. Ja, du bist ein Apfel.«

Mara isst den Apfel im Bewusstsein eines Wunderwerkes der Natur. Sie isst und ist dankbar. Sie freut sich über ihre Willensstärke und darüber, etwas für sich, für ihre Gesundheit zu tun.

Sie ist zufrieden und stolz, sich frei entschieden zu haben. Für den Apfel. Und nicht gegen den Kuchen.

Quelle: Nach Ferriter (2014, S. 54)

Menschen sind unter allen Spezies der Welt (zumindest der Welt, die wir kennen) einzigartig – einzigartig in ihren großartigen Fähigkeiten. Und sie sind einzigartig darin, wie leicht sie, bildlich gesprochen, in ihren Köpfen stecken bleiben und dann weniger einfühlend und flexibel sind für die Veränderlichkeiten der Umwelt.

Immer der alte Käse
Oder: Wenn die Maus ein Mensch wäre

Schauen wir uns einen der Unterschiede zwischen Mäusen und Menschen an. Wenn wir eine Maus in ein Labyrinth setzen, sie dann losläuft und zufällig Käse dort findet, wo wir ihn immer wieder hinlegen, wird sie irgendwann lernen, wo sie den Käse finden kann und sich gezielt auf ihren Weg machen. Wenn wir nun den Käse an eine andere Stelle im Labyrinth legen, wird die Maus eine Zeit lang an die alte Stelle kommen, irgendwann aber aufgeben und woanders suchen.

Menschen hingegen neigen – im metaphorischen Sinne – dazu, immer wieder an die alte Stelle zurückzukehren, wobei sie auf Grund ihrer Intelligenz viel schneller ihr Verhalten adaptieren könnten. Könnten – der Konjunktiv. Aber ihr Verstand sagt

ihnen, dass der Käse »an einer bestimmten Stelle liegen *sollte*« beziehungsweise »zu liegen habe« und dass »niemand das Recht hat, ihn woanders hinzulegen.«
Der Mensch steht vor dem leeren Platz und beharrt auf seinem Recht, pocht auf die Gewohnheit, oder zitiert – beides zusammen – sein »Gewohnheitsrecht«.
Quelle: Idee nach Ciarrochi & Bailey (2010, S. 26)

Um etwas akzeptieren zu können, müssen wir es erst wahrnehmen – so wie es ist, so wie es in Erscheinung tritt. Damit überschneiden und verbinden sich auch die beiden ACT-Module »Kontakt zum gegenwärtigen Moment« und »Akzeptieren«.

Ich bin mein Wissenschaftler
Oder: Irgendwie ist alles interessant
Was uns anbetrifft – damit meine ich Sie, mich und viele andere –, könnten wir doch wie gute Wissenschaftler sein. Wissenschaftler beobachten, möglichst neutral, und sammeln Informationen. Diese schreiben sie dann auf, ordnen sie, stellen sie in einen Zusammenhang, werten sie aus und interpretieren sie. Auch die Auswertung sollte möglichst objektiv und neutral sein. Die Interpretation ist wie eine Stellungnahme – hier verlässt der Wissenschaftler das sammelnd-registrierende Feld. Und dessen sollte er sich bewusst sein. Interpretationen lassen sich auch oft noch von einem anderen Blickwinkel erstellen.
Aber zurück zur Sammelphase: Egal, wie uns etwas gefällt, was wir auch davon halten – sammeln heißt, so aufnehmen, wie etwas ist, wie etwas in Erscheinung tritt. Man könnte sagen: Die wissenschaftliche Haltung besteht darin, etwas beobachtend so aufzunehmen, wie es sich zeigt. Sozusagen eins zu eins.
Mit einer beobachtend-annehmenden Haltung können wir aufnehmen, was in uns vorgeht: Gedanken, Gefühle, Handlungen, Befindlichkeiten, Assoziationen, Bilder und so weiter.
Wir können unser eigener Wissenschaftler sein.
Quelle: Idee nach Harris (2011, S. 228)

In der nachfolgenden Geschichte kommt die Akzeptanz erst ganz zum Schluss – wenn sie denn kommt. Der Anfang des Textes beschäftigt sich mit der Qualität von gegenwärtig, von präsent sein. Die Geschichte zeigt, dass diese beiden ACT-Module – wie letztlich alle anderen auch – stets zusammenhängen und sich gegenseitig beeinflussen.

Der Duft der Freiheit
Oder: Wie könnte es doch so schön sein
Stellen Sie sich vor, Sie sind im Urlaub und stehen in Ihrem Hotelzimmer. Sie schauen aus dem Fenster nach draußen auf Ihr Ferienpanorama und bewundern das tropische, tiefblaue Meer, den goldenen Sandstrand samt vielen, Kokosnüsse tragenden Palmen. Das Wasser streckt sich bis zum Horizont, Sie sehen die Wellen im Sonnenlicht glänzen, die Palmenblätter im Wind zittern und exotische Vögel von Baum zu Baum fliegen. Blumen in feurigem Rot öffnen ihre Blüten. Ein wunderbarer Blick, eine

grandiose Aussicht. Nur leider ist die Klimaanlage voll aufgedreht und die Fenster sind von modernster Bauart: dreifach verglast.
Sie hören und riechen und spüren nichts. Weder das Plätschern der Wellen am Strand, noch das Zwitschern der Vögel. Weder die aromatische Luft des Ozeans noch den betörenden Duft der Blüten. Weder die warme Sonne auf Ihren Wangen noch den tropischen Wind in Ihren Haaren.
So ist es, wenn man nur »halb präsent« ist. Man nimmt dann zwar das, was man erlebt, teilweise auf.
Verpasst aber doch jede Menge.
Nun öffnen Sie Ihr Balkonfester und treten hinaus. Spüren jetzt das Sonnenlicht im Gesicht und den Wind auf Ihrer Haut. Hören Vögel zwitschern und wie die Wellen an den Strand rollen. Sie spüren die frische Luft, die Sie tief einatmen können. Neben Ihnen auf dem Balkon klackt es. Einen Moment später können Sie im Nachhinein das Geräusch zuordnen: ein Feuerzeug. Ihr Nachbar oder Ihre Nachbarin hat sich ein Zigarillo angezündet. Prompt trägt der Wind den Rauch zu Ihnen hinüber.
Sie leiden. Solch eine schöne Luft und dann der Zigarillo-Rauch!
Das muss Ihnen nicht gefallen. Und vielleicht haben Sie sogar »Recht« … nein, »Recht« wohl nicht. Obwohl, wahrscheinlich klingt es schon vernünftig, wenn Sie argumentieren, dass man bei solch einer schöner, gesunden Luft … nicht sollte …
Sie haben die Wahl. Doch eines wird nicht sein: Eben jetzt hier, für Sie auf Ihrem Balkon, ohne Rauch.
Ja, so ist es. Ja, so ist. Ja, so.
Quelle: 1. Absatz nach Harris (2013b, S. 207)

Eine Catchphrase ist in der Literaturwissenschaft ein meist recht kurzer Satz, der eindeutig einer Roman- oder Filmfigur zugeordnet werden kann und sie charakterisiert. Berühmtestes Beispiel: »Mein Name ist Bond. James Bond.« Auch Inspektor Columbos »Ach, ich hätte da noch eine Frage …« gehört in diese Kategorie.
In den 1940er bis 60er Jahren entwickelte das Entertainer-Duo Häberle und Pfleiderer in Radio und Fernsehen ihre eigenen Catchphrases, mit denen sie berühmt wurden: Der eine ein langes, abgeklärtes »So, soooo«, der andere ein seufzendes, allumfassendes »Ja, jaaa« – beides in breitestem Schwäbisch. Durch die »ACT-Akzeptanz-Brille« betrachtet, um im humoristischen Jargon zu bleiben, empfinde ich diese oder eine ähnliche gleichbleibende Antwort als hochinteressante Denkprogrammierung. Was wäre, wenn wir eine solche Catchphrase in unserem Denken und Handeln verankern könnten, einen Impuls des Innehaltens und der Akzeptanz?

Ja, so ist das also
Oder: Omas Umgang mit der Welt

Ich hab schon immer gedacht, dass meine Oma eigentlich Buddha ist. Oder eine Heilige. Oder wenigstens Mutter Theresa. Weil, eigentlich nur, weil sie so oft den einen Satz sagt: »So ist das also«. Na, eigentlich sagt sie, weil sie aus einem winzigen hessischen Dörfchen in Taunusnähe kommt: »Ei, so is des also.« Aber ich schweife ab. Bleiben wir beim Hochdeutsch: »Ja, so ist das also.« Der Satz meiner Oma.

Ich habe mal ein Buch über Sprachwissenschaft gelesen, weil mich das ziemlich interessiert; darüber, wie wichtig der Ton in der Musik ist. Auch in der Sprache. Das Beispiel in dem Buch damals war: »Bitte mach das Fenster zu.« Und das wurde dann schön beschrieben, wie sich dieser Satz – ohne die Worte zu verändern – völlig anders anhören kann. Zum Beispiel als ganz freundliche, leise geäußerte Bitte an sein Schätzchen. Oder als schon leicht genervte Wiederholung. Oder aber brüllend und großgeschrieben: »BITTE MACH DAS FENSTER ZU!« Mit einem gedachten »verdammte« vor dem Fenster. Und damit zurück zur Oma. Denn ihr Satz, ihr heiliges Mantra »Ja, so ist das also«, kann ja auch ganz verschieden klingen. Etwa resigniert und traurig: Ach herrje – so ist das also? Wütend und knurrend: Was? So ist das also – ha! Meine Oma aber – nie. Wenn sie diesen Satz sagte, lächelte sie dabei. Sie sagte ihn nicht unbedingt leise, aber ruhig. Und mit neugierigen Augen, die darf ich nicht vergessen.
Mein Opa war da ganz anders. Der hat immer rumgebrüllt: »Was, das gibt's doch gar nicht!« oder »Wie konnte das nur …!« oder »Ich glaub's einfach nicht!« Aber während er noch gebrüllt hat, war meine Oma schon längst, nach ihrem obligatorischen »Ja, so ist das also« dabei, das Problem aus der Welt zu schaffen.

Meine Oma. Sie war, wie das bei Omas eben meistens so ist, schon nicht mehr die Jüngste, als ich sie kennenlernte. Mit den Jahren wurden ihre Haare noch grauer und ihr Buckel noch krummer. Gehört hat sie noch gut, nur mit dem Sehen ging's irgendwann schlechter. Und laufen konnte sie schließlich auch nur noch höchstens bis zum Bäcker an der Ecke. Mit ihr, mit meiner Großmutter – na, so hab ich sie natürlich nicht genannt, keine Ahnung, wer sich das Wort ausgedacht hat, da denkt man doch entweder an eine Riesin oder an die Übermutter oder gleich ans Rotkäppchen: Großmutter, warum hast du … Jaja, ich schweife schon wieder ab.
Jedenfalls war ich oft bei meiner Oma. Habe sie ihren Satz sagen hören. Unter verschiedensten Umständen. Als mein Vater lange krank war zum Beispiel. Aber auch als mein Bruder geheiratet hat: »So ist das also.« Als sie sich ein Bein brach, und drei Wochen fürchterliche Schmerzen hatte. Aber auch, als wir ihr 87 langstielige Rosen in 87 unterschiedlichen Geruchstönungen zu ihrem 87. Geburtstag schenkten: »Ja, so ist das also.«
Und auch, als sie mich zum Flughafen begleitete, hat sie das gesagt, als ich für ein Jahr nach England ging – für einen Job. Sie wollte da unbedingt mitkommen, als mein Bruder mich hingebracht hat. Stand da, wankend, bucklig und mit geschlitzten, weil blinzelnden Augen und umarmte mich. Sagte, na Sie wissen natürlich, was sie da zu mir gesagt hat. Mit ihren neugierigen Augen.

Ich hab meine Oma nicht mehr wiedergesehen. Schlaganfall. Und bevor mein Flieger noch gelandet war, ist ihre Seele schon in die andere Richtung, zum Himmel rauf geflogen.
Und jetzt steh ich hier und mach' dumme Witzchen, obwohl ich eigentlich nur weinen möchte. Die Oma hat mir nichts vererbt, ihre Rente war nicht die größte. Sie hat mir trotzdem einen Schatz vermacht. Sie wissen schon. Und wenn Sie alle etwas tun wollen,

um sie in Ehren zu halten, meine Oma mit dem krummen Buckel, dann sagen Sie einfach mal ab und zu, immer mal wieder, an lustigen, wie an traurigen Tagen: »Ja, so ist das also.«

Um die Haltung der Akzeptanz zu fördern und zu trainieren, können unterschiedliche Techniken und Vorstellungen genutzt werden. Ein für mich sehr klares, einfaches, eben »passendes« Bild dafür zeichnet die nachfolgende Metapher.

Das Puzzle
Oder: Es passt, ohne dass es (mir) passen muss

Moritz hat eine interessante Technik, mit unerwünschten, stressigen Ideen und Vorstellungen umzugehen. Vielleicht ist das Wort Technik zu technisch, vielleicht passt es besser, von ›inneren Bildern‹ zu sprechen. Die besagten lästigen Gedanken sieht er als einzelne Teile eines einzigen gigantischen Puzzles. »Mein Puzzle hat ganz viele Teile«, so sagt er und denkt er. »Jedes repräsentiert einen der vielen Aspekte von mir und meinen Erfahrungen. Ich schaue förmlich zu, wie einzelne Teile mit einem Gedanken darauf oder einem Gefühl ihre gewissermaßen zugewiesenen Plätze finden. Ja, es gibt den passenden Platz für jedes Teil, da, wo es perfekt sitzt – weshalb auch immer. Und ob mir das ›passt‹ oder nicht, das spielt zunächst gar keine Rolle. Jedes Puzzleteil ist ein Teil, ein Aspekt meiner Erfahrung, auch wenn es merkwürdig aussehen sollte, schmerzlich oder störend ist. Es ist (nur) ein Teil eines riesengroßen, schönen Bildes«. Ja, so ist's.

Quelle: Idee nach Chester, ACBS-metaphors

Akzeptieren heißt nicht, etwas zu mögen. Akzeptieren kann bedeuten, einen sinnlosen (!) Kampf aufzugeben – und: sich mit diesem Etwas wirklich zu arrangieren.

Zwei Nachbarländer
Oder: Was wir von der Politik (nicht) lernen können

Stellen Sie sich vor, Ihr Nachbarland und das Land in dem Sie leben, haben nicht das beste Verhältnis: Immer wieder gibt es Spannungen. In Ihrem Land wird eine ganz andere Religion praktiziert, es herrscht ein anderes politisches System als in dem direkt angrenzenden Nachbarland. Schon lange gibt es Spannungen zwischen den beiden, jetzt eskalieren die Streitereien und der unmittelbare Nachbar sieht Ihr Land als Hauptbedrohung an.

Was kann Ihre Regierung tun?

Drei Möglichkeiten sind denkbar.

(1) Krieg. Die schrecklichste aller Möglichkeiten. Ein Land – egal wer beginnt – greift das andere an, Vergeltung wird geübt, immer hin und her, bis eines oder beide zerstört sind. Das Leid der Menschen ist groß, die Kosten sind so hoch wie sinnlos, auf beiden Seiten sterben Menschen.

(2) Eine Art Waffenstillstand, eine Balance des Schreckens, ein »Kalter Krieg«. Beide Länder einigen sich darauf, nicht anzugreifen, aber sie schließen auch keinen Frieden. Diese Möglichkeit ist nicht ganz so schrecklich, aber schlimm genug. Geprägt ist sie von ständiger Angst, schwelenden Konflikten und unterdrückter Aggression.
(3) Versöhnung und echter Frieden. Die beiden Länder schließen einen Vertrag und erkennen sich als eigenständige Staaten an. Zu dieser Akzeptanz gehört auch das jeweilige politische System oder die jeweilige Religion – die unterschiedlichen Anschauungen werden angenommen und dürfen weiter bestehen. Damit werden Sie Ihren Nachbarn nicht los. Sie müssen auch nicht anfangen, ihn zu lieben. Sie brauchen die Politik des benachbarten Landes auch nicht plötzlich gut zu finden. Aber ohne den drohenden Krieg können Sie sich um andere Sachen kümmern. Neue Wohnungen bauen. Ihr Bildungssystem verbessern. Sie können Geld und Ressourcen sinnvoll nutzen, da sie eben nicht in einem Krieg verbrannt werden.

Übertragen auf die ACT bedeutet das: Der Krieg, jene erste Möglichkeit, umschreibt den Kampf gegen unerwünschte Gedanken und Gefühle: Sie wollen sie besiegen und loswerden. Diese Schlacht kann nicht wirklich gewonnen werden und verschwendet nur einen Großteil Ihrer Ressourcen, Ihrer Zeit und Energie.
Das zweite Szenario, der Waffenstillstand, ist schon besser, aber immer noch nicht wirklich befriedigend. Bestenfalls tolerieren Sie wütend ihre Gedanken und Gefühle, schlimmstenfalls unterdrücken Sie sie so lange, bis sie explodieren. Von echter Akzeptanz ist auch diese Möglichkeit noch weit entfernt. Kein Krieg, aber Feindseligkeit und Spannung. Und dazu das Gefühl von Hilflosigkeit und Resignation. Dieser Zustand hat mehr etwas von Gefängnis als von Freiheit.
Die wahre Akzeptanz wird vom Friedens-Szenario dargestellt. So wenig, wie Sie Ihr Nachbarland mit seiner seltsamen Politik und Religion gutheißen müssen, so wenig müssen Sie Ihre unangenehmen Gedanken und Gefühle mögen. Aber Sie können mit ihnen Frieden schließen. Die Unterschiede anerkennen. Dann müssen Sie nicht mehr Ihre Energie darauf konzentrieren, sie abzuschaffen oder zu ändern, sondern können, metaphorisch betrachtet, Ihr eigenes Land zu einem besseren Ort machen. Sie nehmen Ihre zutiefst unangenehmen Gefühle und Gedanken an und lassen sie einfach stehen. Dadurch werden Sie frei. Dadurch können Sie Ihre Energie auf Ihre Handlungen lenken. Dadurch können Sie, wenn Akzeptanz gelebt wird, aktiv in jene Richtungen gehen, die für Sie wertvoll sind.
Quelle: Nach Harris (2013a, S. 99 ff.)

Akzeptanz ist keine passive Einstellung, sondern beinhaltet bewusste Aufmerksamkeit und Respekt. Die Benzin-Metapher veranschaulicht das auf klare Weise.

Benzin

Oder: Treibstoff oder Triebstoff

Ärger ist da; Ärger gibt es. Ärger ist weder gut noch schlecht. Ärger ist eine Energie, eine Energiequelle wie Benzin. Beide, Ärger und Energie, verwandeln sich zu dem, was wir damit tun, wofür wir sie einsetzen. Das ist wichtig zu erkennen und zu beachten.
Vertiefen wir diesen Vergleich mit dem Benzin: Wir können es über uns gießen und uns damit anzünden. Oder wir können es in unser Fahrzeug füllen und damit losfahren. Wie also die Energien genutzt werden – destruktiv, aggressiv oder förderlich nutzbringend, aufbauend –, das ist unsere Sache, das liegt an uns.
Vor diesem Hintergrund sagen wir: Ärger, wie jeder explosive Treibstoff, muss mit Respekt und Verantwortung behandelt werden.
Quelle: Nach Chantry (2007, S. 269)

Ein Hindernis stellt sich uns in den Weg – das ist meistens metaphorisch zu verstehen. Anders gesagt: Auf unserem Weg befindet sich etwas, das sich für uns als Hindernis erweist, ein äußeres wie ein inneres. Wir versuchen es zu umgehen, wegzudrücken – aber das funktioniert nicht. Wir lassen uns von dem Hindernis abhalten oder … finden einen anderen Umgang.
Die nachfolgende Metapher der Seifenblase wurde ja schon von Opa Wilhelm im Kapitel zur *Bereitwilligkeit* genutzt. Hier habe ich sie – in anderer Form – noch einmal aufgegriffen. Um sie in Erinnerung zu bringen und sie zu wiederholen. Eine wichtige Lerntechnik: wieder holen.

Die Seifenblase

Oder: Zusammen gegeneinander unterwegs

Die Seifenblase, groß und schwebend, weiß, wohin sie will.
Eine kleine Seifenblase stellt sich ihr in den Weg.
Die große kommt nicht weiter, versucht es rechts, versucht es links.
Die kleine macht es ihr nach. Blockiert sie.
Die große schwebt nach oben, versucht es unten.
Vergebens. Die kleine folgt den Bewegungen. Verstellt ihr den Weg.
Die große Seifenblase bleibt stehen.
Sie kann nicht vorbei.
Sie schwebt auf der Stelle, bewegungslos.
Scheinbar – gibt sie auf.
Dann, ganz langsam
nimmt sie Fahrt auf.
Und den alten Kurs.
Direkt auf die kleine Seifenblase zu.
Weicht nicht aus.
Und im nächsten Moment berührt sie sanft
die andere, ihren Gegner.
Lautlos, in der Art der Seifenblasen

und leuchtend in tausend Farben
berühren sie sich, werden eins.
Und bleiben einzeln im größeren Eins.
Sie haben wieder freie Flugbahn.
Langsam und stetig ziehen sie weiter.
Ziehen sie weiter, zieht sie weiter.
Quelle: Nach Hayes et al. (2004, S. 242)

Noch einmal das Thema Hindernisse, noch einmal eine Monster-Metapher wie beim »Tauziehen« in Kapitel 6. Hindernisse auf unseren Wegen – wir versuchen sie wegzuräumen oder zu umgehen. Und wenn das nicht leicht geht, müssen wir uns halt anstrengen. Doch was ist mit den inneren Hindernissen? Diese lassen sich meistens nur sehr unzulänglich bis gar nicht wegräumen oder umgehen, geschweige denn ausschalten.

Monster am Wegrand
Oder: Was ist zu tun, wenn uns etwas wie ein Monster zu sein scheint?
Eine Figur, wir nennen sie Searchie (»Sörtschie«), ist unterwegs. Searchie kommt irgendwoher mit all ihrer Vergangenheit, all ihren Befindlichkeiten. Sie will dorthin, wo es schön ist – vielleicht hat sie schon eine klare Vorstellung, vielleicht auch nur eine ungefähre. Auf jeden Fall ist sie auf dem Weg Richtung Palmen und Sonne. Searchie hat all ihre Habseligkeiten auf einen Wagen gepackt, den sie problemlos hinter sich herzieht. Da stellt sich ihr plötzlich ein Monster in den Weg.
Dieses Monster kann aus äußeren Faktoren bestehen: unangenehme, schwierige Lebensumstände, Ereignisse, Situationen. Es kann auch innere Faktoren repräsentieren: leidvolle Befindlichkeiten, belastende Gedanken, schmerzhafte Gefühle, unangenehme Körperempfindungen, hinderliche Impulse.
Es scheint nicht möglich zu sein, an diesem Monster vorbeizukommen oder sich irgendwie daran vorbeizumogeln; dafür ist es zu stark und zu entschlossen. Entschlossen, Searchie nicht an sich vorbeiziehen zu lassen. Das Monster scheint auch nicht anderweitig bekämpft oder ausgeschaltet werden zu können – wahrscheinlich würde es dadurch eher noch grimmiger und stärker werden. Searchie kann ihm ausweichen und einen anderen Weg einschlagen, z. B. den, der hier nach rechts abgeht in Richtung Vulkan und Regen. Dort wartet kein Monster, zumindest sieht es von hier so aus; doch der Weg scheint fernab zu führen von dort, wo Searchie hin will.

Das ist die Situation, in der Searchie sich befindet. Was ist zu tun? Was kann Searchie tun?
Searchie entscheidet sich für einen »dritten Weg«: Sie ist bereit, das Monster mitzunehmen. Sie möchte frei wählen können und … sie möchte auf ihrem Weg bleiben. Also wird das Monster auf den Wagen gesetzt und mit auf die Reise genommen. Vielleicht wird es dadurch noch grimmiger, vielleicht wird es sich beruhigen; vielleicht wird es zu bestimmten Zeiten oder Anlässen so richtig rumbrüllen, zu anderen Zeiten

vollkommen ruhig bleiben. Vielleicht wird es irgendwann einmal ausgestiegen sein, vielleicht zum beschützenden Weggefährten werden. Vielleicht wird irgendwann und irgendwo ein weiteres Monster am Weg lauern; vielleicht verbünden sich diese beiden sogar, vielleicht hilft das gegenwärtige Monster auch, sich mit dem neuen zu arrangieren. Viele Vielleichts. Das, was Searchie jetzt Stärke verleiht, ist, dass sie eine deutliche Entscheidung trifft, und dass diese Entscheidung getragen wird, ausgerichtet ist und darauf basiert, wie sie ihr Leben gestalten und führen möchte, ihr Searchie-Leben.

Und die Hoffnung ist, nicht die Erwartung, dass es »viel-leicht« viel leichter wird als befürchtet.

Quelle: Nach Wengenroth (2012, S. 42 f.), Lotz (2010, DVD, Konzerteinleitung)

Wir sprechen von Akzeptanz, Akzeptieren, Annehmen bzw. aktivem Annehmen dessen, was ist. Und doch wollen wir in unserem Leben Veränderungen und Verbesserungen durchführen.
Wahrscheinlich ist doch der eigentliche Sinn unseres Daseins, ein werteausgerichtetes, erfülltes Leben zu führen. Und: Die effektivste Weise, etwas zu verändern ist, die momentane Situation völlig zu akzeptieren. Das heißt nicht, sie zu mögen oder gutzuheißen; es heißt, das Gegebene als den Ist-Zustand zu respektieren. Und von ihm auszugehen.

Auf der Eisdecke
Oder: Ausgehen von dem, wie es ist

Angenommen, Sie gehen über eine Eisdecke. Um den nächsten Schritt sicher zu tätigen, ist es wichtig, erst einmal einen sicheren Stand zu haben. Bei dem Versuch, ohne eine solche Standfestigkeit vorwärtszukommen, werden Sie wahrscheinlich schnell ausrutschen und hinfallen.

Akzeptanz ist wie diese Standfestigkeit. Sie erkennen die zugrunde liegende Situation an, sie schätzen sie realistisch ein. Sie müssen nicht dort verweilen wollen – keiner zwingt Sie, ewig auf dem Eis herumzustehen. Im Gegenteil: Sie haben ein Ziel vor sich, haben eine Richtung gewählt. Und vom aktiven Umgang mit dem Untergrund, von diesem Ausgangspunkt, von dieser aktuellen Basis aus starten Sie Ihren neuen Schritt, starten Sie in Ihr neues Projekt.

Quelle: Nach Harris (2013a, S. 102)

Ein Bestreben von uns Menschen könnte sein, mehr Mitgefühl und Güte sich selbst und anderen Menschen entgegenzubringen. Das Lernen von Mitgefühl und Freundlichkeit, bezogen auf das eigene Erleben, dient dazu, aversive Ereignisse (also das, wogegen wir eine Aversion haben) auf dem wertorientierten Weg mitnehmen zu können.

Reisen mit dem Problemkind
Oder: Mit Gefühl und Mitgefühl

Charlotte war eine ziemlich gute Erzieherin, sowohl was ihren Job in der Schule als auch ihre eigenen Zwillinge anging. Sie fiel kaum noch auf deren Tricks herein, reagierte extrem selten mit lautem Gebrüll und natürlich nie mit Ohrfeigen. Charlotte

hatte die Pädagogik-Kurse an der Uni nicht gebraucht um zu wissen, dass solche Strategien nichts brachten: Aggressive Erziehung führt nur dazu, dass sich die Eltern frustriert und schlecht fühlen. Und die Kinder bleiben Kinder – nur eben mit frustrierten und sich schlecht fühlenden Eltern.
Die Alternative, wusste Charlotte, funktionierte um einiges besser: Das Kind als einen Teil von sich betrachten, der Liebe und Unterstützung benötigte – und keine Strafe. Dabei ging es nicht darum, dem Kind alles zu erlauben, ihm sofort nachzugeben und jeden Wunsch von den großen Kulleraugen augenblicklich abzulesen und zu erfüllen. Es ging eher darum, mögliche Ärger- und Frustrationsregungen bei sich zu akzeptieren, die eigene negative Energie zu bändigen und mit Ruhe, Verständnis und Klarheit zu agieren. Pädagogen und Psychologen nannten das: ein anderes Verhalten modellieren. Und Charlotte kannte die Studien, die bestätigten: Diese freundliche und doch konsequente Strategie war durchaus effektiv.
Charlotte wusste das alles. Und lebte es – sie war eine ziemlich gute Erzieherin.
Gestern war sie in einer Zeitschrift wieder einmal über das beliebte Schlagwort des »Inneren Kindes in dir«, gestolpert. Mein inneres Kind, hatte sie gedacht und sich gefragt, mit welchen Methoden sie eigentlich diesen speziellen Sprössling erzog. Ihr inneres Kind. Ein echtes Problemkind, wenn sie ehrlich war.
Mit einer dieser plötzlichen, blitzartigen Einsichten, die uns manchmal überkommen, hatte sie begriffen, dass von aggressionsfreier Erziehung hier überhaupt nicht die Rede sein konnte. Wenn ihr inneres Kind spielen oder frech sein wollte, brüllte Charlotte es nieder. Sperrte es ein. Und fühlte sich hinterher natürlich nur schlecht und frustriert. Merkwürdig, dachte Charlotte. Dabei ist dieses Kind ja wohl mindestens so ein Teil von mir wie die Zwillinge. Mindestens. Vielleicht, dachte sie, würde meinem inneren Kind ein bisschen mehr Zuneigung und Freiheit gut tun. Bestimmt sogar. Ich könnte ja morgen …
Und Charlotte machte Pläne. Einige würden funktionieren, andere nicht.
Aber sie würde anfangen, das innere Problemkind mitzunehmen auf ihrer Reise.
Quelle: Nach Eifert (2011, S. 62 f.)

Gehen wir vom Kind in uns noch einen Schritt weiter. Wenn wir erkennen, dass der Schmerz, den wir in uns tragen, der Schmerz ist, den auch andere in sich haben, so sind wir am Kern, am Herzen von Mitgefühl und Güte angekommen. Dann fangen wir an zu verstehen, dass es bei unserem Schmerz nicht nur allein um uns geht. Er ist vielmehr eine Aufforderung dazu, sich auf einer komplexeren Ebene mit dem Leben in Verbindung zu bringen.

Weltenkörper
Oder: Makrokosmos repräsentiert Mikrokosmos, Mikrokosmos repräsentiert Makrokosmos
Mein Leiden ist nicht einzigartig. Es wächst auf dem Boden meiner Kultur; es erhebt sich ebenso aus der globalen Kultur und der Umwelt. Ich bin Teil des Welten-Körpers. Wenn ein Teil dieses Körpers Leiden ist, dann leidet die ganze Welt.

Wenn wir die Weltwunde erkennen, führt uns dies weg von dem Gefühl der Ausschließlichkeit ... Jeder von uns hat gelitten oder leidet. Dieses Leiden ist persönlich. Aber wo hören wir auf und wo beginnt der Rest der Schöpfung?
Quelle: Halifax (1993, S. 13 f., übers.)

Zum Weltenkörper gehören Tiere, aber auch Pflanzen, fremde Menschen und uns nahe Menschen. Zum Abschluss dieses Kapitels eine Geschichte, die noch einmal Mikro- und Makrokosmos verbindet.

Pflanzen als lebende Bilder
Oder: Licht und Schatten verbinden
Neun Uhr morgens im Palmengarten. Der Mai ignorierte seinen Job als Frühlingsmonat und versteckte die Sonne hinter theatralisch dunklen Wolken. Torben schaute zu ihnen hinauf und schlug den Weg zum Palmenhaus ein. Er liebte diese frühen Stunden hier, wenn kaum jemand unterwegs war, nur die Gärtner gärtnerten, die Gassigeher Gassi gingen und die Jahreskartenbesitzer ihre Jahreskarte nutzten. Als Komponist konnte er sich seine Zeit so einteilen wie er wollte – und er wollte Morgen für Morgen im Palmengarten herumspazieren. Seit Jahren war er hier unterwegs, lauschte den Vögeln und dem Blättergeraschel der Bäume.
Etwas mühsam drückte er die schmiedeeisernen Türen des Palmenhauses auf und schlüpfte hinein. Blieb wie immer einen Moment stehen, um sich an die feuchte Luft zu gewöhnen, an das gedämpfte Licht und jenes spezielle Flüstern und Tröpfeln von Wasser. Stille und schwere, tropische Luft. Er duckte sich unter einer weit ausladenden Bananenstaude hindurch und begann seinen Rundgang. Viel zu schnell wurde er gestört: Ein Murmeln drang durch die zur Nachbarabteilung halb geöffneten Türen aus der hinteren Ecke des Palmenhauses.
Ade, Stille! Enttäuscht schaute er zu zwei Koi-Karpfen hinunter, die reglos im klaren Wasser eines Teichs trieben.
Schon wollte Torben den Rückzug antreten, da konnte er einen der Sätze verstehen: »Efeu – wissenschaftlich *Hedera helix* – verbindet in der traditionellen Symbolik Licht- und Schattenseiten des Lebens.«
Torben zögerte, trat dann aber doch noch ein paar Schritte näher und lauschte: »Attribut des antiken Weingottes Dionysos, Ausdruck von Ausgelassenheit und Lust ... der Efeukranz als Sinnbild der unsterblichen Seele ... Tod und Ewigkeit ... Hochzeitsgabe als Ausdruck der Treue ... Grabstättenschmuck, Friedhofspflanze ...«
Er machte noch einen Schritt. Dionysos, der Efeuumkränzte – das gefiel ihm. Das klang nach Oper. Torben näherte sich der Stimme noch ein bisschen mehr: »Der junge Efeu mit seinen ledrigen, gelappten, dunkelgrünen Schattenblättern kriecht auf dem schattigen Waldboden. Erreicht er einen Baum, klammert sich der Trieb mit kleinen Haftwurzeln fest und kann bis zu 20 Meter zum Licht emporklettern. Eine Liane, die Erd- und Himmelsebene verbindet.«
Jetzt hatte Torben, versteckt hinter einem riesigen Baumfarn, freie Sicht auf die Quelle: Offensichtlich eine Dozentin vom Botanischen Institut stand, umringt von ihren

Studenten, vor einer efeuumrankten Wand. Torben konnte ihr Alter schwer schätzen: Ihr weißleuchtendes Haar traf auf eine junge, begeisterte Stimme. Bei Klängen kannte Torben, der Musiker, sich schließlich aus.
»Erst nach circa acht Jahren«, machte diese Stimme weiter, »werden Seitentriebe, sogenannte Lichttriebe gebildet, die keine Haftwurzeln mehr besitzen und von der tragenden Stütze wegstreben: Von der Anhaftung zur Freiheit! Wir erleben sogar eine Metamorphose der Blätter: Die Lichttriebe entwickeln ungeteilte, zartere Blätter, sogenannte Erwachsenen- oder Lichtblätter.«
Was für eine Stimme, dachte er. Die Luft im Palmenhaus schmeckte nach Tropen und exotischen Früchten. Torben lauschte.
»An diesen Trieben erblüht der Efeu! Allerdings nicht wie die meisten Pflanzen im Frühling oder Sommer, sondern im Herbst: Blütenbildung zur Zeit der Reife. Die Früchte reifen über den Winter, bis sich im Frühling die Vögel über die schwarzen Beeren freuen.«

Als hätten die Tiere sie verstanden, begannen die Spatzen lauter zu tschilpen. Auch ein paar exotische Vögel pfiffen ihren Ruf hinweg über das Geplätscher der kunstvoll angelegten Wasserfälle.
»Was für ein Bild!«, erklärte die Frau den Studenten und zeigte auf das rankende Gewächs hinter sich. Ihre Bewegung war grazil und kraftvoll zugleich. Torben lauschte:
»Efeu verbindet Schattenwelt und Lichtsphäre – auf den Menschen bezogen: Unterbewusstsein und Bewusstsein. Dem Schatten können wir nicht entfliehen, wenn wir uns zum Licht des erkennenden Bewusstseins erheben wollen. Der Schatten würde uns stets folgen. Erst wenn wir die Schattenkräfte des Unterbewusstseins integrieren durch Akzeptanz, können wir uns lösen, befreien, dem Schatten entwachsen – wie die Lichttriebe des Efeu. Dann können wir erblühen und sogar im Winter des Lebens Früchte reifen lassen.«
Torben nickte in sich hinein. Hörte Noten in dieser Stimme, gemischt mit tropischen Klängen. Schatten und Licht – das war wie Dur und Moll in der Musik.
Die Frau mit weißem Haar und goldener Stimme räusperte sich, bevor sie in ihren Ausführungen zur Wissenschaft zurückkehrte: »Selbst die Biochemie des Efeu« sagte sie zu den eifrig mitschreibenden Studenten, »lässt sich in die Metapher einbinden. Das Wirkprofil passt gut ins Bild: Der Efeublätter-Extrakt erleichtert das Abhusten, indem seine Wirkstoffe – ein Saponingemisch – das Sekret verflüssigen; es wirkt antibiotisch und entkrampfend auf die Atemwege.«

Hinter ihm stand plötzlich einer der Gärtner: Es war Karl-Heinz, Torben kannte ihn schon seit Jahren. Auch er hörte zu.
»Wer ist das?«, fragte Torben flüsternd.
»Eine Gastdozentin«, antwortete Karl-Heinz und pflückte Laub aus seiner Gartenharke. »Eine Diplom-Biologin und Frau Doktor. Jedes Mal, wenn sie kommt, versuche ich zuzuhören. Gefällt mir.«
Torben konnte nur nicken. »Wie heißt sie?«, fragte er leise.

»Christina Oxfort«, antwortete der Gärtner und verzog, als sein Handy in der Latzhose zappelte, das Gesicht. Enttäuscht verließ er das Palmenhaus wieder.
Torben bemerkte das kaum. Er lauschte dem Namen nach. Jeder Name hatte einen besonderen Klang. Eine besondere Schwingung.
Über ihm knackte ganz leise das Glas im Tropenhaus; im Kakteen-Saal entschloss sich in dieser Sekunde eine Königin der Nacht, ihre Blüte zu öffnen.
»Der Mensch«, beendete die Dozentin ihren Vortrag, »kann wieder befreit durchatmen.«

Mit diesen Worten schaute sie auf, begegnete Torbens suchendem Blick. Es war der 13. Mai. Draußen begann es zu regnen, der Frühling hatte noch keine Lust. Hier drinnen aber, im Palmenhaus, reckte der Efeu seine Blätter zum Licht.

11 Defusion

Defusion –
eine interessante Technik,
ein erprobt nützliches Vorgehen.
Doch ihre tiefe Wirkung
zeigt sie erst,
wenn sie uns hilft,
nicht unterzugehen im Leide,
vielmehr den Schmerz
in warmes Selbstmitfühlen,
in liebevolle Herzens-Achtung
zu verwandeln.
(Norbert Lotz)

11.1 Einführung

Der Mensch nimmt alltäglich Einfluss durch Sprache – unsere Welt, unser Denken, unser Leben ist von Sprache geprägt. Auch ohne es bewusst zu bemerken, knüpfen wir ständig »verbale Relationen«: Mit Worten erkären und begründen wir unser Erleben, ordnen, kategorisieren und bewerten. Dabei »glauben« wir unseren eigenen Gedanken, wir identifizieren uns mit dem Gedachten – wir kaufen, wie Ciarrochi und Baily (2010, S. 34) dies treffend formulieren, uns selber unsere Gedanken ab. Manche Gedanken werden sogar zu einem ständigen Begleiter unseres Lebens und haben entscheidende, steuernde Wirkung auf unser Verhalten.

Im Alltag erleichtert uns dieser Sachverhalt das Agieren. Wenn wir z. B. andere Personen warnen wollen und reflexartig »Pass auf!« rufen, ist es funktional, dass dieser verbale Stimulus ernst genommen wird. Hayes et al. (2014, S. 98) fassen folgendermaßen zusammen: Sprache ist ein wichtiges Mittel der »sozialen Kontrolle, Kooperation und Gefahrenwarnung sowie allgemein ein Mittel zur Problemlösung«. Das »Abkaufen« der eigenen Gedanken kann jedoch dann zu einer Schwierigkeit werden, wenn das Verhalten blindgläubig und unflexibel nach dem Inhalt der Gedanken ausgerichtet wird, wenn die Gedanken zu viel Kontrolle im eigenen Erleben und Handeln übernehmen. Dies geschieht, wenn man verstrickt oder fusioniert (lat. fusio: Schmelzen, Guss) mit seinem Innenleben ist. Man spricht dann in der ACT von »kognitiver Fusion«. Hiermit ist das, um noch einmal Hayes et al. (2014, S. 294) zu zitieren, »Zusammenfließen von verbal-kognitiven Prozessen und direkter Erfahrung« gemeint, »sodass der Betroffene nicht mehr zwischen den beiden unterscheiden kann«.

In einem fusionierten Zustand glauben wir einem Gedanken nicht nur, wir verschmelzen mit ihm. Der Gedanke dominiert dann über alle anderen noch möglichen Alternativen verbaler wie nonverbaler Art und kontrolliert unser Verhalten. Die

Welt wird in dieser Haltung der Fusion einzig mit der Brille dieses Gedanken hindurch betrachtet und beurteilt. Ein Beispiel zur Illustration: Bei Carola wurde eine lebensbedrohliche Krankheit diagnostiziert. Der Schock dieser Nachricht geht in eine Gedankenkonstruktion über, die sie nunmehr ständig begleiten wird: »Ich werde sterben, also hat das Leben keinen Sinn mehr. Neues brauche ich erst gar nicht mehr anzufangen.« Carola kann sich von diesem Gedanken nicht mehr lösen; sie lebt in Fusion mit ihm. Das Gedankenkonstrukt übernimmt vollständig die Kontrolle über ihr Leben. Sie zieht sich zurück, empfindet keinerlei Freude mehr, will selbst die engste Familie nicht mehr sehen. Der Gedanke »Alles ist sinnlos« dominiert über alle anderen Reize ihrer Umwelt. Carola ist so sehr in ihn verstrickt, dass sie permanent ausschließlich auf diesen Gedanken reagiert: Fragt man sie, ob das Essen schmeckt, zeigt man auf den leuchtenden Mond am klaren Nachthimmel – sie empfindet keine wirkliche »lebendige« Freude. Im Gegenteil: Jedes Schöne erinnert sie sofort daran, dass »alles bald vorbei ist«, lässt sie tief traurig und verzweifelt werden, »weil doch alles keinen Zweck mehr hat«. Jetzt, wenn ich (N. L.) diese Zeilen schreibe, weiß ich um das, was wir in der ACT »Fusion« nennen. Ich bedauere, wie schlimm es für Carola ist, in der Welt ihrer Diagnose gefangen zu sein, weiß darum, dass diese Gedanken die letzten vor dem Einschlafen und die ersten gleich nach dem Erwachen sind. Ich würde ihr so sehr wünschen, die schönen Momente des Lebens zu erfahren, ja sie genießen zu können. Und ich weiß, wie schwer es in solchen Situationen ist, von diesen Gedanken Abstand zu bekommen, wie schwer es ist, einen Sinn weiterhin im eigenen Leben zu finden. So verstehen Sie, liebe Leserin und lieber Leser, meinen kleinen Vers zu Beginn dieses Kapitels; und so mögen auch die weiteren Ausführungen zu diesem Thema, die manchmal vielleicht sehr technisch klingen, immer im Respekt und dem Gefühlswissen um die Schwierigkeit des Umsetzens aufgefasst werden. Und doch ist dieser Weg, Abstand zu gewinnen, eine Möglichkeit, sich von Leid zu lösen.

Damit betrachten wir ein grundsätzliches, in gewisser Hinsicht philosophisches Problem des menschlichen Daseins: Zu unterscheiden, wann wir unseren Gedanken folgen und vertrauen können, und wann wir sie nur wahrnehmen sollten. Die gute Nachricht ist: Wir als Betroffene können lernen, uns zu »entstricken«. Wir können lernen, die kognitive Fusion, diesen »unsichtbaren« Prozess (Hayes et al., 2014, S. 294), wahrzunehmen und zu beeinflussen. Der »dysfunktionalen Fusion« wird als konstruktiver Ansatz die »Defusion« (Ent-schmelzung) gegenüber gestellt, eine funktionale Alternative. Gemeint ist hiermit eine distanzierte Haltung gegenüber dem eigenen Innenleben, gegenüber den eigenen Gedankengängen. Anstatt sich mit den Gedanken zu identifizieren und die Welt nur durch sie hindurch zu betrachten, geht es um die bewusste Betrachtung der Denkinhalte. Ziel ist es, auf die Gedanken schauen zu können, sie als einen fortdauernden Prozess erleben zu können, sich gewahr zu werden, dass wir bestimmte Gedanken »gerade haben«.

Wie können wir nun erreichen, dass eine Entschmelzung von unseren Gedanken, wenn dies hilfreich erscheint, stattfindet und wir uns nicht mehr mit ihnen identifizieren? Im

Sinne der Bezugsrahmentheorie (BRT) lernen wir früh, schon mit dem Spracherwerb, automatisch korrespondierende Beziehungen zu bilden. Solche Beziehungen knüpfen wir zwischen »Symbolen« und »Objekten« – z. B. das Wort / Symbol »Katze« → das Lebewesen »Katze« – und erfassen mit beschreibenden Wörtern wie Adjektiven – »schwarze Katze« – die Eigenschaften der Objekte. Auf die gleiche Weise entwickeln wir auch willkürliche Beziehungen zwischen »Symbolen« und »abstrakten Konzepten« – z. B. das Wort »scheitern« → das Konzept »das Ziel nicht erreichen können«. Auch hier verwenden wir beschreibende Wörter, die aber mit Bewertungen aufgeladen sind – z. B. schlecht, nutzlos, unzulänglich. Flaxman et al. (2014, S. 35) nennen sie »einschätzende Wörter«. Der Unterschied zwischen beschreibenden und einschätzenden Wörtern ist uns oft gar nicht bewusst. Wir gehen mit unseren abstrakten Konzepten um als seien sie objektiv beschreibbar wie das Fell einer Katze, als wären diese Abstrakta messbar und sozusagen naturwissenschaftlich erklärbar. Und: Was »beschrieben« wird, entspricht unserer Ansicht nach der »Wahrheit« und ist somit verhaltenssteuernd. Unsere von eindeutigen Regeln geprägte Sprache hat die Funktion, genau diese Beziehungen zwischen dem Symbol, dem Wort, und dem gedanklichen Konzept leicht und automatisch abzurufen. »Kognitive Defusion« bedeutet nach Flaxman et al. (2014, S. 33 f.), »die Regeln der Sprache aufzubrechen, sodass problematische Wörter einen Großteil oder alles von ihrer Bedeutung verlieren«. Folge dieser Defusion ist, dass Gedanken nicht mehr als unumstößliche Wahrheiten, als unveränderbare Tatsachen angesehen werden. Gedanken werden wieder zu dem, was sie sind: nur Gedanken. Bei der Defusion ist also nicht entscheidend, ob sich Häufigkeit oder Inhalte unserer Gedanken ändern; Ziel ist es, die »Funktion« der Gedanken zu verändern. Der Klient steigt aus seinem erstarrten Gedankenmodell aus und tritt, metaphorisch gesprochen, ein paar Schritte zurück – von dort kann er die Inhalte seiner Gedanken anschauen und beobachten. Dieser Abstands- oder Ausstiegsprozess kann erreicht werden, indem wir Regeln der Sprache absichtlich manipulieren oder außer Kraft setzen, z. B. durch Vertauschen der Wortstellung, falsches Konjungieren, Verdoppeln von Wörtern: EIN ICH VERSAGER BIN BIN, oder indem wir die Sprechgeschwindigkeit deutlich steigern oder verlangsamen, sehr hoch oder sehr tief sprechen. Probieren sie es aus!

Zusammenfassung

Vor allem mit Hilfe unseres Frontalhirns können wir komplexe Prozesse mentaler Simulation durchführen, Vorhersagen für die Zukunft und darauf basierende Entscheidungen treffen, unsere Vergangenheit analysieren und aus Fehlern lernen. Mit diesen weitreichenden Vorteilen werden aber auch entsprechende Nachteile generiert: So können wir mit Leid, Schmerz und Angst über die Gegenwart hinaus sowohl von der Vergangenheit wie auch von der Zukunft her belastet bleiben oder werden. Selbst Situationen, die wir nie erlebt haben, können uns Angst machen.

Defusion bezeichnet die Fähigkeit, in Abstand zu den Verschmelzungs-Prozessen gelangen zu können – in »Abstand zur inneren Wortmaschine«, wie ein Buchtitel von Hayes und Smith (2007) lautet. Statt also ganz selbstverständlich zuviel Zeit »in« den Gedanken zu verbringen, die Welt von ihnen aus zu erleben, wird der Prozess gefördert und ermöglicht, gleichsam von außen »auf« unsere Gedanken schauen zu können.

11.2 Metaphern

Dieses umfangreiche Kapitel ist in drei sich berührende und durchdringende Teile gegliedert: Auf Fusion und Defusion charakterisierende Geschichten folgen Metaphern zum Komplex der Wörter und Wortbildungen – schließlich geschehen sowohl Fusion als auch Defusion in unserem Kopf, und dieser denkt in weiten Teilen in Wörtern. Als drittes werde ich eher praktische Hinweise, Techniken und Übungen vorstellen, mit denen wir Defusion trainieren können.

Defusion
Oder: Meint Norbert Lotz hier und jetzt

Journalist: Herr Professor Lotz, könnten Sie für unsere Leserinnen und Leser den Handlungsprozess bzw. die Technik der Defusion sehr knapp und ganz praktisch zusammenfassen?

Lotz: Ja, gern. Wenn Sie Defusion anwenden, dann denken oder sagen Sie nach wichtigen Gedanken oder Aussagen zu sich selbst: Aha, das drückt – jetzt Ihr Vorname – als seine Meinung aus, hier und jetzt. Oder: Aha, das nimmt – jetzt Ihr Vorname – als sein Gefühl wahr, hier und jetzt.

Journalist: … Das war's schon?

Lotz: Ja, das ist's.

Journalist: Das war wirklich knapp und praktisch.

Lotz: Danke. Ich hoffe, das ist's.

Fusion funktioniert wie ein Gemenge, ein Gemisch. Einzelne Teile – Gedanken, Gefühle, Erlebnisse – berühren sich, bleiben haften (wie in der Mülleimer-Metapher in Kapitel 9), verschmelzen – sie fusionieren. Eine bildhafte Vorstellung davon vermittelt die folgende Metapher.

Schokoladen-Kuchen
Oder: Erst die Mischung macht's

Stellen Sie sich vor, Sie backen einen Schokoladenkuchen. Dazu nehmen Sie eigene Zutaten, keine fertige Backmischung. Vorbereitet haben Sie Eier, Mehl, Zucker und Schokolade. Diese Zutaten geben Sie nun in eine Schüssel. Jetzt kann man sie noch deutlich auseinander halten, sie liegen gewissermaßen nebeneinander. Wenn sie dann zu rühren anfangen, vermischen sich die Bestandteile zunehmend. Vielleicht erkennt man noch das Eigelb, bei anderen Zutaten wird es schon schwieriger. Wenn Sie weiter rühren und mixen, können Sie irgendwann nicht mehr erkennen, was Was war beziehungsweise was Was ist. Aus dem Gemenge ist ein Gemisch geworden.
Stellen Sie sich nun vor, Sie sind die Schüssel. Und die Zutaten sind Ihre Wörter, Gefühle, Bewertungen, Gedanken und so weiter. Unter »Fusion« können wir dann den Kuchenteig verstehen. Es gibt verschiedene Level von Fusion: Wenn Sie beginnen, den

Kuchenteig zu mischen, sind Sie noch in der Lage, einige der Zutaten zu unterscheiden (im übertragenen Sinn: verschiedene Kognitionen), doch in vielen Fällen geht das bald nicht mehr. Was als separates Ereignis, als einzelne Emotion oder Erfahrung anfängt, wird mit der Zeit zu etwas, das unser Verstand nicht mehr auseinanderhalten kann. Denker und Gedanken, Gedanken und reale Ereignisse, Gefühle und mögliche Gefühle in Situationen verschmelzen miteinander.
So entsteht ein neuer Kuchen – aus den ursprünglichen Zutaten und aus allerlei dazugekommenen.
Dieser Kuchen kann eigenartig oder schlecht schmecken, doch durchaus auch köstlich und gut.
Quelle: Nach Chantry (2007, S. 104)

Defusion könnte man handlungsorientiert so umschreiben: Ihr Ziel ist es, das eigene Denken wahrzunehmen, jedoch nicht mit ihm zu fusionieren, und offen für und neugierig auf Ihre Gedanken zu sein.

Gedanken wie Schmetterlinge
Oder (kindersprachenanalog): Je fester desto quetsch
»Meister, oft werde ich von Gedanken und von gefühlsmäßigen Zuständen geplagt und beherrscht. Was kann ich dagegen tun?«
»Hör auf, etwas dagegen(!) zu tun. Nur ein Anfänger kämpft gegen das Wasser. Ein Schwimmer lernt, sich tragen zu lassen, und bestimmt so, wie es der Wellengang zulässt, seine Richtung.« »Danke, Meister.« »Frag Bruder Martus danach und höre, was er sagt.« »Danke, Meister.«

»Bruder Martus, oft werde ich von Gedanken und von gefühlsmäßigen Zuständen geplagt und beherrscht. Was kann ich dagegen tun?«
»Du bist bereits auf dem Weg, du kannst auf dein Leiden schauen. Diskutiere nicht mit deinen Gedanken, hadere nicht mit deinen Gefühlen. Sei offen dafür, akzeptierend und neugierig. Ohne Kampf, ohne Gewalt. Frag Bruder Varus danach und höre, was er sagt.«

»Bruder Varus, oft lasse ich mich von Gedanken und gefühlsmäßigen Zuständen plagen und beherrschen. Was kann ich damit tun?«
»Halte die Gedanken wie einen Schmetterling, der ohne dein Zutun auf deiner Hand gelandet ist: leicht. Wenn du ihn für eine Zeit behalten möchtest, schließe deine Hand freundlich und sanft. Deine faustförmige Haltung hat einen möglichst großen Spielraum innen. Dann öffne langsam deine Hand wieder. Frag Bruder Actus danach und höre, was er sagt.«

So geht er, stellt seine Frage und erzählt sehr genau, welche Antworten er bisher bekommen hat. »Nun weißt du alles darüber. Betrachte dir diesen Schatz und übe. Übe, betrachte, übe. Ja, betrachte. Ja, übe. Ja.«
Quelle: Schmetterling-Idee: Luoma et al. (2009, S. 124 f.)

Fahrrad der Sprache
Oder: Lenken und treten, wie es erforderlich ist
Fusion und Defusion werden immer umeinander kreisen.
Zeitweise ist Fusion hilfreich,
zeitweise ist sie zumindest nicht schädlich,
zeitweise höchst schädlich.
Wahrscheinlich geht es darum,
auf dem *Fahrrad der Sprache* zu fahren,
immer bedroht davon aus der Balance zu fallen,
jedoch rechtzeitig immer wieder korrigierend,
um eine Bauchlandung zu vermeiden –
und währenddessen sich vorwärts zu bewegen.
Quelle: Nach Vuille (2007, S. 313)

Fast immer sind wir mit unseren Bewertungen verschmolzen – fusioniert. Vielleicht wäre es richtiger zu sagen: Wir denken, fühlen, erinnern und handeln verschmolzen mit unseren Bewertungen.
Am ehesten fusionieren wir mit gut vs. schlecht, richtig vs. falsch, fair vs. unfair, unschuldig vs. schuld sein. Halten wir unsere Bewertungen für wahr, verwandeln sie sich: Aus der »Bewertung« wird eine »Beschreibung« der jeweiligen Situation oder Person. Doch: »Beschreibungen« kennzeichnen jene Eigenschaften, die wir mit unseren Sinnen wahrnehmen können, während »Bewertungen« und »Einschätzungen« willkürliche, vom Verstand hinzugefügte Eigenschaften darstellen – willkürlich, auch wenn das scheinbar unwillkürlich geschieht.
Ein anderes Wortpaar gibt diesen Sachverhalt präziser wieder: Als »Primäreigenschaften« bezeichnet die ACT solche, die wir den Ereignissen selbst zuschreiben und die wir mit unseren fünf Sinnen erfassen können. Mit »Sekundäreigenschaften« benennen wir willkürliche Bewertungen und Einschätzungen, die der Beobachtende subjektiv hinzufügt. Das Wort »wahrnehmen« trifft insofern den Sachverhalt, da auch diese subjektiv-bewertenden Zuschreibungen als »wahr« genommen werden. Und es trifft den Sachverhalt insofern nicht, da diese Zuschreibungen nicht objektiv wahr sind.
Noch eine ergänzende Bemerkung dazu: Nicht selten hören wir bei Beschreibungen bzw. Zuschreibungen implizite, ungesagte Bewertungen heraus. »Der Tisch ist wackelig« – das ist keine wirklich neutrale Aussage: Sie geht mit großen Schritten in die bewertende Richtung von »schlecht, hat nicht so zu sein«. Teilweise anders, aber auch teilweise ähnlich empfinden wir den fast identischen Satz: »Der Tisch wackelt.« Obwohl ein Verb – ein aktives Tun-Wort – benutzt wird, kann auch dieser Satz leicht als eine Eigenschaft des Tisches aufgefasst werden. Doch ein schiefer, unebener Boden kann genauso gut dazu führen, dass wir den Tisch, der auf ihm steht, als »wackelig« befinden.

Die scheinbar Gleichen
Oder: Primär und sekundär

Anne: Wie war dein Seminar?

Stefan: Super. Es ging um Beschreibungen und Bewertungen bzw. Primär- und Sekundäreigenschaften.

Anne: Ahaaa!?

Stefan: Stell dir den Satz vor: Der Tisch ist grün und hässlich. Fällt dir etwas auf?

Anne: Ich weiß nicht … das sind zwei Aussagen über den Tisch …

Stefan: Ja, ja, ja! Genau darum geht es. Es scheint so, zumal grün und hässlich vom gemeinsame Verb »ist« abhängen, als wären das zwei Aussagen auf gleichem Niveau, von gleicher Art.

Anne: ???

Stefan: Grün würde man als »Primäreigenschaft« des Tisches bezeichnen. Die gehört zu ihm. Ich meine damit: Alle würden den Tisch als grün bezeichnen.

Anne: Leute mit Rot-grün-Sehschwäche nicht.

Stefan: Ohoh, Anne, spannend, das hat unser Professor gar nicht erwähnt … Stimmt … dann würden die meisten den Tisch als grün sehen und einige wenige als grau. Also grün und aufgrund eines Sehfehlers grau. Zu kompliziert – dann ändere ich das Beispiel: Der Tisch ist rund und hässlich. Rund bezeichnen wir als »Primäreigenschaft«, die gehört zum Tisch dazu. Hässlich umschreibt eine »Sekundäreigenschaft« – und die fügt der Betrachter subjektiv hinzu.

Anne: Das ist doch eine Bewertung, oder?

Stefan: Exakt. Und das Wichtige ist nun: Von der grammatikalischen Ausführung, von der Satz-Form her, ist beides dasselbe, gehört durch das »ist« auf einer Ebene zusammen.

Anne: Verstehe. Die Wirkung ist, als würde dieses »hässlich« auch zum Tisch gehören.

Stefan: Bravo, du hast es verstanden. Denn wir könnten auch sagen: Der Tisch ist rund, und ich finde ihn hässlich. Dann wäre der Unterschied ziemlich deutlich.

Anne: Ja, aber so sprechen wir selten.

Stefan: Wenn wir uns diese Unterschiede nicht klar machen, Anne, dann sieht es so aus, als sei hässlich die gleiche Art von Beschreibung wie rund. Beide Wörter scheinen den Tisch näher zu beschreiben, scheinen Informationen über den Tisch zu geben.

Anne: Wenn du das so sagst … Wir sprechen ja teilweise noch anders … Wir sagen doch z. B.: »Jetzt schau dir mal diesen runden hässlichen Tisch an!« oder »Wer hat denn diese neue blöde Verordnung eingeführt?«

Stefan: Tolle Beispiele! Ich glaube, das Thema spricht dich an. Hast du es gemerkt? Vor meinem letzten, sachlichen Satz mit »ich glaube« habe ich gesagt: »Tolle Beispiele«. Das war wieder so ein Bewertungszusatz im Informationsgewand.

Anne: Nö, habe ich nicht mitbekommen – obwohl wir gerade davon gesprochen haben.

Stefan: Dann kommt noch eines dazu: Wenn der runde Tisch hässlich »ist«, kann sich das auch nicht ändern, solange der Tisch in dieser Form besteht. Er »ist« es ja.

Anne: Logisch.

Stefan: Jetzt ist das bei einem Tisch wahrscheinlich nicht so dramatisch. Aber sprechen wir einmal von einer Person und fügen noch Alltags-Logik mit ein. »Regina ist hübsch, aber dumm. Regina ist zwar bildhübsch, aber strohdumm.« Durch »aber«, mehr noch durch »zwar-aber« werden die beiden Aussagen durch den scheinbaren Gegensatz auf die gleiche Ebene gehievt.

Anne: Stimmt, ein Gegenteil passt nur zu seinem Gegenteil.

Stefan: Na, das ist ja ein köstlicher Satz! Den muss ich kurz auf mich wirken lassen.

Anne: Da fällt mir ein: Heinz Erhardt hat doch mit solchen Sätzen gespielt: Das gleiche Verb oder Teilverb in Kombination mit einem zweiten Teil, der sich am ersten reibt.

Stefan: Anne, du wirst ja zur wahren Sprachanalytikerin! An was denkst du da gerade?

Anne: »Ich heiße nicht nur Heinz Erhardt, sondern Sie auch herzlich willkommen.«

(Beide lachen.)

Anne: »Regina ist zwar dumm, trägt aber keine Perücke. Regina ist zwar dumm, hat aber keinen Fußpilz.« Das ist fast witzig, weil die Anfügungen irgendwie nicht zusammenpassen; sie haben vor allem verschiedene Verben: ist ... trägt, ist ... hat.

Stefan: Naja, weil wir das zumindest so meinen. Sie scheinen nicht das Gleiche zu beschreiben, keinen Gegensatz und auch keine aufbauende Ergänzung. Anders der Satz: »Regina ist zwar dumm, hat aber gerade sechs Richtige im Lotto gehabt.« Hier konstruieren wir eine sich widersprechende Beziehung. Und: Hier hat der Satz sogar zwei Verben.

Anne: Interessant! Kannst Du noch mehr von deinem Seminar erzählen?

Stefan: Wenn's dich interessiert, klar. Lass mich überlegen ... Okay, beim Essen sagt Person 1 zum Beispiel: »Ich empfinde die Suppe als ziemlich scharf.« Person 2 antwortet: »Also, ich empfinde die Suppe als fast schon zu lasch.« – Tja, das war's: Der eine empfindet sie als zu scharf, der andere als fast schon zu lasch.

Anne: Über Geschmack lässt sich nicht streiten.

Stefan: Ja. Sagt Person 1: »Die Suppe ist ziemlich scharf«, antwortet Person 2 wahrscheinlich schon anders: »Die ist doch nicht scharf, die ist fast schon zu lasch!« Die Ist-Aussagen werden als widersprüchlich wahrgenommen – so entsteht eine Diskrepanz. Eine solche Diskrepanz muss bei uns Menschen aufgelöst werden, das können wir nicht ab. Irgendwie können kaum zwei Ist-Aussagen nebeneinander stehen bleiben.

Anne: Es geht darum, wer Recht hat.

Stefan: Genau, wer Recht hat. Einer wird verlieren, einer gewinnen. Gibt keiner nach, bleibt der Streit.

Anne: Es herrscht dann »dicke Suppe!«

Stefan: Ja, und wir müssen die dann »auslöffeln«!

Quelle: Idee nach Hayes et al. (2014, S. 316), Der Spiegel (1983), Fischer (2014)

Der direkteste, eindeutigste Ausdruck einer Fusion ist also das Wort »ist«. A = B. Wann immer wir dieses Wort benutzen, verschmelzen wir A und B, setzten beide gleich. Eine Fusion ist …, eine Defusion ist …, ACT ist …

Unsere Sprache lebt davon. Diese Beziehung anders auszudrücken und zu erleben, stellt sich als schwierig dar, oftmals eigenartig bis nicht möglich. Das Bewusstsein dafür zu entwickeln, auf diese Ausdrucksweise schauen zu können, Fusionen zu erkennen, ist eine Fertigkeit, die für die Arbeit mit ACT wichtig und entscheidend ist.

Was ist ACT?
Oder: Wofür steht ACT?

»Meister, was ist ACT?«, fragte der Schüler.
»Komm morgen wieder«, antwortete der Meister.
Am nächsten Morgen: »Meister, was ist ACT?«
»Komm morgen wieder«, war die Antwort des Meisters.
Tags darauf: »Meister, was ist ACT?«
»Komm morgen wieder«, war die mittlerweile nicht mehr überraschende Antwort.
Am nächsten Morgen kommt der Schüler wieder. Mit verdeckt ungehaltenem Ton fragt er erneut: »Meister, kannst du mir denn nicht einmal sagen, was ACT ist?« Darauf der Meister gütig: »Diese Frage kann ich dir beantworten: Nein. Du brauchst morgen nicht wieder zu kommen.«

Im nächsten Text werden noch einmal einige Charakteristika von Fusion und Defusion zusammengefasst und schließlich mit einer weiteren ACT-Kompetenz kombiniert.

Unkraut
Oder: Zur ideologischen Willkür von Wörtern

Im ACT-Arbeitskreis geht es heute darum, prägnante Kurz-Vorträge zu halten, die berühren. Unnötige Wörter und Sätze sollen vermieden werden. Ullrich spricht über … Das soll die Klasse erraten.

»Es gibt weiß und schwarz, zumindest benennen wir es so. Hell und dunkel, groß und klein, gut und böse, positiv und negativ, zumindest benennen wir all das so.

Heil-Kraut und Un-Kraut, gute Menschen und schlechte Menschen, positive Gefühle und negative Gefühle. Und doch: ›Gute‹ Menschen können auch ›Schlechtes‹ tun; ein Unkraut, wie Löwenzahn, kann auch Heilkraut sein.

Kategorien und ›Gegensätze‹ in unserem Leben. Gegensätze, die hilfreich sind, etwas deutlich werden lassen. Gegensätze, die willkürlich sind, nicht helfen, in ungünstige Richtungen führen.

Angst, Ärger, Traurigkeit werden als ›negative‹ Gefühle bezeichnet. Negatives muss bekämpft werden, eingeschränkt, abgeschafft, gelöscht, durch ›Gutes‹ ersetzt werden. So lauten unsere automatischen Programmierungen, tiefe Programme – nützlich wie unnützlich; je nachdem. Lernen wir, unsere Programme wahrzunehmen, lernen wir, unsere Programme zu betrachten. Lernen wir, dass wir nicht unsere Programme ›sind‹.

Löwenzahn, der sich von mir ungewollt auf meine Terrasse setzt und sich ausbreitet, den nehme ich weg, möglichst mit Wurzel. Nicht, ›weil‹ er Löwenzahn ist, sondern weil es mir nicht gefällt.

Löwenzahn aus dem Garten oder von der Terrasse, den ich bis zur Wurzel weghaben will, kann ich dennoch zu Salat oder Tee verarbeiten.

Mit handfesten Dingen, wie der Pflanze, gelingt mir das schon gut; mit dem ungreifbaren Gedanken, dem Denken, gelingt mir das noch schwer.

Meist lasse ich mich noch von den Gedanken regieren.

Wenn ich Angst spüre, will ich sie weghaben – so meine Gedanken, so mein Programm.

Doch: Ich bemerke dies, immer öfter. Ich bin auf dem Weg. Immer öfter kann ich meinen Weg von der Parallelspur aus beobachten.

Und über was habe ich gesprochen?«

Ullrich macht die übliche Pause nach der Frage, so dass jeder im Stillen für sich die Antwort formulieren kann. »Ich habe gesprochen über Defusion, im letzten Teil in Verbindung mit dem Beobachtenden Selbst.«

Die Klasse applaudiert.

Der Begriff »Drang-Surfen« (urge surfing) wurde in den 1980er-Jahren von dem Psychologen Alan Marlatt und seiner Kollegin Judith Gordon im Rahmen ihrer Arbeit mit Drogenabhängigen geprägt. In ihrem Aufsatz von 1980 stellten sie ein Rückfall-Präventions-Modell vor, welches mit dem zur damaligen Zeit gültigen Suchttherapieansatz brach: Ein Rückfall wird nicht mehr als gescheiterte Therapie angesehen, sondern als ein natürlicher Prozess, der Teil der Therapie ist. So war es möglich, gezielte Interventionen (wie das Drang-Surfen) zu entwickeln, um Rückfällen vorzubeugen oder diese zu reduzieren. Auf die Defusion bezogen, bedeutet Drang-Surfen, unseren unerwünschten Gefühlen und Gedanken Raum zu geben und sie als etwas, das da ist, zu akzeptieren.

Auf dem Drang surfen
Oder: Draufsetzen und warten

Sonntagabend. Ralf und Kerstin freuen sich auf den neuen Tatort. Aber noch bleibt bis dahin ein bisschen Zeit. Das Abendessen haben Sie eingenommen, das schmutzige Geschirr gespült. Ralf lümmelt schon mal auf der Couch, Kerstin nimmt ihr aktuelles Buch vom Schreibtisch und blättert darin herum.

»Wir haben noch eine halbe Stunde, mein Lieber«, sagt sie zu Ralf und setzt sich neben ihn aufs Sofa. »Also lehn' dich entspannt zurück und hör mir zu – ich lese dir noch was aus dem Buch hier vor. Es geht um Drang-Surfen.«

»Um was?«, fragt Ralf.

»Drang-Surfen«, wiederholt Kerstin, als sei es die selbstverständlichste Sache der Welt.

Ralf verstellt seine Stimme und sagt gewichtig und betont langsam: »Da bin ich ja mal gespannt«.

Kerstin beginnt: »Gefühle sind Befindlichkeiten und Reaktionen. Sie bereiten Aktionen vor. Sie geben die Impulse, auf bestimmte Weisen körperlich zu agieren. Diesen Impuls nennen wir ›Drang‹. Bei Wut verspüren wir zum Beispiel den Impuls, laut zu werden, zu schreien, auf jemanden loszugehen, ihn zu attackieren. Bei Traurigkeit empfinden wir den Impuls, uns zurückzuziehen oder zu weinen, bei Angst wegzulaufen oder uns zu verstecken. Und so weiter. Immer, wenn ein Drang in uns aufsteigt, sich ausbreitet, haben wir die grundsätzliche Wahl zwischen zwei Möglichkeiten: nach diesem Drang zu handeln oder nicht.« Sie macht eine Pause und lächelt Ralf zu. »Ein erster Schritt«, liest sie dann weiter, »im Umgang mit einem Drang kann lauten: Werden Sie sich des Drangs bewusst, eben jetzt, hier. Drücken Sie aus, zu was, wohin er Sie drängt – mit dem Satz: Ich habe den Drang zu … Ein zweiter Schritt kann lauten: Wenn ich nach diesem Drang handele, handele ich dann so, wie ich mir mein Leben, meinen Lebenswandel, meinen Weg, meine Ziel-Richtung vorstelle?«

Kerstin hält erneut inne und blättert. »Jetzt überspringe ich etwas … warte … ja, hier: Was tue ich nun, wenn ein Drang mich in die eine Richtung zieht und meine Werte-Orientierungen, meine Werte-Ausrichtungen in eine andere ziehen – vielleicht sogar in die entgegengesetzte Richtung?«

Wieder macht sie eine lächelnde Pause. »So, und jetzt gib acht, liebster Ralf! Anstatt zu versuchen, gegen den Drang anzukämpfen oder ihm zu widerstehen, ihn zu kontrollieren oder zu unterdrücken, ist unser Ziel, Raum für ihn zu schaffen …«

»Wie bitte?!«, unterbricht Ralf erstaunt ungläubig. »Ihm auch noch Raum geben?«

»So steht es hier«, meint Kerstin. »Und da ich das jetzt zum zweiten Mal lese, bin ich gar nicht mehr so verwundert. Hör weiter zu: … ist unser Ziel, Raum für ihn, den Drang, zu schaffen, ihm genug Zeit und Raum zu geben, damit er …« – Kerstin blickt auf und hebt den Zeigefinger: Achtung! – »… damit er all seine Energie verbrauchen kann.«

Kerstin blickt von dem Buch hoch. »Wie findest du das?«

Ralf kratzt sich am Kinn. »Absurd und widersinnig – im ersten Moment. Doch dann: bärenstark. Das ist mal eine echt neue Idee. Das ganze Kämpfen bringt ja in der Tat nicht viel. Oder? Dem Drang Raum geben …« Ralf scheint wirklich überrascht und beeindruckt. Er spricht gewichtig und überbetont wie ein alt-römischer Redner, untermalt mit deutlicher Fingergestik und reimt:

»So gebet denn dem Drange Raum,
dass er sich auflöst wie ein Traum.
Lasst ihn sich intensivst gebärden,
doch ohne Kampf kann er nichts werden.«

Kerstin lacht. Ein schöner Abend heute, unerwartet, denn eigentlich war fernsehen geplant. Aber den Tatort haben sie längst vergessen. Beide, Ralf und Kerstin, lieben es, gefasste Pläne loszulassen und etwas anderes zu tun. Manchmal schwingen sie zusammen.

»Ich freu' mich«, sagt Kerstin, »dass dich die Idee fasziniert. Als ich das gestern Abend gelesen habe, hat es mich angesprochen. Doch erst jetzt, im Gespräch mit dir, wird mir das Geschriebene so richtig klar. Da lese ich dir doch gleich weiter vor, vom Drang-Surfen. Mach's dir wieder bequem und stell die Löffel auf!«

Ralf gehorcht. Und lauscht Kerstins Stimme: »Waren Sie einmal am Strand und haben der Brandung zugeschaut? Haben Sie einfach nur zugeschaut, wie Wellen ankommen und sich auflösen? Eine Welle beginnt oftmals klein oder ist plötzlich da und wird zusehens größer. Sie gewinnt an Tempo, wächst weiter, bewegt sich vorwärts und bekommt eine Schaumkrone. Nach diesem Höhepunkt ebbt sie allmählich ab, verteilt sich, löst sich auf.«

Ralf nickt vor sich hin, während Kerstin weiter liest: »Das Gleiche geschieht mit einem Drang im Körper. Er kann klein beginnen oder ist scheinbar plötzlich relativ deutlich ausgeprägt da, nimmt an Größe, an Heftigkeit zu. Häufig geraten wir dann in Konflikt mit unserem Drang, weil wir ihm eigentlich nicht nachgehen wollen; deshalb sprechen wir davon, ihm zu ›widerstehen‹. Beim Drang-Surfen jedoch versuchen wir nicht zu widerstehen; wir geben dem Drang Raum. Wenn Sie, zurück zur See, einer Ozeanwelle genügend Raum geben, wird sie nach ihrer höchsten Ausprägung, um ein Bild zu gebrauchen, sich beruhigen, verteilen, abebben. Was aber, wenn eine solche Welle auf Widerstand trifft? Haben Sie jemals erlebt, wie eine Welle auf einen Felsen prallt? Es donnert, kracht und explodiert förmlich kraftvoll nach allen Seiten. Wir spüren die gewaltige, durchaus auch destruktive Kraft. Dort wollen wir uns jetzt nicht aufhalten!«

Kerstin schaut zu Ralf. Der hat mittlerweile die Augen geschlossen, lauscht aber aufmerksam. Also liest sie weiter: »Drang-Surfen ist ein effektives Vorgehen, bei dem wir unseren Drang wie eine Welle behandeln, auf der wir ›surfen‹: Wir setzten uns auf sie beziehungsweise springen auf sie drauf, gleiten auf ihr, balancieren, um nicht zu stürzen, lassen uns von ihr nicht einfangen, nicht begraben, nicht hinunterreißen. Wir halten auf ihr unser Gleichgewicht und warten, bis sie ausläuft und sich auflöst. Diese Vorgehensweise lässt sich auf jede Art von Drang anwenden: den Drang zwei Tafeln Schokolade zu vertilgen, noch und noch und noch ein Computerspiel zu zocken, die nächste Fernsehsendung auch noch zu sehen, sofort jemandem unbedingt etwas erzählen zu müssen und so weiter. Und so fort.«

Kerstin klappt das Buch zu und grinst: »Jetzt habe ich soviel über Drang gesprochen – ich muss dringend zur Toilette. Bin gleich wieder da!« Ralf lacht. Er nutzt die Zeit, um kurz im Internet zu surfen. Als Kerstin zurück kommt, sagt er: »Ich habe gerade etwas ganz Spannendes gefunden. Hier heißt es: Mittlerweile geht man davon aus, dass nicht die primären negativen Emotionen (Angst vor einer bestimmten Sache), sondern eher die sekundäre Reaktion auf negative Emotionen (z. B. Angst vor der Angst) eine Belastung darstellen. Emotionsregulationsstrategien, die darauf abzielen diese primären und negativen Emotionen zu unterdrücken, schlagen fehl – die Emotionen treten zu einem späteren Zeitpunkt oder in anderer Form wieder auf (z. B. werden traumatische Erlebnisse in Albträumen wieder erlebt). Hingegen wird das Akzeptieren von Emotionen als sinnvoller erachtet – der Emotion standhalten und dem Drang zur Flucht nicht nachgeben, um der emotionalen Reaktion vollen Raum einzuräumen. Hierbei gilt es, einen beobachtenden Standpunkt in Bezug auf körperliche Reaktionen, Handlungsimpulsen, Gedanken und Vorstellungen einzunehmen.«

Er dreht sich vom Bildschirm zu ihr: »Tja, Kerstin, das war ein wirklich interessanter ›Tatort‹. Danke, dass du mir das vorgelesen hast.«

»Sehr gern, Ralf. Ich bringe dir gern etwas nahe.« Sie kuschelt sich an ihn. »Ich fühle mich ja zu dir auch nahe.«

Quelle: Nach Harris (2013a, S. 195 ff.), Ralfs Ausführungen nach Hermans (2013)

Wer je einen Sonnenaufgang erlebt hat, weiß, wie großartig sich das anfühlt. Mindestens so intensiv wie ein Sonnenuntergang, vielleicht auch noch stärker. Ein so alltägliches wie großartiges Naturschauspiel – und eine Illusion. Denn die Sonne geht ja nicht wirklich auf. Wir wissen alle, dass es unsere Erde ist, die sich bewegt – trotzdem können wir uns der Illusion kaum entziehen. Bei derart machtvollen Illusionen ist es wichtig, dass man sich die reale Welt immer wieder ins Bewusstsein bringt. Es reicht nicht aus, nur zu wissen, dass etwas anders ist als man fühlt – man muss sich das auch wiederholt klar machen, muss es wieder-holen, sich wieder holen.

Was für die Sonne gilt, gilt auch für unsere Psyche. Etwa für den Ausdruck: starr vor Angst. Auch das ist nur eine Illusion, haben wir doch das Glück, keine Rehe im Scheinwerferlicht zu sein. Die konkrete Illusion besteht hier darin, dass wir glauben: Unsere Gefühle bestimmen unsere Handlungen oder eben Nicht-Handlungen. Das mag sich – wie der Sonnenaufgang – zwar wie die Wahrheit anfühlen: Manchmal scheinen wir zu erstarren und sind überzeugt, vor lauter Angst keine Entscheidung treffen zu können. Dem ist aber nicht so: Nicht die Sonne dreht sich um die Erde; unsere Gedanken und Handlungen haben trotz begleitender starker Gefühle eine gewisse Freiheit, eine sehr eingeschränkte, dennoch Freiheit. Selbst in extremen Stress-Situationen haben wir einen Spielraum, wenn wir bewusst und mit Akzeptanz unsere Gefühle, Gedanken und unsere Handlungen beobachten. Wir können jederzeit unser Verhalten steuern – nur manchmal mehr, manchmal weniger. Selbst bei der sehr seltenen und fast immer durch posttraumatische Situationen ausgelösten extremen Angst, die zu dissoziativen Störungen führt (Sinneswahrnehmungen und Körpergefühl sind gestört), können wir aktiv bleiben: Da auch diese Angst, Dissoziation und Handlungsunfähigkeit zu den stressabhängigen Phänomenen gehören, kann ihnen durch Akzeptanz und frühe, bewusste Wahrnehmung entgegen gewirkt werden – etwa dadurch, dass man sich anderen Reizen aussetzt, laute Musik hört oder sich kaltes Wasser über den Arm, vielleicht sogar über den Kopf kippt.

Sonnenmetapher 1
Oder: Vom Aufgang des Nicht-Aufgangs

Blendung
Sonnenaufgang, Sonnenuntergang –
welch beeindruckende Naturschauspiele.
Vielleicht noch berührender das Wissen,
dass uns die Erde zur Sonne
und auch von ihr wegdreht.

Quelle: Lotz (2012a, S. 91)

Die Vorstellung, dass unsere Gefühle unsere Handlungen kontrollieren, ist eine ebenso machtvolle Illusion wie der Sonnenaufgang. Die als nächstes angeführte Geschichte trainiert das Erkennen einer alltäglichen Illusion, um ein Gespür für die eigene Wahrnehmung, für das Gegenwärtig-Sein zu bekommen.

Sonnenmetapher 2
Oder: Von schönen Illusionen

Ich praktiziere für mich folgendes Ritual: Jeden Morgen suche ich den Kontakt zur Sonne. Auch wenn sie von Wolken verdeckt ist – also »nicht scheint«. Was ja ein Irrtum ist, nur eine weitere der vielen Illusion, die es zu realisieren gilt. Denn über den Wolken scheint die Sonne immer. Ich stelle mich dann im schulterbreiten Schritt auf, hebe meine Arme, lasse die Handflächen sich anschauen und sage:
»Guten Morgen, liebe Sonne, ich danke dir, dass du für mich scheinst.
Guten Morgen, liebe Erde, ich danke dir, dass du uns zur Sonne drehst.
Guten Morgen, lieber Gott, ich danke dir, dass du all das sein, mich leben und erleben lässt.«
Ich wähle für mich mit voller Absicht diese kindliche, wiederum illusionsreiche Form der »lieben Sonne«, der »lieben Erde«, des »lieben Gottes«. Ich weiß, dass »lieb« keine Eigenschaft dieser drei Benannten ist und sein kann. Doch lassen Absicht und Erkennens-Abstand zum Ausdruck (Defusion) mich genau diese akzeptierende Präsenz des Schöpfungsschauspiels fühlen und bewusst werden.

Quelle: Idee nach Harris (2013a, S. 141 f.; Harris greift mit der Sonnenmetapher eine Idee von Hank Rob auf), Bohus & Wolf-Arehult (2013), Lotz (2010)

Spring ich oder spring ich nicht
Oder: Denk-Entscheidungen

Ich war 14 oder 15, als ich mir das erste Mal wirklich Gedanken über das Denken gemacht habe: oben auf der Sagrada Família, jener berühmten Kirche von Antoni Gaudí in Barcelona. Gleichzeitig war das meine erste richtige Ferienreise – wahrscheinlich kann ich mich deshalb so gut daran erinnern. In den frühen 80er Jahren war die Sagrada Família noch mehr Baustelle als heute, wo sie sich ganz langsam ihrer Vollendung annähert. Damals existierten von den 18 geplanten Türmen gerade mal vier, aber die konnte man besichtigen. Was sich nur wenige Touristen trauten: Die Baustelle war schlecht gesichert, die Geländer wackelig, die zu den Türmen hinaufführenden Stufen waren aus weitmaschigem Gitter gemacht, sodass man hindurch und hinuntersehen musste – ein Gefühl, wie auf Luft zu gehen. Fast hundert Meter in die Höhe – keine kleine Aufgabe für mich.

Oben erwartete mich dann nicht nur eine grandiose Aussicht auf Barcelona, sondern auch eine Gedankenfrage: Im Wind schwankend und hinab auf die Stadt blickend, dachte ich: Was, wenn ich jetzt springen würde?

Fast jeder hat wohl diesen speziellen Sog der Tiefe schon einmal erlebt und dem Sirenengesang des Abgrunds gelauscht. In allen Einzelheiten – wie das in dieser Art nur ein 15jähriger kann – malte ich mir meinen Sprung aus: die Haare flatternd im Wind, meine rudernden Arme, den furchtbaren Aufschlag, meinen blutigen, verknoteten und zermatschten Körper.

Dann grinste ich und drehte mich um. In dieser Drehung aber begriff ich Folgendes: So intensiv ich auch an den Sprung gedacht hatte, sowenig war ich je in Gefahr gewesen. Keine Sekunde lang hatte ich wirklich damit geliebäugelt zu springen.

Merkwürdig, dachte ich. Schön, dachte ich: Ich kann denken, was ich will.

Damals ahnte ich zum ersten Mal, dass unsere Gedanken zwar machtvoll sind, oh ja, aber nicht übermächtig. Wir können sie vielleicht nicht ohne weiteres kontrollieren, sie nicht dazu zwingen, aus unserem Kopf zu verschwinden. Aber durch Beobachtung und Akzeptanz können wir wählen: ihnen zu folgen – oder eben nicht.

Quelle: Idee nach Wall, ACBS metaphors

Jede Defusion – Entschmelzung – ist mit einem Perspektivenwechsel verbunden. Von dem Zustand des Verschmolzenseins, des Darin-Seins, wechseln wir in einen Raum des Daraufschauen-Könnens. Die nächste Geschichte zeigt kurz und effektiv, wie so ein Kontextwechsel geschehen kann.

Den Kontext verändern
Oder: Der Kameramann ist immer dabei

Uwe und Thomas, die beiden Brüder, schauen einen Film – empfohlen ab 18 Jahre. Unglaublich spannend ist der. Ein rechtschaffener Mann ist auf der Flucht vor einem fiesen Privatdetektiv, der ihm ein Verbrechen anhängen will. Der Mann ist in einen Sumpf geraten. Er kämpft ums Überleben. Thomas kann kaum mehr hinschauen. Das Herz schlägt ihm bis zum Hals. Er schwitzt, feuert den Mann an. »Das ist ja nicht auszuhalten!« ruft er.

Darauf sagt Uwe: »Thomas, mach dir nicht ins Hemd. Zumindest der Kameramann ist ja da, und der hat bestimmt ein Handy dabei.«
»Blödmann!« beschimpft Thomas seinen Bruder.
Denn jetzt ist die Spannung wie weggeblasen.

Abstand ist eine wesentliche Komponente, vielleicht sogar die Voraussetzung für Defusion. Und somit auch zentral für die ACT. Tatsächlich lautete die erste Bezeichnung dieser Therapieform »Comprehensive Distancing« (Hayes, 1987). Die nächste Geschichte erzählt von meinem Versuch, folgenden Satz von Kelly Wilson zu übersetzen: »Comprehensive Distancing was not distancing to get away from« (in Chantry, 2007, S. 105). Mit diesem Satz musste Wilson oft erklären, was »Comprehensive Distancing« bedeutet – oder eben nicht.

Lebendiger Abstand
Oder: Alles andere als abgestandenes Wasser

»In Abstand zu etwas kommen, heißt nicht unbedingt, sich davon zu distanzieren.«
Während ich das obige Zitat für das vorliegende Buch aufnehme, sprudelt es in meinem Kopf.
Als erstes denke ich nach und spüre in mich hinein: die Unterschiede zwischen Abstand und Distanz … was wirkt neutraler? Ich bilde Sätze mit »Abstand« und »Distanz«, um so ein Gefühl für die Wörter zu bekommen.
Zu »Distanz« gibt es ein Verb, distanzieren, das funktioniert nur im reflexiven Gebrauch: »sich distanzieren«. Gibt es ein von »Abstand« hergeleitetes Verb? Abstehen vielleicht?
So habe ich also das Zitat mit »Abstand und »distanzieren« übersetzt.
Das Wort »Abstand« empfinde ich als sehr wohlwollend, sehr klug. Etwa in der Vorstellung, sich zu einem gemalten Bild an der Wand den passenden, wirkungsvollsten »Abstand« zu suchen. Und: Man kann ihn absichtlich verkleinern, um sich Details direkt vor das Auge zu führen – das Spiel mit, die Freiheit zum subjektiv-situativen passenden Abstand. Ich glaube das bedeutet das Zitat für mich: Abstand zu wählen, ohne sich zu distanzieren.
Vielleicht sogar, um sich aus dem Abstand besser annähern zu können.

In der Kognitiven Verhaltenstherapie wird versucht, Gedanken, die unrealistisch sind und nicht zum gewünschten Ziel führen, entsprechend zu verändern. Damit wird direkt wie indirekt angeregt, innerhalb der Welt zu bleiben, die durch Sprache entsteht und von Sprache beeinflusst wird. Die ACT hingegen versucht Klienten zu veranlassen, zumindest kurzfristig ihre von der Sprache geprägte Welt zu verlassen. ACT führt zu Abstand, zu einer anderen Perspektive, um auf diese Welt »drauf schauen« zu können. Der erste Schritt der Defusion ist: das Wahrnehmen der Fusion.

Zwei Fische
Oder: Das Sprachwasser verlassen

Fische können ihr gesamtes Leben im Wasser verbringen, ohne zu wissen, dass sie im Wasser sind. Nur indem sie aus dem Wasser springen, erfahren sie, dass sie »sonst« im Wasser sind. Nur so können sie den Unterschied bemerken und erfühlen.

Und müssen doch wieder ins Wasser zurück, um weiter leben zu können.
Quelle: Idee nach Ciarrochi & Bailey (2010, S. 80)

Durch die sprachliche Benennung – als Namensgebung, Etikettierung u. ä. – wird leicht die Überzeugung hervorgerufen, dass das, was im Namen steht und das, was der Name ausdrückt, auch so zu sein »hat«, so zu funktionieren »hat«. Eine Erwartungshaltung ist aufgebaut.

Der trockene Brunnen
Oder: Der Brunnen »darf« nicht trocken sein
Stellen Sie sich vor, dass Sie sehr durstig sind, richtig durstig. Da sehen Sie einen Brunnen, und zum Glück hängt am Brunnen ein Eimer mit einem Seil. Sie lassen den Eimer hinunter … und ziehen ihn leer wieder hoch. Sie versuchen es noch einmal … und wieder ist er leer. Sie lassen den Eimer ein drittes Mal in den Brunnen hinab … geben mehr vom Seil nach, aber … wieder leer. Und noch einmal runter … ziehen den Eimer hoch … leer. Aber das ist doch ein Brunnen, ein Wasser-Brunnen mit Seil und Eimer, und Sie sind wirklich richtig durstig! Also, noch einmal den Eimer runter! Was wird passieren?
Kein Wasser.
Aber Sie sind so richtig durstig, und das ist ein Wasser-Brunnen, ja, ein Waassserr-Brunnen! Was ist zu tun? Noch einmal versuchen?
Das hat wohl keinen Zweck.
Doch ein Wasser-Brunnen ist dafür da, Wasser abzugeben.
All das mag richtig sein, doch wenn dort kein Wasser zu holen ist … – an mangelnder Anstrengung Ihrerseits hat es jedenfalls nicht gelegen.

Wörter beeinflussen unsere Gedanken. Die gute Nachricht ist: Das geht auch anders herum. Über unser Denken können wir die Wörter beeinflussen und umformen. Diese Technik wird innerhalb der ACT oft verwendet – die nachfolgenden Geschichten zeigen Beispiele in unterschiedlichen Lebensbereichen auf.
Die direkt im Anschluss gesendeten »Wahlnachrichten« wollen als erstes per Wortspiel noch einmal die Struktur unseres Verstandes illustrieren.

Die Wahlnachrichten
Oder: Gedankenwahl ist immer
Heute findet im Rahmen unseres demokratischen Systems die nächste Gedankenwahl statt.
Beworben haben sich 13 Parteien:
- PPD: Partei des Positiven Denkens
- NPND: Neue Partei des Negativ-Denkens
- AVU: Angst-Vorsorge-Union
- CZP: Chronische Zweifelpartei
- GWV: Gedanken sind Wirklichkeiten-Vereinigung
- FAP: Freiwillige Abstandsperspektive

- GIB: Gedanken-Identifizierungs-Bund
- UGP: Unfreie Gedanken-Partei
- GDV: Gedanken-Diktat-Vereinigung
- WSIS: War-schon-immer-so-Initiative
- RFP: Richtig-falsch-Partei
- NDÜ: Nicht Drandenken Überzeugte
- CAV: Chronischer Ablenkungs-Verbund

In den letzten Tagen haben sich 12 Parteien teilweise heftige Überzeugungs-Debatten geliefert. Als einzige hat sich die FAP nicht am Wahlkampf beteiligt.
Das Wahlergebnis wird mit Spannung erwartet.

In der ACT wird generell nicht versucht, einzelne Gedanken in Frage zu stellen, irrationale Gedanken zu eliminieren, zu disputieren oder zu rekonstruieren. Die ACT versucht vielmehr, die ganze Wortmaschinerie zu unterminieren und in Abstand zu den sprachlichen Mechanismen in uns zu gelangen. Die ACT trainiert, durch das Schauen »auf« die Wörter eine andere Perspektive zu erreichen und nicht mehr in der Worterfahrung verschmolzen, gefangen zu sein – kurz, Ziel ist eine De-Fusion, eine Ent-Schmelzung. So gibt es eine Gruppe von ACT-Therapeuten, die sich nicht mit dem Wortinhalt beschäftigt, sich explizit nicht für Sprache interessiert. Die andere Gruppe, die (auch) primär danach vorgeht, sich vom verbalen Denkverhalten zu lösen, sieht einen begleitenden therapeutischen Sinn darin, die Glaubwürdigkeit von Gedanken zu beachten und nicht-konstruktive, verbale Ereignisse durch konstruktivere, verbale Ereignisse zu ersetzen.

Ungünstiger Ausdruck
Oder: Wortabstand

Therapeut (T) und Klient (K) im Gespräch:

T: Vielleicht haben Sie ein, ich will nicht sagen falsches, vielleicht ein ungünstiges Wort, einen ungünstigen Ausdruck für diesen Ihren Zustand gewählt.

K: Uuun-güüns-ti-gen Ausdruck?

T: Ja, ungünstigen, lassen Sie mich ergänzen: ungeschickten.

K: Ich komme mir vor wie in der Deutschstunde, da wurden schlechte Ausdrücke mit Rot in Schlangenlinie unterstrichen; an den Rand kam groß A – für Ausdruck.

T: Ja, so ist das mit unserem Verstand; kaum gibt es irgendwelche, oft nur periphere Parallelen, schon erinnere ich mich nicht an »die« eine, bestimmte Deutschstunde, sondern – ich greife Ihr Wort auf – komme mir vor, mit all den Emotionen und Gedankenmustern, wie in »der«, generell gemeint, Deutschstunde.

K: Hmmm.

T: Und genau um das, was gerade bei Ihnen passiert – die deutliche, immerhin nur moderate Aufregung, ausgelöst durch ein Wort –, darum geht es. Gehen wir in zwei Schritten vor. Erstens: Werden wir uns gewahr, dass wir uns durch gehörte Wörter in ungewünschte Aufregung versetzen. Durch »Wörter«, nicht durch eine gemachte leibliche Erfahrung, nur durch ein mit Vorstellung gefülltes Wort. Hören Sie mich bitte nicht sagen, dass das schlecht ist, eine Katastrophe, der Fluch des Menschen. Nein. Wörter lassen uns schnell fühlen und gegebenenfalls auch handeln. Es geht mir um die Situationen, in denen ein unangemessenes, ungünstiges Programm dadurch gestartet wird. Kommen wir also in Abstand zu dieser unserer inneren Wortmaschine. Zweitens: Auch wenn wir Distanz zu Wörtern finden möchten, ist das nicht immer einfach. Manchmal können wir die unerwünschten Wirkungen reduzieren, indem wir angemessenere Wörter finden. Wenn uns der ursprüngliche Ausdruck nicht glaubhaft genug erscheint, dann suchen wir einen angemesseneren, glaubhafteren, konstruktiveren. Sie sprachen vor einigen Minuten, als Sie mir von Ihrer Fahrradtour erzählten, dass Sie auf einmal »Herzrasen« bekamen. Ich hatte – und ich habe immer noch – den Eindruck, dass mit dem Wort nicht nur die Geschwindigkeit – »Rasen« – des Herzschlages verbunden ist.

K: Nein, das hat mir große Angst gemacht.

T: Und wodurch wurde das Herzrasen ausgelöst?

K: Habe ich doch gesagt: aus Angst.

T: Nun, Sie haben gesagt, dass es Ihnen Angst gemacht hat; jetzt sagen Sie, dass es durch Angst kam.

K: Ja, … unlogisch.

T: Ich weiß nicht … Mal in Zeitlupe: Sie fuhren den Berg hoch …

K: Ja, ich fuhr den Berg hoch und dachte, poh, das geht aber gut heute. Und in dem Moment, als ich dachte, wie gut es geht, ist mir die Bergfahrt vom letzten Mal eingefallen. Da habe ich, Sie wissen ja, so eine Panik bekommen, dass ich umgedreht bin.

T: Und …

K: Da ist mir das letzte Mal eingefallen, und das hat mich so in Panik versetzt, dass ich dieses Herzrasen bekam.

T: Kann ich denn sagen: Im Kopf haben Sie sich an das letzte Mal erinnert, an die Panik; und bei der Erinnerung an die Panik hat der Verstand direkt diesen Impuls an das Herz weitergegeben. Die beiden Organe stehen ja ohnehin in ständigem Austausch. Das Herz hat auf Impuls, auf Anweisung des Verstandes, Panikreaktion eingeleitet.

K: Jetzt aber langsam! Sie meinen, dass war eine Art Erinnerungsreaktion und hatte mit der momentanen Situation des Anstieges gar nicht unmittelbar etwas zu tun?

T: So verstehe ich Ihre Schilderung der Situation, ja.

K: Ist ja der Hammer!

T: Zu Ihrem »Unlogischen«: Ein schneller Herzschlag wurde vom Gehirn in Auftrag gegeben; Ihre Deutung, dass es durch die augenblickliche Situation ausgelöst würde, hat noch mal Angst draufgesetzt. Die Grundlage ist die Erinnerungsangst.

K: Und was ist ein besseres Wort? Sie haben doch gesagt, ich soll mir ein besseres Wort einfallen lassen, ein richtiges.

T: Ja, ein angemessenes. Ein neutraleres, nicht unbedingt ein beruhigendes.

K: ... Herz-...? Herzerinnerung ...

T: Was für ein spannendes Wort: Herzerinnerung ... ... Wenn Sie von Herzrasen sprechen, was läuft dann ab?

K: Naja, der gesamte Kreislauf geht auf Hochtouren ...

T: Man könnte etwas mit »Kreislauf« formulieren.

K: Kreislaufrasen! *(Lacht.)* Kreislaufrennen.

T: Kreislaufrennen ...

K: Ja, ich glaube, das gibt nicht so einen Schock. Es ist immer das mit dem Herz, die Angst um das Herz ... Kreislauf ist viel neutraler. Das regt mich irgendwie überhaupt nicht auf. Kreislaufrasen ... Kreislaufrennen ... Kreislauferinnerung ...Also Kreislauferinnerung, das ist wie lauwarmes Spülwasser, wie abgestandenes Trinkwasser ...

T: Dann *(Langsam und betont gesprochen.)*: zum Wohl!

K: *(Lächelt.)* Prost!

Wir sind also oftmals mit unseren Begriffen verschmolzen – fusioniert: Ein Wort genügt, und ein ganzes Netzwerk von Gedanken, Gefühlen und Handlungen wird aktiviert. Die Sprachwissenschaft spricht in diesem Zusammenhang von einem »Bedeutungs-Hof«.
Wenn wir allerdings für schwierige Personen, Situationen oder Vorgänge in unserem Leben absichtlich und gezielt Wörter suchen, Namen geben, vielleicht auch charakterisierend-humorvolle, bisher nicht existierend-kreative, können wir dadurch den gewünschten Abstand, die Defusion, erzeugen.

Eigene Wörter bilden
Oder: Ein Umfühl-Programm

»Also für mich«, tröstet Opa seine Nichte, als sie grummelnd nach Hause kommt und ihren Schulranzen in die Ecke pfeffert, »war mein Mathematiklehrer am schlimmsten. Nun beruhig dich doch, meine Kleine.«
»Aber meine Erdkunde-Lehrerin ist echt fies. Bestimmt noch gemeiner als dein Mathelehrer!«
»Na, ich weiß nicht«, brummt Opa und macht seiner Nichte ein Nutellabrot zurecht. »Das waren noch andere Zeiten damals. Noch ohne Handy und Computer. Geprügelt wurde zu meiner Zeit zum Glück nicht mehr. Aber dieser Mathelehrer, er hieß Ullstein,

hatte mich wirklich auf dem Kieker. Nannte mich den ›kleinen schielenden Trottel‹, weil ich als Kind ein bisschen geschielt habe. Ständig trampelte er auf mir rum, machte mich vorne an der Tafel vor allen lächerlich. Sagte Sachen wie ›Unser kleiner schielender Trottel kann die Zahlen wahrscheinlich gar nicht sehen, die er nicht kapiert‹.«

»Fies«, nickt die Nichte.

»Tja, aber dann dachte ich mir: Wenn der schon einen Namen für mich hat, dann verpasse ich ihm auch einen. Ausgleichende Gerechtigkeit. Ein paar Tage überlegte ich, dann hatte ich ihn. Natürlich konnte ich den Ullstein nicht mit meinem Namen ansprechen, aber still im Kopf, da konnte ich.«

»Und«, fragt sie. »Wie hast du ihn genannt?«

»Null«, sagt Opa trocken.

Seine Nichte braucht ein paar Sekunden, um den Witz zu verstehen. Dann prustet sie los.

»Nicht schlecht«, meint sie dann.

Ihr Großvater schmunzelt. »Also«, fragt er, »wie heißt denn deine Erdkunde-Lehrerin?«

Fremdwörter gehören zu den besonders stark emotional belegten Worten: Sie sind oft unverständlich für uns, und wir lassen uns oft von ihnen Angst machen. Auch sie können in der Wörter-Werkstatt umgebildet werden, vielleicht ebenfalls sogar auf humorvolle Art und Weise. Zeigen die Ernsthaftigkeit des Therapeuten, seine Körperhaltung und der sich ausdrückende Respekt sein Eingehen auf die Belange des Klienten – so lassen Humor, Kreativität oder eine lächelnd-lachende Stimmungsäußerung den Abstand, das Betrachten-Können, die Entstrickung deutlich werden.

Fachwörter
Oder: Fächerwort

»Gemeinsam mit meinen Patientinnen und Patienten«, erklärt der Therapeut bei einem ACT-Training, »suche ich neue Bezeichnungen für ihre Symptome, für ihre Erkrankungen und Leiden. Ausgangspunkt sind deren eigene Benennungen, die nicht selten auch die sogenannten Fachwörter sind, die viele Klienten übernommen haben. Die neuen Wörter sollen dabei nahe zum Inhalt des Ausdrucks sein und, das ist wichtig, Abstand erzeugen. Durch diesen Abstand steigt die Wahrscheinlichkeit sehr stark, dass mit der Benennung nicht automatisierte Gedankenketten, Gefühlscocktails und Handlungsprogramme – oft nicht hilfreiche Vermeidungsprogramme – abgerufen werden.

Einige Beispiele sind:

Fachwort:	Lassen Sie uns ein neues Flachwort suchen. Soll ich besser sagen: Fuckwort?
Diagnose:	Und wie heißt Ihre Triagnose? Ihre Diagnase? Äh, ich meine Ihre Doktorose?

Panikattacke:	Dramatikattacke. Panikdebatte. Janixattacke. Janixdebatte. Panikrabatte
Inkontinenz:	Interkonfluenz. Inkonkurrenz
Depression:	Depressonne. Pedression
Ängste:	Ingste. Ongste. Ungste. Dänkste
Platzangst:	Latzpanks. Patzangst
Essstörung:	Störungsessen. Vergessstörung
Vergesslichkeit:	Vorstresslichkeit. Verstresslichkeit. Vergrässlichkeit

Defusion – die Entschmelzung – hat immer etwas mit Abstand zu tun. Mit der bewussten Veränderung von Wörtern haben wir bereits eine Defusions-Technik kennen gelernt. Mit den nächsten Geschichten möchte ich Ihnen einige weitere zeigen. Die erste ist eine Mischung aus körperlicher Übung und Fokussierung auf Gedanken-Wörter:

Gedanken auf einem Blatt Papier
Oder: Der Abstand macht's

Agnes, Steffi, Brigitte und Sigrid nehmen an einem halbtägigen Kurs teil: »Wie meine Gedanken mein Leben beeinflussen«. Sie werden gebeten, drei belastende Gedanken mit großen Buchstaben auf ein Blatt Papier zu schreiben.
Agnes soll nun das beschriebene Blatt dicht vor ihr Gesicht halten und fünf Minuten herum gehen.
Steffi soll ihr Blatt in ihre Tasche legen und fünf Minuten gehen.
Brigitte bekommt ein vorgefertigtes Drahtgestell umgehängt, sodass ihr Blatt circa einen halben Meter in Gesichtshöhe vor ihr steht. Auch sie soll fünf Minuten gehen.
Sigrid bekommt ebenfalls ein Drahtgestell. Dieses ist so geformt, dass ihr Blatt ungefähr einen halben Meter seitlich im rechten Winkel zu ihr steht. Für fünf Minuten soll sie gehen.
Alle vier tragen ihre eigenen belastenden Gedanken, so wie sie sind, für fünf Minuten mit sich. Und doch berichten sie nachher sehr unterschiedlich über die Wirkungen und Auswirkungen ihrer Gedanken.

Schreiben Sie drei belastende Gedanken auf ein Blatt Papier. Halten Sie dieses für einen Moment direkt vor Ihr Gesicht, dann mit ausgestreckten Armen vor Ihr Gesicht, dann legen Sie es, wenn Sie sich setzen, auf Ihren Schoß. Es sind immer die gleichen Gedanken; ist die Wirkung unterschiedlich?
Quelle: Nach Harris (2013b, S. 226)

Wir kennen Handwerkszeug, Geräte, Instrumente – Gegenstände, mit denen wir Teile der Außenwelt bearbeiten können, bearbeiten nach eigenen Vorstellungen. Wir wählen die Werkzeuge so aus, dass sie uns bei unserem Vorhaben möglichst dienlich sind. Dies stellt eine kluge Verbindung von dem Vor-Gegebenen hin zu dem Zu-Verändernden. Will ich einen Nagel herausziehen, wähle ich eine Zange, die ich für diese Handlung als am hilfreichsten ansehe. Für eine Schraube nehme ich einen Schraubenzieher. Bei ihm klebe ich übrigens nicht am Wort: Ich benenne ihn so, schaue auf ihn – auf ihn, der eigentlich »Schraubendreher« heißen müsste. Ein Hammer dagegen, das ist etwas zum Draufhauen, zum Hineinhauen, Abschlagen, Zusammenhauen, zum Einschlagen. Und auch wenn etwas im übertragen Sinn bei mir einschlägt sagen wir: Das ist der Hammer.

Gedankenwerkstatt
Oder: Statt Gedankenwerke

Agnes, Steffi, Brigitte und Sigrid waren von ihrem Kurs »Wie meine Gedanken mein Leben beeinflussen« so begeistert, dass sie sich einige Tage später zu einem privaten Treffen verabredet haben. Jede von ihnen hat dafür eine kleine Übung oder Ansprache vorbereitet. Hören Sie nun, was Agnes sich überlegt hat:

»Hallo Leute! Gedanken sind eine Art Werkzeug, mit denen wir arbeiten können. Und Werkzeuge behandeln wir wie Werkzeuge.

Da sitzt gewöhnlich niemand irgendwo und denkt: ›Ich bin mir nicht sicher, ob dieser Hammer für mich der richtige ist, ob wir zueinander passen. Ich glaube, ich bin eher jemand, für den ein Hammer von einem Kilo Gewicht besser geeignet ist. Ich habe da so meine Erlebnisse und Verletzungen.‹ Vielmehr nehmen wir den Hammer einfach in die Hand und fangen an, Nägel einzuschlagen. Wenn wir merken, dass es nicht richtig gut funktioniert, holen wir einen kleineren, größeren, leichteren oder schwereren Hammer.

Wenn ihr hingegen Gedanken habt wie ›Ich bin mir nicht sicher, ob ich das schaffe‹, ›Gewöhnlich lebe ich nicht so‹ oder, besonders beliebt, ›Ich bin im Großen und Ganzen eh' ein Verlierertyp‹, dann erscheinen euch diese Gedanken wahrscheinlich überhaupt nicht wie Werkzeuge. Ihr habt zu euren Gedanken eher die Einstellung ›Ja, so bin ich.‹ Ihr bemerkt gar nicht, dass eure Gedanken nur Gedanken sind. Das ist so, als handle es sich um einen Hammer, den ihr ohne jede Wahlmöglichkeit benutzen müsstet. Bevor ihr euch verseht, befindet sich der ›Ich bin ein Verlierertyp‹-Hammer in euren Händen, und ihr hämmert drauf los, egal was euch gerade passiert.

Also, Leute, tretet etwas zurück und betrachtet die Lage aus einem gewissen Abstand. Und dann wählt euch die Gedanken aus, die euch als brauchbare Werkzeuge dienen, die ihr dafür einsetzen könnt, wie ihr gern leben wollt. Ob das eine Flachzange ist, eine Rohrzange, eine Beißzange, eine Querzange, Überzange, Krummzange, Wimpernzange, Geburtszange, Geflügelzange, Astronautenzange, Imaginationszange … oder nicht … ob es stimmt oder nicht … Darüber zanke (!) ich mich nicht – geniales Wortspiel, was, Leute? Ich suche mir selbst die Zange aus, die mir hilft. Und, Leute, genauso machen wir es mit unseren Gedanken. Denn sie sind unsere Werkzeuge – was für ein klasse Wort: Werk-zeug – ja, unsere Werkzeuge, mit denen wir unsere Werke planen, beschreiben, anleiten für ein erfüllt-sinnvolles Leben. Also: Räumt euren Werkzeugkasten auf!«

Quelle: Idee der Gedanken als Werkzeuge: Luoma et al. (2009, S. 114)

So wie wir Wörter verändern und dadurch »entschärfen« können, so hilft uns manche Vorstellung, zur aktuellen Schwierigkeit in Distanz zu treten. Die Metapher des Verstandes als Wissenschaftler wurde schon im Kapitel »Akzeptanz« aufgegriffen. Wir können unser Denken aber auch mit einem Verkäufer oder, wie in der folgenden Metapher, mit einem Assistenten vergleichen.

Der übereifrige Assistent
Oder: Ich kann wählen, welche Dienste ich annehme

Mein Geist ist wie ein übereifriger Assistent. Überall ist er dabei, er weicht nicht von meiner Seite. Er macht sich ständig Notizen, händigt mir Vorschläge aus, Warnungen, Erinnerungen, Vergleiche; er fordert mich auf, gewisse Handlungen auszuführen und andere unbedingt zu unterlassen. Das Wichtige daran: Wenn er mich auch manchmal in die Irre führt oder zeitweise echt nervt – der Verstand macht, wie sagt man, nur seinen Job. Deswegen klopfe ich ihm immer wieder mal auf die Schulter, bedanke mich bei ihm für seine zuverlässige Arbeit. Und fühle mich frei, seinen Gedankenspielen, Empfehlungen und Aufforderungen nachzukommen – oder nicht.
Quelle: Nach Jeremy Goldberg in Westrup (2014, S. 213)

Eine weitere hilfreiche Vorstellung kann es sein, sich die Gedanken in unserem Kopf als eine Art GPS-Navigationsgerät vorzustellen. Da ist diese Stimme, die uns hilft, ans Ziel zu kommen: Jetzt mache das, nun tue dies. Bei der nächsten Entscheidungs-Kreuzung bitte rechts abbiegen. Bei der nächstmöglichen Möglichkeit bitte umdrehen. Jetzt 500 Lebensmeter geradeaus. Hurra, du hast dein Ziel erreicht!

Unser Verstand als GPS
Oder: Wohin geht die Reise?

Diese Vorstellung ist nicht nur amüsant, sondern zeigt auch spannende Analogien auf. Zum einen sind diese Gedanken meist sehr hilfreich – sie unterstützen uns auf unserem Weg und helfen logisch bei Entscheidungsfragen. Zum anderen aber sind GPS-Systeme nicht störungsfrei. Manchmal verfehlen sie ohne ersichtlichen Grund das Ziel um viele Kilometer, manchmal schalten sie komplett ab, manchmal beharren sie, weil aktuelle Straßenveränderungen noch nicht integriert sind, auf ihrer alten und falschen Route. Es wäre also nicht ratsam, sich vollständig auf dieses System zu verlassen; wir sollten stets beobachten und gegebenenfalls eingreifen.
Nutzen wir dieses unglaublich großartige System in unserem Kopf, aber überlassen wir ihm nicht komplett die Führung. Manchmal folgt unser Denken veralteten Wegen, manchmal ist das Herumspielen an dem GPS in unserem Kopf nicht wirklich effektiv. Und manchmal wird die Logik unserer Gedanken nicht das eigentliche Ziel in unserem Herzen erreichen können.
Quelle: Nach Vuille, ACBS metaphors

Hier eine weitere praktische Übung. Ausgangspunkt dafür ist Aufteilung: Ein Problem, ein großes Problem – etwa sorgenvolle Gedanken oder leidvolle Gefühle – wird in kleinere, emotional weniger bis wenig besetzte Einheiten zerlegt. Dieses Vorgehen, häufig unter dem ACT-Modul »Akzeptanz« geführt, ist sehr viel mehr Ausdruck »akzeptierender Defusion«. Explizit zielt es darauf ab, Distanz einer Person zu ihren Gefühlen, Empfindungen und Erinnerungen zu ermöglichen. Die Übung stammt ursprünglich, wie Hayes et al. (2014, S. 340) berichten, aus der Gestalttherapie und dient dazu, subjektive Erlebnisse in physische Gegenstände mit daran wahrnehmbaren Eigenschaften zu verwandeln.

Blechdosen-Monster
Oder: Auseinander macht kleiner

Sven geht in eine Privatschule. Neben dem zu erfüllenden allgemeinen Lehrplan wird auf dieser Schule Wert darauf gelegt, Wissen und Fertigkeiten bezüglich der Bewältigung allgemein menschlicher Problematiken und Herausforderungen zu erlangen.

Heute haben Sie sich das »Blechdosenmonster« vorgenommen. Die Kinder werden aufgefordert, sich ein schmerzliches, schwieriges Gefühl, einen entsprechenden Gedanken oder eine Erinnerung auszusuchen. Dann sollen sie mit geradem Rücken sitzen, Füße zu Unterschenkel, Oberschenkel zu Oberkörper im rechten Winkel. Sie werden aufgefordert, die Augen langsam und sanft zu schließen. Ihre Aufmerksamkeit richten sie auf ihren Atem, darauf, wie sie ein- und ausatmen. … Dann bittet die Lehrerin, sich den ausgewählten Gedanken, das Bild oder Gefühl zu vergegenwärtigen: »Könnt ihr die Erinnerung, den Gedanken, das Gefühl spüren, wie es in euch lebt? Jetzt stellt es euch vor, dieses überwältigende Gefühl, dieses gewaltige Problem … Wir schauen darauf, wir betrachten es. Es ist ein riesiges Monster aus vielen Blechdosen, die durch noch viel mehr Schnüre miteinander und untereinander verbunden sind. Ein Mordsding! Ja, ein Riesenapparat! Wirklich furchteinflößend. Und jetzt, meine Lieben, jetzt betrachten wir uns die Einzelteile – die Dosen und Schnüre. Wenn wir genau hinsehen, erkennen wir nichts Bedrohliches, nichts Schlimmes: nur dort eine Dose und hier eine Dose und noch eine Dose, immer wieder eine Dose. Und immer wieder Schnüre.

Also, meine Lieben, weiter damit: Betrachtet eure Dosen und Schnüre … einzeln … und lasst diese aufgeteilten, unterteilten, abgeteilten Teilstücke in eurer Vorstellung immer undeutlicher werden … lasst sie langsam abziehen, einzelne Dosen, einzelne Schnüre … immer undeutlicher werden und verschwinden. … Atmet tief ein und aus, bewegt eure Finger, Hände, Fußzehen, Füße … streckt euch … öffnet behutsam die Augen. Kommt langsam jetzt hier an diesen Ort zurück …«

»Nun, wie findet ihr das?«, fragt die Lehrerin nach der Übung.

Sven meldet sich: »Spannend. Ich werde zu Hause Dosen sammeln und so ein Monster mit Schnüren basteln. Und dann habe ich folgende Idee: Wenn mir etwas Angst macht, schreibe ich das auf einen Zettel. Den zerschneide ich dann in so viele Stücke, wie ich Dosen habe. Ach so, noch ein paar mehr Stücke, weil ich ja auch noch Schnüre habe. Dann klebe ich die Zettelstücke dran.«

»Sven, das ist ja eine geniale Idee. Die hatte ich noch nie. Toll, ganz toll! Und weißt du schon – wenn du es sagen möchtest! –, was du auf deinen ersten Zettel schreibst?«
»Ja«, sagt Sven, »Deutscharbeit!«
Quelle: Nach Hayes et al. (2014, S. 341 ff.)

An das Ende dieses Kapitels möchte ich eine weitere ACT-Technik der Defusion setzen. In der folgenden (wahren) Geschichte führt die Verschmelzung (Fusion) mit bestimmten Ansprüchen, mit letztendlich hochgeschraubten Leistungsvorstellungen zur zunächst schmerzlichen Abkehr von einem konkreten Wunschtraum. Die Defusion – statt mit oder in den Ansprüchen zu leben, auf diese Ansprüche drauf zu schauen – wird hier durch die sogenannte ›paradoxe Intervention‹ erreicht. Das Benennen konkreter (Handlungs-)Möglichkeiten hilft, auf dem fantasierten Weg eine nivellierend wirkende Rampe für die potenzielle Hürde zu errichten.

Klavierspielen müsste man können
Oder: Es ist zu früh, um zu spät zu sein
Ein Psychotherapeut erzählt folgende Geschichte aus seiner Praxis:
»Das haben die beiden mir zu verdanken« – klingt, als ob sie es ohne mich nicht geschafft hätten. Wenn es so gewesen wäre, dürfte ich es auch so sagen, ohne gleich einer Selbstbeweihräucherung bezichtigt zu werden. Doch ich bin mir nicht sicher. Was ich sagen kann, ist, dass ich zumindest an der Stellschraube der Waage gedreht habe.
Zwei meiner Sekretärinnen, die eine seinerzeit 50, die andere 60 Jahre alt, »hätten so gern Klavier spielen gelernt«. Damals habe ich darauf paradox disputierend geantwortet: »Um Konzertpianistin zu werden, ist die Zeit vorbei. Die Finger, abgesehen von technischen Problemen, werden die Geschmeidigkeit und Beweglichkeit nicht mehr erreichen, die man benötigt«, sagte ich.
»Aber ich will doch keine Pianistin werden!«
»Außerdem ist es nicht so einfach«, gab ich weiter zu bedenken. »Man darf nicht glauben: Ein bisschen üben und schon kann ich Beethovens Klaviersonate Nr. 29 spielen.«
»Aber ich will auch nicht Beethovens 29. Sonate spielen können.«
»Ja, dann …«, fuhr ich fort und schaltete nun um: »E-Pianos sind nicht mehr teuer, haben mittlerweile den dynamischen Anschlag – das heißt, wenn du fester auf die Taste drückst, klingt der Ton auch lauter. Man kann mit Kopfhörer spielen, stört dann niemanden, selbst spät abends nicht. Ein richtiges Klavier lässt sich auch erst einmal mieten. Bestimmte Lieder zu spielen, die dir gefallen, ja, das wirst du schaffen. Und das Üben, wenn du Lust daran hast, kann man sich auch durch die Technik interessant und motivierend gestalten.«

Beide haben angefangen. Beide haben ein Level erreicht, über das sie glücklich, zufrieden und für das sie dankbar sind. Für meine ehemals 60-jährige Sekretärin war das Klavier nach vier Jahren freudigen Spielens die Grundlage für den Wechsel zur Gitarre. Mit diesem Instrument fühlt sie sich nun richtig wohl und hat enormen Spaß.

12 Selbst

Drei als Eins

Durchdrungen von Geschichten,
Meinungen, Überzeugungen und Glaubenssätzen –
Das bin ich, so fühle ich mich.

Mit der Fähigkeit, mir jetzt
Zuzuschauen und mich zu erleben,
Beobachte ich mich – mir meiner bewusst.

All das lebenslang bleibend,
Eine überdauernde Perspektive gewährend,
Lebt mein unantastbares Selbst.
(Norbert Lotz)

Über das Selbst lässt sich auf unterschiedlichste Weise denken, sprechen, spekulieren und philosophieren. In der ACT werden meistens drei Erscheinungsformen des Selbst formuliert: »Selbst-als-Konzept«, »Beobachtendes Selbst« und »Selbst-als-Kontext«. Die in der ACT-Literatur so verwendeten Begriffe werden inhaltlich teilweise nicht übereinstimmend benutzt.

Auch für diese, nicht leicht zu erklärende Selbst-Theorie gilt: Begriffe sind (nur) Benennungen, Etikette, Betrachtungen, Zuschreibungen. Sie spiegeln die redlich-ernsthaften Bemühungen wider, bestimmte Vorgänge und Erscheinungsweisen greifbar, begreifbar zu machen – eben durch Begriffe. Sie sollen zweckmäßig sein, Erklärungen und Voraussagen möglich machen. Aber auch in ihnen wird nicht der Anspruch ausgedrückt, »real« zu sein, die Realität zu erfassen.

12.1 Selbst-als-Konzept

Hiermit sind die »Inhalte« unseres Selbst gemeint. Dazu gehören alle Überzeugungen, Gedanken, Vorstellungen, Tatsachen, Bilder, Urteile und Erinnerungen, die unser Selbstkonzept bilden, die beschreiben, »wer wir sind«. Diese Inhalts-Übernahmen erlernen wir bereits in der Kindheit. Wir bilden Konzepte über die Welt und unsere eigenen Reaktionen; wir können nicht leben, ohne unser Leben zu bewerten. Durch Kognitive Fusion identifizieren wir uns mit unseren Gedankenkonzepten: Wir »sind« unsere Gedanken – z. B. »Ich bin eine gute Schwester« oder »Ich bin ein Mensch, der schnell aufgibt«. Wir definieren uns darüber, was wir über uns denken – unsere Gedanken, Gefühle und Erinnerungen werden, wie Flaxman et al. (2014, S. 37) treffend formulieren, zu »selbstdefinierenden Eigenschaften«. Diese Selbst-Konzepte können nützlich sein. Sie liefern uns eine Art Zusammenfassung unseres Ichs, eine Identität. Wenn wir hingegen starr an unserem konzeptualisierten Selbst festhalten, können sie auch zu einer Art Gefängnis werden. Neue Erfahrungen werden gemäß des eigenen Selbstkonzeptes umgedeutet, verbogen, passend gemacht. Bestimmtes Verhalten wird prädiktiv gar nicht erst in Erwägung gezogen; wir meinen eh zu wissen, wie es ausgeht.

Daher streben wir in der ACT weniger an, das eigene Selbstkonzept aufzuwerten oder zu verändern – vielmehr soll die psychische Inflexibilität überwunden werden, die durch eine zu starke Bindung an die Selbstbeschreibung hervorgerufen wird. ACT-Strategien zielen eher darauf ab, sich vom eigenen Selbstkonzept lösen zu können und einen Abstand zu ihm zu erreichen.

12.2 Beobachtendes Selbst

Das »Beobachtende Selbst« benennt den kontinuierlichen Prozess der Wahrnehmung unseres Erlebens. Es wird deswegen auch von Selbst-als-Prozess oder Selbst-als-Bewusstsein gesprochen. Mithilfe unserer Sprache ist es uns so möglich, das, was wir erleben, aufzugreifen, anzuschauen, zu verbalisieren. Hayes et al. (2014, S. 116) formulieren: »Die Grundlage für das Beobachtende Selbst ist fortlaufende verbale Beschreibung«. Das setzt voraus, dass wir uns auf das gegenwärtige Erleben versuchen so einzulassen, wie es eben gerade ist. Diese Fähigkeit kann unter Umständen verkümmern oder sich erst gar nicht angemessen entwickeln, wenn beispielsweise eine starke Tendenz zur Erlebensvermeidung das Auseinandersetzen mit Emotionen nur schwer möglich macht.

12.3 Selbst-als-Kontext

Um das »Selbst-als-Kontext« zu beschreiben, kann man sich einer großen begrifflichen Vielfalt bedienen. Dieser Vielfalt ist eines gemeinsam, was Hayes et al. (2014, S. 117) so formulieren: Stets geht es hier um einen Aspekt des Selbst, »der nicht betrachtet werden kann, sondern von dem aus man betrachten muss«. Selbst-als-Kontext ist der Ort, der Raum, die Perspektive und der Standpunkt, von dem aus Wahrnehmung geschieht.

Auf der Ebene des Selbst-als-Kontext ist es möglich, das eigene Selbst nicht durch die Emotionen, Gedanken und Körperempfindungen zu definieren, sondern als eine – wie von außen betrachtete – Person, die genau diese Empfindungen erlebt. Flaxman et al. (2014, S. 40) sprechen von einer Art »Aussichtsplattform«. Laut Bezugsrahmentheorie geht es beim Selbst-als-Kontext darum, Relationen zu knüpfen zwischen der eigenen und der anderen Person sowie dem »Hier und Jetzt«, d. h. den gerade aktuell erlebten Gedanken, Gefühlen und Empfindungen. »Diese Bezugsrahmen bilden sich heraus, wenn man lernt, sich über seine eigene Perspektive in Relation zur Perspektive anderer Menschen zu äußern« (Flaxman et al., 2015, S. 37). Fragen wie: »Wo bist du jetzt?«, »Wo warst du damals?«, »Wo war ich, als du hier warst?«, »Wo warst du, als ich hier war?« – stets kombiniert mit dem Deuten und Zeigen auf sich selbst oder jemanden anderen – lassen uns lernen, eine Perspektive des Ich / Hier / Jetzt einzunehmen. Dieser stabile Kontext, diese gleichbleibende Perspektive, die uns auch die Erkenntnis der Veränderung unseres Erlebens ermöglicht, manifestiert sich bei einer normalen Kindesentwicklung zwischen dem dritten bis fünften Lebensjahr. Hayes (2012, S. 38) betont nachdrücklich den Wert dieser Entwicklung, indem er sagt: »Eine Perspektive einnehmen zu können, ist ein entscheidendes seelisches Vermögen.« Mehr noch, diese Fähigkeit ist grundlegend für die menschliche Spiritualität. Außerdem verleiht sie große Stabilität – das inhaltsfreie Perspektiven-Selbst kann durch bestimmte psychische Erlebnisse nicht bedroht werden.

Zusammenfassung
Im Bewusstsein der Veränderbarkeit von Begriffen, im Bemühen, in den Selbst-Definitionen nicht stecken zu bleiben, beschreiben wir drei funktionale Aspekte des »Selbst«, das im Rahmen der ACT nur selten mit »Ich« (etwa bei Follette & Pistorello, 2012) bezeichnet wird.
Selbst-als-Konzept: Unsere Gedankenmuster und Überzeugungen, die eigenen Geschichten über uns selbst bilden unsere Identität, sind unser geistiges Stützgewebe. Ohne diese Konzepte wären wir wahrscheinlich wie eine schwabbelnde, nur auf Umweltreize reagierende mentale Masse in Körpergestalt. Halten wir jedoch zu starr an ihnen fest, sodass sie uns immer wieder als Wahrheit und Realität vorkommen, können sie uns einschränken und den Weg, wie wir unser Leben führen wollen, verbauen.
Beobachtendes Selbst: Aus ACT-Sicht verstehen wir hierunter das fortwährende Zur-Kenntnisnehmen von sich entfaltenden Gedanken, Gefühlen und Körperempfindungen.
Selbst-als-Kontext: Der englische Ausdruck »perspective taking« ist für die Erklärung wahrscheinlich kennzeichnender. Im Deutschen könnte man von »Selbst-als-Perspektive-Einnehmen« oder »Prozess-des-flexiblen-Perspektivenwechselns« sprechen.

12.4 Metaphern

Das Selbst-als-Konzept wird auch als »Denkendes Selbst« bezeichnet: immer kommentierend, vergleichend, erinnernd, vorausschauend, bewertend.

Die beiden Selbst
Oder: Bilden wir uns eine Meinung von den Beiden

Das »Beobachtende Selbst« sagt zum »Denkenden Selbst«, zum Konzept-Selbst: »Mach deine Sprachsendung mal eben etwas leiser. Durch deine teilweise ziemlich unförderlichen Kommentare kann ich mich so schwer mit unseren Gefühlen im Jetzt verbinden.«

»Bitte, ich kann's ja auch ganz lassen. Ich kann auch eine Woche Sendepause machen. Ihr werdet schon sehen, wohin ihr kommt!«, reagiert das Denkende Selbst aufgebracht.
»Liebstes, was wären wir ohne dich, ohne dich – das Denkende Selbst. Kaum auszudenken!« *(Kichert und freut sich an seinem Wortspiel.)* »Nein, Spaß beiseite. Ohne dich, das wäre im wahrsten Sinne des Wortes undenkbar. Wir brauchen deine Kommentare, Warnungen, Erinnerungen. Nur manchmal, das darf ich bitte frei heraus sagen, bist du etwas übereifrig.«
Darauf das Denkende Selbst: »So, und das darf auch ich mal frei heraus sagen: Für mich ist das schwierig zu beurteilen, was reicht, was zu viel ist, was vielleicht auch zu wenig ist – das überfordert mich; ist auch nicht direkt mein Job. Dafür bist du da. Und gern kannst du mich, da habe ich gerade etwas überzogen reagiert, auch mal leiser drehen. Und was ich jetzt sage, meine ich nicht ironisch, vielmehr sehr wohlwollend: Denk-Angebote darf ich doch machen, oder?«
Danach tanzen beide und wechseln sich in der Führung ab.

Die ACT konzentriert sich meistens auf die drei bereits in der Kapitel-Einführung beschriebenen Erscheinungsformen des Selbst: Konzeptualisiertes Selbst (Selbst-als-Konzept), Beobachtendes Selbst und Selbst-als-Kontext. Im Folgenden werden nochmals zur Klärung die gängigsten Entsprechungen wiedergegeben.

Erscheinungsformen des Selbst
Oder: Begriffe für das Unfassbare

Am Ende des zweitägigen ACT-Ausbildungskurses, als alle Teilnehmenden ein kurzes persönliches Resümee abgaben, sagte Regina: »Ich fand unser Thema, Selbst als Kontext, hochinteressant. Ich habe es irgendwie verstanden … und irgendwie auch nicht. Auf jeden Fall habe ich keine Idee, wie ich dieses schwierige Thema an meine Patienten herantragen soll.«
Die anderen Kolleginnen und Kollegen äußerten sich ähnlich: interessant und schwer zu verstehen, sehr faszinierend und sehr schwierig weiterzugeben.
Deshalb hat sich Wolfgang, der ACT-Ausbilder, zu Beginn des aktuellen Kurses diesbezüglich etwas einfallen lassen. »Ich möchte zuerst an unsere letzte Einheit anschließen, die offenbar noch Unklarheiten hinterlassen hatte. Ich habe hier verschiedene Karten vorbereitet. Auf jeder steht etwas über das Selbst. Jeder zieht bitte eine Karte und trägt langsam und betont den Text vor. Die Karten sind nummeriert; wir gehen der Reihe nach vor. Fangen wir an.«

Karte 1.1:	Ich bin das **Selbst-als-Konzept**. Man nennt mich auch Konzept-Selbst, Konzeptualisiertes Selbst, Inhalts-Selbst, Denkendes Selbst oder Etikettiertes Selbst.
Karte 1.2:	Meine Inhalte, das sind alle Überzeugungen, Gedanken, Vorstellungen, Bilder, Urteile, Interpretationen und Erinnerungen – sie bilden mich, das Selbstkonzept. Sie drücken aus, wie das Ich sich erlebt, sagen wir: Sie sind seine Selbstbeschreibung.

Karte 1.3:	Wenn das Individuum sich mit diesen Eindrücken, diesen Gedanken identifiziert oder verschmilzt, eben fusioniert, wie man in der ACT sagt, dann sind sie, was ich denke, sind meine Gedanken, dann sind sie ich: ihr Konzept-Selbst.
Karte 1.4:	Als Konzept-Selbst bin ich so etwas wie das kognitive Stützkorsett: Ich gebe dem Menschen Halt und Sicherheit. Durch mich weiß er, was er ist. In der ACT komme ich tendenziell schlecht weg. Man sagt, dass der Mensch durch mich zu wenig flexibel und anpassungsfähig sei – zu festgefahren. Also so kann ich das nicht sehen.
Karte 1.5:	Zusammenfassung zum wichtigsten Aspekt: Der Mensch ist sein Selbstkonzept; er ist so, wie sein Selbst-Konzept aussieht.

Karte 2.1:	Ich bin das **Beobachtende Selbst**, das Selbst als Bewusstsein. Ich bin der kontinuierliche Prozess der Wahrnehmung, der Prozess der ständig ablaufenden Selbst-Bewusstheit.
Karte 2.2:	Ich trete in Erscheinung durch Gedanken wie: »Jetzt fühle ich …, jetzt sehe und höre ich …, jetzt erinnere ich mich …, jetzt bewerte ich das … als …«
Karte 2.3:	Als Beobachtendes Selbst habe ich eine besonders enge Beziehung zum ›Gegenwärtigen Augenblick‹; uns beiden ist das Gegenwärtige Gewahrsein eigen. Auch zur Defusion fühle ich mich durch unsere Fähigkeit des Überblickens, des erfahrungsgeleiteten Wahrnehmens hingezogen.
Karte 2.4:	Zusammenfassung zum wichtigsten Aspekt: Ich bin ein Prozess ständig ablaufender Selbst-Bewusstheit, ununterbrochenen Selbst-Gewahrseins.

Karte 3.1:	Ich bin das **Selbst-als-Kontext**, das Bleibende Selbst, das Transzendente Selbst.
Karte 3.2:	Ich bin der Ort, der Raum, von dem aus unsere Wahrnehmung geschieht. Ich bin keine Gegebenheit von Wort-Beziehungen; ich beruhe nicht auf Inhalt, der beschrieben werden kann. Als ich jung war und wir uns Sprache angeeignet haben, habe ich gelernt, Erlebnisse von einer bleibenden Perspektive, einem überdauernden Standpunkt aus zu betrachten. Das bin ich.
Karte 3.3:	Wenn es zu beschreiben galt, was gegessen, gesehen oder getan wurde, dann wird all das in Bezug auf diese bleibende Perspektive erzählt. Aus der Position Ich / Hier / Jetzt werden die Beziehungen erlebt von Du / Dort / Damals-Dann.
Karte 3.4:	Ich, das Selbst als Kontext, bin der Standort und Raum des Erlebens, von dem aus alles erlebt wird und von dem aus das Erleben immer wieder beobachtet und damit die Perspektive gewechselt werden kann.
Karte 3.5:	Ich bin eigentlich nicht in einen Begriff zu fassen. Ich bin das Selbst, das durch keinen Begriff erfasst werden kann. Und doch bin ich erfahrbar.
Karte 3.6:	Zusammenfassung zum wichtigsten Aspekt: Ich bin das dynamische Erleben von Ich / Hier / Jetzt. Ich bin der Raum, die Arena, die unendliche Möglichkeit für Erleben.

Karte 4.1:	Hört eine aus dem Buddhismus entlehnte Metapher über die drei Erscheinungsformen des Selbst. Stellt euch vor, ihr würdet einen stockdunklen Raum betreten. In der Hand haltet ihr eine Spaltlampe. Ihr öffnet den Spalt, so dass ein Teil des Raumes durch den Lichtstrahl erhellt wird. Ihr seht einen Tisch und zwei Stühle.

Karte 4.2:	Ja, diese Möbel, die Wahrnehmungsinhalte, entsprechen dem konzeptualisierten Selbst, dem Inhalts-Selbst.
Karte 4.3:	Der Lichtstrahl, das bewusste Aufleuchten, zeigt den Prozess der kontinuierlichen Wahrnehmung auf, das bin ich, das Beobachtende Selbst.
Karte 4.4:	Je nachdem, in welchen Teil des Raumes das Licht fällt, werden weitere Möbel sichtbar: ein Bett, ein Schrank, eine Kommode. Das bin wieder ich, das Selbst-als-Konzept, als Inhalt.
Karte 4.5:	Wohin das Licht auch scheint, und was es auch beleuchtet und sichtbar macht, der Lichtstrahl kommt immer aus derselben Quelle. Die Lampe kann ihre Position, ihre Perspektive wechseln. Und doch ist es immer diese Lampe, die den Raum für Erleben möglich macht. Es gibt unzählbare andere Lampen. Doch diese Lampe bleibt immer diese Lampe.
Karte 4.6:	Ja, ich bin deine Lampe, deine überdauernde Position, dein Bleibendes Selbst.

»Vielen Dank«, sagt Wolfgang, »ich hoffe, wir konnten etwas Licht in das Selbst bringen.«

»Aber sicher doch«, antwortet Regina.

Quelle: Nach Hayes & Smith (2007, S. 138 ff.), Luoma et al. (2009, S. 43 f.), Harris (2011, S. 280 f.)

Selbstkonzepte sind wichtig und identitätsstiftend. Sie werden dann zum Problem, wenn sie abschirmen, einzwängen und niederdrücken. Wenn sie keine schmucke Rüstung mehr sind, sondern ein undurchdringlicher Panzer.

Den Panzer tragen
Oder: Den Panzer bereithalten

Für Rotraud war das Leben meistens ein Kampf, und zwar ein heftiger. Sie war als Kind mit innerfamiliärer Gewalt konfrontiert worden, war als Jugendliche in einer Gang gewesen und in erster Ehe unglücklich verheiratet. Jetzt ist sie geschieden, lebt zurückgezogen und alleine. Eine Zeit lang hatte sie als Partner einen älteren Mann gefunden, der sie liebte, schätzte und förderte. Aber vor einem viertel Jahr starb er plötzlich und unerwartet.

Das Leben für Rotraud hat sich geändert, doch sie trägt noch immer ihren Panzer. Der schützte sie vor vielen Verletzungen, vor Erniedrigungen und Enttäuschungen. Sie hat sich in ihm zurechtgefunden, eingelebt – er ist zu einer gefühlten Sicherheitszone geworden.

Doch fühlt sich Rotraud wirklich darin wohl? Kann sie in ihm und mit ihm das Leben führen, das sie eigentlich führen will? Er schützt sie vor vielen Enttäuschungen, ja. Und: Er vereitelt ihr wichtige menschliche Erfahrungen, die wahrscheinlich zu einem erfüllten Leben dazugehören.

Wer Menschen kennenlernt, mit ihnen arbeitet, zusammen mit ihnen wohnt, enge bis engere Beziehungen eingehen möchte – der trägt das Risiko, enttäuscht zu werden. Ja. Doch sich in weiten Teilen davon abzuwenden – ist das ein gewünschtes Leben?

Rotraud muss selbst wissen, welchen Weg sie gehen, sie leben will. Und doch sieht es so aus, als traut sie sich nicht. Gerne würden wir ihr zurufen: »Rotraud, mach deinen Panzer auf, lege ihn zeitweise ab, lege ihn ganz ab! Du weiß doch, wo er liegt, wenn du ihn brauchst. Lass dich mehr auf das Leben ein. Sonst hast du nicht gelebt, sondern nur überlebt.«
Quelle: Idee nach Gillanders (2014, S. 122)

Die nachfolgende Metapher nutzt ein Bild aus dem Bereich Kleidung – tatsächlich ist unser Selbst-Konzept etwas, in das wir »hinein schlüpfen«. Unsere Konzepte scheinen wichtig zu sein, stützen uns, helfen bei Identifizierung und Abgrenzung. Und genau von diesen Konzepten lassen wir uns auch unnötig begrenzen, einengen, uns an dem hindern, wie wir leben wollen.
Nicht selten – und hier ist das Wort, selbst eine Metapher, sehr treffend – »verdrehen« wir uns zu sehr, um uns mit Gegebenheiten, nach denen wir nicht leben möchten, zu arrangieren und in sie hineinzufinden. Die Rede ist nicht von Rücksichtslosigkeit und Egoismus – gemeint ist ein lebenslanges unpassendes Anpassen, das unserer gewünschten Lebensorientierung deutlich zugegen läuft. Und: Man kann sich daran gewöhnen.

Der maßgeschneiderte Anzug
Oder: Der maßgescheiterte Anzug
Herr Konzep geht in das Geschäft seines Schneiders, um seinen neuen, maßgeschneiderten Anzug abzuholen. Er probiert ihn vorsorglich (welch interessantes Wort!) noch einmal an und ist sehr erstaunt, dass der Anzug nicht passt. Die linke Schulter steht hoch, in Höhe des Ellbogens zerrt der Stoff und lässt den Restärmel schief erscheinen, im Brust-Taille-Bereich stimmt auch irgendetwas nicht, sodass die Knopfleiste sich ungleich vom Körper aufwölbt.
Empört wendet sich Herr Konzep an seinen Schneider und sagt: »Was haben Sie denn da gemacht! Der Anzug passt ja gar nicht.«
»Keine Sorge«, antwortet der Schneider ruhig und überzeugt. »Wenn Sie hier mal die Schulter hochziehen … ja, noch ein bisschen mehr … gut … und jetzt hier den Ellenbogen nach innen krümmen und den Unterarm nach außen drehen … prima … und nun noch den Oberkörper in die Rückenlage bringen, leicht nach rechts wie ein Korkenzieher aufdrehen und etwas bücken … zu viel … ja, so ist es gut … – ja toll, sitzt perfekt, wie angegossen, ich meine: wie maßgeschneidert.«
Herr Konzep hält diese Empfehlungen genau ein – und so sitzt der Anzug tatsächlich perfekt.
Dann verlässt Herr Konzep den Laden und läuft vorsichtig auf dem Bürgersteig zu seinem Auto. Zwei fremde Frauen sehen ihn.
Da sagt die eine leise zur anderen: »Guck mal da, der arme Krüppel!«
Darauf antwortet die andere: »Ja, aber schau, wie sein Anzug passt! Er muss einen tollen Schneider haben.«
Quelle: Idee nach Luoma et al. (2009, S. 195 f.)

Sehen wir es einmal neutral: Auch wenn sich für einen Tag die Umstände ziemlich ändern, bleiben doch die Haltungen – also Gedanken und Gefühle – wahrscheinlich die gleichen. Weil sich unsere Selbst-Konzepte nicht ändern. Und wenn, nur sehr schwer.

Der Prinz und der Bettler
Oder: Wechselstarre

In einem fernen Land lebt ein Bettler, der genauso aussieht wie der Prinz aus dem Königshaus. Eines Tages begegnen sich beide. Der Prinz lässt sich von der Herkunft des Mannes erzählen und das Leben eines Bettlers schildern. »Ach«, denkt der Prinz, »es wäre doch einmal interessant, mein Land und meine Untertanen auf eine solch andere Weise zu erleben. Vielleicht bekomme ich auch heraus, was sie über den Prinzen, also mich, denken.«

Und so tauschen sie ihre Kleider. Der Bettler zieht die prächtigen Gewänder und Schuhe des Prinzen an; er behängt sich mit seinem Schmuck. Der Prinz wechselt in die zerrissenen und übel riechenden Umhänge des Bettlers und muss barfuß laufen. All das für einen Tag.

So zieht der Tages-Prinz durch die Stadt inmitten seines Gefolges. Die Menschen grüßen ihn unterwürfig, wollen von ihm berührt werden und sprechen gute Wünsche für ihn aus. Er labt sich an den mitgeführten Speisen, trinkt viel Wein und lässt zahlreiche Bettler vom Wegesrand zu sich kommen, um sie mit Speis und Trank zu beschenken.

Der Tages-Bettler dagegen wird entweder nicht beachtet oder beschimpft, teilweise sogar herumgeschubst; die meisten Menschen gehen ihm einfach aus dem Weg. Er bettelt, um an Essbares zu kommen. Da ihm kaum etwas geschenkt wird und sein Hunger sehr groß ist, stiehlt er schließlich einem Mädchen ein Stück Brot. Er geht zu einer Wasserstelle, wäscht sich die Hände und setzt sich allein hin, um es zu essen. Die Gesellschaft der anderen Bettler meidet er. Wenn einer von ihnen zu ihm kommt, spricht er ziemlich arrogant und von oben herab mit diesem.

Später, nach diesem Tag, erzählen beide in ihren gewohnten Kreisen von diesem außergewöhnlichen Erlebnis, bei dem alles anders war als sonst. Und sie vergessen dabei, dass sie sich zwar in der Tat zeitweise anders verhalten haben als sonst. Aber ihre Gedanken und Gefühle, ihre Haltungen und Einstellungen an diesem Tag – die blieben dieselben wie sonst auch.

Quelle: Nach Scarlet (2014, S. 122)

»Selbst-als-Kontext« – dieser Aspekt vom Selbst ist wohl am schwierigsten zu verstehen. Bleiben wir versuchsweise bei diesem Begriff und ergänzen ihn mit anderen, »verständlichen« (endlich kommt der Verstand einmal gut weg!) bzw. »verständlicheren« Erklärungen.

Muntu
Oder: Das Bleibende Selbst

In der Kikongo-Sprache, sie wird in der afrikanischen Republik Kongo gesprochen, ist das Wort für Personen, Menschen, für Leute »bantu«. Der Singular dieses Wortes

lautet »muntu«. Muntu, anders als das deutsche Wort für Person, bezieht sich nicht nur auf eine lebende Person, sondern auch auf einen Menschen, der noch nicht geboren wurde oder bereits gestorben ist.
Muntu ist das Transzendente Selbst, das bleibt, stabil und unverändert: Es existiert bereits vor der Geburt und bleibt nach dem Tode.
Die Kongolesen sprechen von »muntu« als einem Selbst, das innerhalb und außerhalb des Körpers existiert, das durch unsere Augen schaut und einfach beobachtet, was geschieht. Dieses Selbst haftet nicht an Erfolgen und Resultaten, es wird von ihnen nicht berührt.
Es ist ein Selbst, das war und sein wird.
Ein Selbst, das bleibt.
Quelle: Nach Stoddard (2014, S. 123)

Im Schach ist die wichtigste Figur gleichzeitig die empfindlichste: der König. Er ist nach allen Seiten beweglich, doch nur mit engstem Bewegungsraum. Er kann zwar auch angreifen, ist jedoch selbst die angreifbarste Figur und kann bis zur Bewegungsunfähigkeit festgesetzt werden. Am flexibelsten ist dagegen die Dame: Sie kann im Rahmen des Feldes nach allen Seiten ziehen. So kann jede Figur in ihrem festgelegten Bewegungsrahmen aktiv werden, selbst die Figuren mit der geringsten Bewegungsmöglichkeit: die Bauern. Gerade sie können sich nach dem erfolgreichen Weg zur anderen Seite in jede mögliche Figur außer in den König verwandeln, tragen also ein reiches Potenzial in sich.
Schach ist ein Kampfspiel – wenn auch strategisch und hoch intellektuell: Es geht dabei ums Gewinnen. Zwei gleichstarke Teams rücken gegeneinander vor, um das Oberhaupt des anderen Teams festzusetzen. Auch gilt es, mit möglichst wenig Eigenverlust die Figuren des Gegens zu schlagen. Die Phalanx der Bauern darf sich nicht zurückbewegen; bei erfolgreichem Durchkommen kann sie beim Gegner einen großen Schatz bergen. Sie sehen schon, das Schachspiel birgt große metaphorische Möglichkeiten.
Auch bei der nachfolgenden Geschichte geht es um den Kampf, um das Gewinnen. Ein Patt beim Schachspiel, ein Gleichstand – das ist ein eher seltener Ausgang der Partie, der oft nach einer Revanche verlangt um die Seitenverhältnisse klar zu machen. Jede dieser Partien mit ihren endlosen Möglichkeiten beginnt immer wieder mit gleichen, ausgeglichenen Verhältnissen.
Auch unser Leben besteht aus Kampf. Gegen zerstörerische Naturgewalten. Gegen Feinde. In immer währendem Streben, dass das Gute besteht. Auch wenn es dem Menschen gut geht, gibt es leider – oder zum Glück? – keinen Stillstand bezüglich kämpferischer Angelegenheiten. Menschen wollen mehr, im Sinne von: leichter, größer, höher, schneller, reicher. In der Hoffnung, damit stärker zu werden, mächtiger und sich durchsetzen zu können. Ist das ein Ausdruck der Evolution oder des ständig arbeitenden menschlichen Verstandes? Oder von beiden? »Das Bessere ist der Feind des Guten«, sagt Voltaire.
Diese unruhigen Veräußerungen können zu Fortschritt wie zu Krieg führen. Umdenken ist erforderlich. Besser formuliert: Eine andere »Perspektive« ist angesagt. Kontakt zu einer Perspektive zu haben, die bleibt, die beständig ist – das kann dem Menschen sehr stark helfen, beherzte Schritte auf seine Wertvorstellungen hin zu unternehmen. Die hier vorgestellte Schachbrett-Metapher wird im Rahmen der ACT eingesetzt zur Verdeutlichung des »Selbst-als-Kontext«, für das »Beobachtende Selbst« und zur Darstellung von »Fusion«. Wieso wird sie für mehreres benutzt? Unterschiedliche Autoren setzen sie für unterschiedliche Aspekte ein – weil alle Kernprozesse in der ACT zusammenhängen. Und weil auch eine Metapher nicht mit einem, mit »ihrem« Inhalt verschmolzen – fusioniert – sein muss. Wie sagen Hayes et al. (2014, S. 279) so treffend: »Metaphern sind besonders sinnvoll, um die Unterschiede zwischen Kontext und Inhalt des Bewusstseins herzustellen«.

Schachspiel
Oder: Das Brett im Kopf
Wir können unser Leben mit einem Schachspiel vergleichen: Weiß gegen Schwarz. Gute, positive, angenehme Gefühle und Gedanken gegen schlechte, negative, unangenehme. Mal haben die weißen Figuren die Oberhand, mal die schwarzen. Würden wir uns ganz mit dem Geschehen auf dem Schachbrett identifizieren, lebten wir in einem ständigen Kampf.
Auf unserem Weg durchs Leben versuchen wir verzweifelt, unsere weißen Figuren zu bewegen und möglichst viele schwarze verschwinden zu lassen. Das Problem ist nur, dass es im Schachspiel unseres Leben eine unendlich große Anzahl an weißen und schwarzen Figuren gibt: Ganz gleich, wie viele schwarze Figuren wir vom Brett herauswerfen, es kommen immer wieder neue nach. Und: Die weißen und die schwarzen Figuren benötigen sich wechselseitig. Die Regel verlautbart, dass beide Gruppen kein gemeinsam friedliches Miteinander-Ziehen austragen. Nein, denn das Ziel des Spieles ist es, den anderen zu besiegen.
In unserem Schachspiel gehören alle Figuren, beide Teams, zum »gleichen Stall«, wie man zum Beispiel beim Boxen sagen würde. Beide werden von der gleichen Zentrale geleitet. Beide spielen in einer Person.
Die Figuren repräsentieren unsere Gedanken, Gefühle, Handlungen – deshalb existieren unzählige Figuren. Viele gleichen sich in ihren Zügen, könnten zu einer Ober-Figur zusammengefasst werden. Wenn dieser Kampf der Gruppen und Untergruppen in Ihnen, in Ihrer Person, stattfindet, dann können Sie, egal wie die einzelnen »Schlachten« ausgehen, niemals der Gewinner sein. Niemals auch der Verlierer. Die Kämpfe würden immer weiter gehen, sie würden immer weiter viel Zeit, Gedankenraum und Energie verbrauchen. Ist der Ausdruck »verschwenden« angebrachter?

Wir können lernen, in die Perspektive, in den Betrachtungsort des Schachbretts zu schlüpfen. ›Wir‹ sind das Brett, das »übergreifende Selbst«. Dieses verändert sich nicht, es bleibt immer dasselbe. Hier gibt es keine Inhalte, keine Parteinahmen, keine Verletztheiten. Das Schachbrett, acht mal acht groß. Es stellt die Plattform zur Verfügung – die Arena, um ein anderes Bild zu gebrauchen. Es stellt die Grundlage für die Figuren dar, ohne selbst einzugreifen oder eingreifen zu müssen. Es ist die Bereitstellung, die Bereitschaft, sich mit allen Inhalten zu befassen. Es steht in engem Kontakt zu den Figuren, beteiligt sich jedoch nicht an den Aktionen. Es greift nicht an. So ist dieses Selbst sich all dessen gewahr, was sich auf seiner Grundlage abspielt, ist sich all des Inhalts gewahr, ohne durch ihn und von ihm definiert zu werden. Auf das Aktionsfeld kann es wieder von verschiedenen Perspektiven aus hinschauen: auf Augenhöhe des Spielfeldes, von leicht bis ganz weit oben, oder sogar von unten (wenn Sie sich z. B. ein Brett aus Glas oder Acryl vorstellen). Dieses Selbst hat Überblick(e), ist nicht auf die Sichtweise eines Figurenakteurs beschränkt.
Quelle: Hayes (2012, S. 38 f.)

Mit zunehmender Bewusstheit können wir immer wieder, immer öfter in den Zustand des »Beobachtenden Selbst« wechseln. Wenn unsere diesbezügliche Achtsamkeit nachlässt, »switchen« wir automatisch wieder in das »Denkende Selbst«. Zum Abschluss dieses Kapitels eine diesbezügliche, eher humoristische Szene:

Das Denkende Selbst
Oder: Wie echt Verkleidungen wirken können

»Buuhh, pppuuhuhu! Gschsch, iihijii, wusch!! Ich bin der Däämonnn, und das sind meine Freunde, die Däämoooonen! Ja, wir sind die negativen Gefühle, buuhh! Denn viele Gefühle können negativ sein, das siehst du an uns, gschsch! Dann komm, pppuuhuhu, und kämpf mit uns! Kämpf, kämpf, iihijii! Versuch's nur, du wirst schon sehen, wusch!«

»So, genug jetzt«, sagt das Beobachtende Selbst zum Denkenden Selbst, »jetzt zieht mal eure Verkleidungen aus, damit wir die Angst wieder einmal als das spüren können, was sie ist: als ein Gefühl.«

»Okay. Kurze Pause, Leute! Dann wieder weiter!«, ruft das Denkende Selbst zuversichtlich.

13 Engagiertes Handeln: Commitment

Wer seine Kraft nicht sinnvoll einsetzt, verschwendet sie.
(Mercedes-Benz Werbespot)

13.1 Einführung

Handeln nach den eigenen Werten, Engagement, Selbstverpflichtung, das Versprechen, sich einer Sache zu verschreiben – dies alles wird in der ACT unter dem Begriff »Commitment« zusammengefasst. Es bedeutet, wie Flaxman et al. (2014, S. 49) definieren, »sich tatsächlich im Einklang mit den eigenen Werten zu verhalten«. In der ACT wird der Klient unterstützt, wirkungsvolle Handlungsmuster zu entwickeln, um nach seinen zuvor formulierten Werten zu leben. Dazu gehört auch systematisches Planen des eigenen Verhaltens.

Die Verpflichtung, nach den eigenen Werten zu leben und das eigene Handeln nach ihnen auszurichten, kann unter Umständen – um es metaphorisch zu benennen – auch erdrückend, erschlagend und einengend wirken. Hier lassen sich zwei Vorgehensweisen denken. Die eine heißt: Ich treffe mein Commitment immer wieder neu mit mir. Die andere heißt: Eine getroffene Handlungsentscheidung kann in jedem Moment verändert werden. Sie ist vergleichbar mit einer Vereinbarung, die sich unaufgefordert ständig verlängert, jedoch zu jedem Momet aufgehoben, gekündigt werden kann. Wichtig ist, dass die getroffene Entscheidung, die innere Vereinbarung, nicht zur Bremse, nicht zum demotivierenden Zwang wird, stattdessen die Begeisterung immer wieder zu spüren ist.

Und wenn wir unentschieden sind, nicht wissen, was wir tun sollen, dann ist es wichtig, sich Folgendes klar vor Augen zu halten: Unentschiedenheit, was immer wir davon halten, ist ein mentaler Schwebe-Zustand, der nur in Gedanken real ist. Tatsächlich schweben wir nicht, stehen wir nicht zwischen zwei Möglichkeiten. Tatsächlich leben wir während des Entscheidungsprozesses immer noch bzw. bereits in einer der realen Welten. Wenn ich z. B. nicht weiß, gehe ich oder bleibe ich, dann tue ich bereits eines von beiden, während ich noch überlege.

Zusammenfassung

Engagiertes Handeln ist ein Prozess. In seinem Verlauf verwirklichen wir unsere frei gewählten Werte. Durch das Commitment, die freudige Selbst- und Herzensverpflichtung, entwickeln wir im Lauf der Zeit immer weitgreifendere Handlungsmuster hierfür, die wiederum selbstverstärkend wirken.

13.2 Metaphern

»Engagiertes Handeln« ist nichts, das wir mit Blick auf »die anderen« tun, auch wenn dieser Blick dabei unterstützen und helfen kann. Es ist wichtig, sich klar darüber zu sein, dass ich die Vereinbarung mit mir selbst treffe – »Commitment« ist kein Gesellschaftsvertrag.

Waldeinsamkeit
Oder: Einer sieht es immer

Ich bin im Wald, allein, tief im Wald. An einem Baumstamm habe ich Harz entdeckt und mir es auf die Finger gestrichen. Ich habe es angeschaut und daran gerochen, immer wieder. Die ätherischen Öle ziehen tief in mich ein. Jetzt hole ich ein Papiertaschentuch aus der Tasche und versuche, die klebrige Masse abzuwischen. Unmöglich. Papierfetzen bleiben an meinen Fingern hängen; ein fast lustiger Kampf beginnt. Dennoch bleibt am zerrissenen Tuch einiges hängen, sodass der Papierknäuel an allen Seiten klebt. Wohin damit? In meine Hosentasche, meinen Rucksack? Überall würde es kleben und die Kleidung auch klebrig machen. Wegwerfen, einfach auf den Waldboden werfen. Papier recycelt sich ja, das dauert nur zwei bis fünf Monate. Keiner sieht es. Doch: Diese Handlung widerspricht dem, wie ich leben will.
Einer sieht es sehr wohl: »Ich«. Ich lächele meinem Beobachtenden Selbst zu. Ich lächele wieder. Ja, so möchte ich es: Also rein mit dir in den Rucksack, du wunderbare klebend-duftende Erfindung der Menschen!

»Engagiertes Handeln«, das meint auch die Qualität von Handeln an sich. Nicht alles können wir über den Verstand aufnehmen – die aktive Körpererfahrung geht manchmal darüber hinaus. Real oder metaphorisch.

Schwimmen
Oder: Die Alternative zu tun: doch tun

Ein Schwimmlehrer sagt: »Ich kann Ihnen alles über das Schwimmen erzählen, kann bis ins kleinste Detail die Bewegungen beschreiben oder die beste Technik genaustens begründen. Und doch – trotz konzentriertem und interessiertem Zuhören werden Sie höchstens, wenn Sie nicht schwimmen können, eine vage Idee davon bekommen. Wie es sich anfühlt, ins Wasser zu gehen oder zu springen, wie es sich anfühlt zu schwimmen – das können Sie wenig bis nicht spüren, das müssen Sie erfahren bzw. erschwimmen.«

Commitment umschreibt die freudig eingegangene Selbstverpflichtung, das Engagement für etwas Ausgewähltes, im Handlungsmodus einer Identifikation gleichend.

Ich will
Oder: Meine Wahl

»Was machst du denn da?«, fragt Jan seine Freundin.
»Ich schreibe mein neues Monatsmotto auf«, antwortet ihm Sophie.

»Was für 'ne Motte?«
Sophie lächelt. »Falls du es noch nicht bemerkt haben solltest: Jeden Monat steht ein neues Kärtchen auf meinem Schreibtisch – mein Motto des Monats!«
»Und ich hatte mich schon gewundert!«, grinst Jan. »Und, wie heißt das neue?«
»Yes, I will«, sagt sie.
»Auf jeden Fall kurz und knackig«, findet Jan. »Ein bisschen wie Obamas Slogan damals: »Yes, we can!«
Sophie nickt. »Das war mein Vorbild dafür. Ist ja auch eine Wahl.«
»Aber keine politische!«, frotzelt Jan.
»Nein, aber eine wichtige. Es geht um meine Werte, verstehst du?«
Er schaut sie abwartend an.
»Ja, ich will. Schon mit dem Aussprechen dieser Wahl weiß ich: Teile meines Weges werden kurvenreich und steinig sein, andere durch die schönsten Landschaften führen. Ich weiß, dass der Weg stellenweise frustrierend sein wird und schwierig. Ja, ich weiß – und ich will.«
Jan lauscht gespannt.
»Und ich werde«, macht Sophie weiter, »und ich will auch vom Weg abgehen, immer wieder – aber immer stärker in der Hoffnung, dass ich das immer seltener mache und möchte. Verstehst du? Oder klingt das zu verrückt?«
»Nein, das klingt schön«, sagt Jan und greift nach ihrer Hand. »So als wolltest du dich mit Hingabe und Herzensverpflichtung für etwas begeistern.«
»Genau!«, nickt Sophie und schlingt ihre Finger in seine. »Begeistern! Denn da steckt ›Geist‹ drin!«

Eifert und Forsyth (2008, S. 306) regen die Frage an den Klienten an, ob er bereit ist, sich zu verändern, und ob er – im übertragenen Sinne – so sehr fliegen will, dass er bereit dazu ist, Dinge zu tun, die er vielleicht seit Jahren vermieden hat.

Ein Schmetterling werden
Oder: Bereit zu Fliegen

»Oma«, so fragt die 9-jährige Clara, »wie wird ein Schmetterling zum Schmetterling?«
»Ja, Clara, eine gute Frage. Ich werde es dir sagen. Man muss so sehr fliegen wollen, weißt du, wirklich fliegen wollen, dass man bereit ist, sein Raupendasein aufzugeben. Die Raupe trägt diese neue Eigenschaft, das Fliegenkönnen schon in sich. Aber sie muss bereit sein, sich zu entwickeln; und entwickeln kann durchaus heißen, augenblickliche Zustände loszulassen – mit festem Wollen auf das ins Auge gefasste Ziel.«
Quelle: Nach Eifert & Forsyth (2008, S. 306, eine Geschichte aufgreifend aus Paulus, 1973)

Seit ich Hemingways Novelle »Der alte Mann und das Meer« las, bin ich fasziniert von diesem großen Fisch, den der alte Santiago fing. Die Marline (oder wie auch immer ihr Plural lauten mag) gehören zur Tierfamilie der Speerfische und sind verwandt mit den Schwertfischen. Ein Marlin ist groß, sehr schnell und wunderschön. Als Anregung für die folgende Metapher galt mir die »Ein-Adler-wächst-bei-den-Hühnern-auf«-Geschichte, die zuerst der Jesuitenpriester Anthony de Mello nacherzählte, der in den 1980er und 90er Jahren durch seine Weisheitsgeschichten bekannt wurde. Die Wurzeln dieser Adler-Geschichte gehen aber noch weiter zurück, wahrscheinlich wird sie in Afrika erzählt: Dabei geht es um einen Adler, der bei Hühnern aufwächst und – ohne eine Vergleichsmöglichkeit – wie ein Huhn lebt. Er wird nie fliegen, sondern nur nach Stroh picken.

Wenn ein Schwertfisch in einer Pfütze aufwächst
Oder: Seinen Platz finden

Vom Laichballen eines Marlins riss sich ein Ei los und wurde von der Strömung an die Küste getrieben und weiter in eine Lücke zwischen den ersten Felsen. Schließlich landete es in einem Brackwassertümpel. Das sind kleine Miniatur-Seen direkt am Meer, manche nicht größer als Pfützen, andere schon richtig tief – so wie der, in den das Marlin-Ei gespült wurde. In diesen Tümpeln leben viele kleine Meeresbewohner, Grundeln und Garnelen, Einsiedlerkrebse, Seesterne und Anemonen. Alles Tiere, die nur in Küstennähe vorkommen. Der Marlin schlüpfte und wuchs heran. Die anderen Brackwasser-Bewohner nahmen ihn großzügig auf und zeigten ihm, was zu tun sei: Man musste Rücksicht aufeinander nehmen, weil der Tümpel klein war, man durfte nur langsam schwimmen um nicht Sand und Dreck aufzuwirbeln, man knabberte die Algen auf, die an den Felsen wuchsen. Der junge Marlin hörte zu und folgte. Er lernte wie ein Fisch im Brackwassertümpel zu denken und zu leben – auch wenn ihm die Algen aus irgendeinem Grund nie schmeckten. Sein Zuhause war deshalb so tief und nie vom Austrocknen bedroht, weil es eine direkte Verbindung zum Meer gab: Jene Spalte im Fels, durch die das Marlin-Ei hinein getrieben worden war. Die Bewohner des Tümpels warnten den Marlin davor, gegen die starke Strömung anzukämpfen und hinaus zu schwimmen – das hätte noch keiner überlebt.
Eines Tages stand das Wasser besonders hoch im Brackwassertümpel und der junge Marlin streckte seinen Kopf heraus. Da sah er ein herrliches Glitzern im Sonnenschein, ein wunderschöner Fisch, der weit draußen aus dem Wasser in die Luft sprang und sich wieder zurück fallen ließ. »Was ist denn das?«, fragte er seine Freunde.
»Ein Marlin«, antwortete ihm die Grundel, »der König des Meeres, ein wahrer Fisch der Hochsee!«
»Ach«, meinte der junge Marlin und schaute unglücklich auf die engen Felskanten des Brackwassertümpels, »wenn ich doch auch so schwimmen könnte, frei in der Weite des Meeres!«
»Das ist nichts für unsereins«, empörte sich die Grundel.
»Da draußen gibt es nur eins: Gefahr«, stöhnte der Einsiedlerkrebs.
»Die Hochsee ist unendlich tief«, jammerte der Seestern, »da kannst du dich nirgendwo festklammern.«
Und die Garnele piepste schließlich: »Du kannst halt nicht so gut schwimmen wie ein Marlin!«

Konnte er nicht?
Lange Zeit grübelte der junge Fisch. Schwamm immer näher an die enge Spalte heran, die Meer und Brackwassertümpel verband. Blinzelte hinein, auch wenn Fische nicht blinzeln können.
Hatte Angst.
Und schwamm los.

Ja: Neues ist neu. Interessant. Schwierig. Unerfreulich. Aufregend. Faszinierend. Anstrengend. Und vieles mehr.

Der neue Weg
Oder: Die Komfortzone zeitweise verlassen

Arda hat sich überlegt, was ihr im Leben wichtig ist, was Sinn für sie macht. Sie nennt es: »Wofür es sich lohnt zu leben.« Davor verlief ihr Leben jetzt nicht völlig anders, weil sie schon länger ungefähr wusste, was sie wollte. Doch, wer Arda kennt, erlebt schon deutlich qualitative Unterschiede. »Ich weiß jetzt, wo es für mich lang geht«, sagt sie. »Das ist ein starkes Gefühl. Zu wissen, wofür man leben will, das ist's.«
Arda verhält sich tatsächlich anders. Sie schafft es nicht immer, alles so auszuführen, wie sie es sich vorgenommen hat. Manchmal ist sie zu müde für den ganzen Aufwand, manchmal »zu schwach«, wie sie sagt.
Eine der Veränderungen betrifft ihr Essen. So ist sie zum Beispiel von dem Wort »Lebensmittel« begeistert, ja, Mittel zum Leben – nicht einfach zum Sattwerden. Auch »Ernährung« findet sie wunderbar, etwas zum Nähren, nicht zum Dickwerden, zum Nähren im schönen Sinne, körperlich wie mental.
Arda bereitet morgens ihr Frühstück mit großer Hingabe zu, fast schon wie ein Ritual. Jeden Morgen sucht sie etwas aus, das nicht nur der »Lust des Mundes« entgegenkommt, sondern ihrem Magen und Darm und ihrem ganzen Körper gut tut. »Ihr sollt nicht der Müllschlucker sein!« – so spricht sie mit ihrem Magen und ihrem Darm.
Ardas Mann lästert manchmal liebevoll, doch tatsächlich bewundert er ihre Bereitschaft und Hingabe zu ihrem Weg. »Komm, unterstütz' mich, mach mit!«, sagt sie aufmunternd zu ihm. Denn auch wenn die Entscheidung aus ihr heraus kommt: Eine Motivierung und Unterstützung von außen ist durchaus hilfreich. »Ich gehe neue Wege«, so beschreibt sie das für ihre Freundinnen und Kolleginnen, »noch wunderbar unbeschrittenes Neuland. Doch das ist teilweise auch ganz schön anstrengend. Da sehe ich feste Wege in meiner Nähe, auf die ich wechseln könnte: Dort ist es einfacher voranzukommen, und man weiß, wo man hinkommt. Eben: Ich weiß dann genau, wo ich hinkomme, wohin mich der alte Weg führt! Und dorthin möchte ich ja nicht mehr. Also bahne ich mir neue Wege, Wege, die ich auch einlaufen werde. So möchte ich das. Es ist wichtig für mich anzukommen. Und noch wichtiger ist es, den neuen Weg überhaupt zu gehen. Ich habe, glaube ich, verstanden, wenn von Prozess die Rede ist. Ich habe, glaube ich, verstanden, dass zum Ankommen auch Faktoren gehören, die ich selbst teilweise gar nicht oder nur wenig beeinflussen kann. Aber fürs Losgehen bin ich

verantwortlich. Und es getan zu haben, gibt ein super Gefühl, ein tolles Gefühl von Freiheit. Macht doch mit!«

Das Losgehen als erster Schritt, die Entscheidung für Engagiertes Handeln, auch wenn die Erfüllung vielleicht ein langer Prozess sein kann – das war Thema der letzten Metapher. Die folgende Selbst-Aufforderung kann uns Mut machen und uns helfen, die Angst vor dem Losgehen zu reduzieren.

Tauchen
Oder: Erst eintauchen, dann durchtauchen

Bevor ich den Weg,
beziehungsweise wieder einmal
einen Weg Engagierten Handelns gehe,
kann ich es wie beim Schwimmen machen:
Zunächst nur testen,
erst einen Fuß, einen Zeh ins Wasser einstippen,
bevor ich ganz eintauche.
Und:
Manchmal ist die »Testphase« unangenehmer
als die tatsächliche Ausführung.

Los jetzt, nach vorne! Auf, komm! Das sind »Auf«-Forderungen, Ideologien, die wir – in unserem Kulturkreis – oft gehört haben und immer öfter hören, die wir vielleicht verinnerlicht haben als Programme oder Programmierungen. Diese Richtungen – aufsteigen, nach oben kommen, Obrigkeit, Vor-gesetzter (welch köstliches Wort!) – und diese Motivierungen können sehr hilfreich sein auf unserem Lebensweg, wenn wir darin und damit flexibel bleiben. Wenn wir nicht darin gefangen sind. Leider sind diese Normen in der »äußeren Welt« so verbreitet, dass wir bei Nicht-Anerkennung uns möglicherweise deutliche Nachteile einhandeln.
Die drei folgenden Geschichten zeigen überzeugend die Nachteile der entsprechenden Defusion. Dennoch habe ich sie, weil Handlung und Handlungsmöglichkeiten so überzeugend im Vordergrund stehen, hier bei »Engagiertem Handeln« eingeordnet.

Pfeil nach oben
Oder: Sich ausdehnender Kreis

Frank hatte ein DIN A4-Blatt vor sich liegen, ein rechteckiges weißes Blatt Papier im Querformat. Links hatte er einen dicken Pfeil nach oben gezeichnet, rechts einen Kreis. Seit einer geschlagenen Stunde hockte er an ihrem Küchentisch und starrte auf das Papier. Blickte abwechselnd auf den Pfeil und den Kreis – immer hin und her.
Frank hatte keine Ahnung, was er tun sollte. Er steckte in der Zwickmühle. Steckte im Trichter seiner eigenen Gedankenwelt, und unten kam der Mühlstein immer näher, knirschend und zermalmend, die mächtigen Sätze seines Vaters: »Du bist ein Versager. Du kannst nichts. Du wirst es nie zu etwas bringen.«
Frank schluckte. Ein Bier wäre jetzt nicht schlecht – normalerweise öffnete er jedes Mal eine Flasche, wenn dieser bestimmte Mühlstein in seinem Kopf knarrte. Aber heute

nicht. Nicht bevor er sich entschieden hatte. Nicht bevor er seine Wahl zwischen Pfeil nach oben und dem Kreis getroffen hatte. Stumm verfluchte er Annette. Sie hatte ihm von diesen beiden Zeichen erzählt, die zwei unterschiedliche Lebensperspektiven symbolisierten. Annette las einfach zu viel von diesen Psycho-Ratgebern.

Viel zu viel.

Seit Wochen plagte er sich mit dem Problem herum. Sein Dilemma war so quälend wie banal, so schmerzlich wie häufig: Er hatte einen sicheren und gut bezahlten Job als Bankkaufmann, und er war noch jung genug, dass er dort Karriere machen konnte – für noch besser bezahlt und noch sicherer. Andererseits hatte er nie bei einer Bank arbeiten wollen. Hatte nur der mächtigen Mühlstein-Stimme seines Vaters nachgegeben, als er die Ausbildung machte. Eigentlich wollte Frank schon immer Archäologe werden. Sein alter Traum, seit er zum ersten Mal »Indiana Jones« gesehen hatte. Natürlich wusste er, wie lächerlich das war – sein Vater hatte ihm das schließlich oft genug klar gemacht. Jetzt aber, ganz zufällig, hatte sich eine Chance ergeben: Ein alter Freund von Frank begleitete als Mechaniker eine Ausgrabung in Ägypten und bot Frank an ihn mitzunehmen. Ein Jahr Minimum. Frank könne im Fuhrpark des Freundes mitarbeiten oder direkt als Helfer bei den Ausgrabungen.

Ein Jahr Minimum.

So lange würde die Firma ihm keinen Urlaub geben – er müsste kündigen.

So lange würde er von Annette getrennt sein.

So lange würde er gegen den Mühlstein im Kopf kämpfen müssen.

»Das schaffst du eh' nicht«, sagte der Mühlstein.

»Ich hab da was gelesen«, hatte Annette schließlich vorhin gesagt.

Und ihm dann von den beiden Symbolen erzählt.

»In unserer Gesellschaft«, hatte sie begonnen, »geht es meist nur um das Aufwärts. Wir haben nur ein gutes Leben, wenn es aufwärts geht, wenn mehr verdient, mehr ausgegeben, mehr produziert wird. Das ist in der Wirtschaft so und im Privatleben auch. Mehr Häuser, mehr Autos, mehr Geld auf dem Konto. Die Kurve, die Gewinne zeigt und stets aufwärts führt – unser aller Grundprinzip.«

»Ja, ja«, hatte Frank das noch gelangweilt kommentiert.

»Und auch die Persönlichkeit: Unsere Körper müssen immer schöner, junger und leistungsfähiger werden, unser Geist immer selbstbewusster, angstfreier, einfach immer besser und besser.«

»Was ist schlecht daran?«, hatte Frank gefragt, aber keine Antwort bekommen. Noch nicht.

»Ein Symbol für diesen Entwurf«, machte Annette einfach weiter, »ist der Pfeil nach oben. Aber es gibt noch eine zweite Metapher, die gutes und richtiges Leben beschreibt.«

Um das Wort ›richtiges‹ strichelten ihre Finger Gänsefüßchen in die Luft.

»Das ist ein Kreis. Kein statischer, sondern einer der sich abwechselnd ausdehnt und zusammenzieht. Ein atmender Kreis, wenn du so willst, eigentlich das Symbol für eine Kugel.«

»Will ich nicht«, sagte Frank. Aber er lächelte dabei. Annette las wirklich zu viel von diesen Ratgebern. Sie lächelte zurück und Frank konnte es in diesem Moment kaum fassen, dass sie ihn liebte. Er wünschte, sie könne für ihn entscheiden. Aber nein, eigentlich wünschte er sich das doch nicht. Hier ging es um ihn. Um sein ureigenes Problem, das er allein lösen musste.
»Bei diesem Kreismodell des Lebens«, erklärte Annette, »geht es nicht darum, auf der Treppe immer höher zu steigen und immer besser zu werden, sondern darum, wie viel Raum zum Leben du hast.«
»Raum?«, fragte er.
»Ja. Raum, um sich zu bewegen. Raum, um dein Leben zu leben. Dieser Kreis, eigentlich eine Kugel, zeigt an, wie viel Freiheit du hast.«
»Und dieser Raum« – langsam begann sich Frank für die Sache zu erwärmen – »dehnt sich aus?«
»Ja. Immer wieder, aber er zieht sich auch zusammen. Ein ständiger Wechsel von Wachsen und Schrumpfen. Ein bisschen so, wie das Universum sich ausdehnt und irgendwann wieder zusammenziehen wird, wie der Brustkorb beim Atmen.«
Frank nickte stumm.
Aber Annette war noch nicht fertig. »Der Rand dieses Kreises ist der spannendste Teil: Da passiert immer was. Und meistens etwas …« Sie lächelte traurig. »Etwas, das uns nicht leicht fällt. Etwas, das dich anschaut und fragt: Wirst du offen dafür sein? Bist du bereit? Wirst du es zulassen?«
»Oder«, brummte Frank, der verstanden hatte, »sagst du nein? Streckst du dich nicht? Und dann schrumpft der Kreis wieder ein Stück.«
Annette gab ihm einen Kuss und winkte lächelnd: »Ich geh ein bisschen shoppen.«

Das war vor fast zwei Stunden gewesen. So lange hockte Frank jetzt schon in der Küche, schweigend und durstig. Er hatte sich ein Blatt Papier geholt und die beiden Symbole gezeichnet.
Den Pfeil nach oben.
Den sich ausdehnenden Kreis.
Die Gedanken kreisten wie Mühlräder in seinem Kopf.
Pfeil oder Kreis?
Quelle: Idee der Aufwärts-Metapher nach Luoma et al. (2009, S. 271 f.)

Nie zurück
Oder: Nach hinten ist okay

Ein Klient aus dem führenden Management einer großen Firma spricht mit seinem Psychotherapeuten über einen Konflikt. Einen ihn sehr belastenden Konflikt mit seinem – aus seiner Sicht – schwierigen Chef. Im Verlauf des Gesprächs analysieren die beiden eine Situation, zu der der Therapeut, laut denkend, fragt: »Ob es besser wäre, vielleicht einen Schritt zurückzugehen?«

So vorsichtig diese Frage auch formuliert war (»ob«, »wäre«, »vielleicht«, nur »einen« Schritt), so empört reagiert der Klient: Wie könne er, der Therapeut, so etwas auch nur in Erwägung ziehen, und sagt: »Ich gehe keinen Schritt zurück! Nie.«
»Zurück« ist für ihn ein sogenanntes Reizwort. Jedes Wort ist beziehungsweise kann ein Stimulus, ein Reiz, sein. Hier kommt jedoch, analysiert der Therapeut im Stillen, die wunderbare Doppeldeutigkeit des Wortes »Reiz« zum Tragen: »Zurück« reizt ihn. Und als ACT-Therapeut betrachtet er diesen Vorgang als »Fusion«: Mit dem Nennen oder Denken des Wortes sind bestimmte Gedankennetze, Gefühlsverbindungen und Handlungsorientierungen verbunden. Ja, mein Klient ist wie gefangen darin, denkt der Therapeut. Und er entwickelt für diesen speziellen Kunden ein eigenes, leicht zu erlernendes »Tai Chi zur Kritikbewältigung«: eine kleine Schrittabfolge zum Üben, später dann auch zum bloßen geistigen Vorstellen dieser Bewegungen.
Die entscheidende Sequenz dieser Abfolge für diese Geschichte lautet: »Nach dem Seit-Schritt links mit dem rechten Fuß nach hinten, leicht nach außen bewegen; mit dem Ballen aufsetzen, 45 Grad nach innen drehen, auf die Ferse; Körpergewicht nach hinten verschieben, circa 70 % auf dem hinteren Fuß. Verbalisierung: Abstand schaffen.«
Die Idee des Abstandes, der Übersicht, der dadurch besseren Handlungsmöglichkeiten – das findet der Klient produktiv und hilfreich. Diese verbalen Strategieschritte körperlich durch Bewegungsschritte einzuüben – das findet er genial.
Der Therapeut freut sich mit ihm. Und denkt: Zum Glück kommt ihm – durch die genauen Schrittanweisungen, Fußdrehungen, Körpergewichtsverlagerungen, strategischen Verbalisierungen, Richtungsänderungen nach links und rechts, vorne und hinten – ja, zum Glück(!) kommt ihm deshalb nicht die Gedankenverbindung: Nach hinten heißt zurück, nach vorne heißt vorwärts.
Quelle: Nach Lotz (1994)

Aufsteigen
Oder: Bleiben kann nicht bleiben

»Peters!«, sagt der Chef. »Ihre Leistungen sind kontinuierlich so gut, dass Sie reif zur Beförderung sind. Ab dem nächsten Quartal werden Sie die Abteilung Vier leiten. Ihr Gehalt steigt entsprechend. Wie klingt das?«
»Vielen Dank für das Angebot und die damit ausgedrückte Anerkennung, Herr Dr. Rüttel. Ich bin auf meiner aktuellen Position sehr zufrieden. In meiner Arbeit kann ich mich kreativ einbringen und umsetzen und komme gut damit zurecht. Die Freizeit ist mir für mein Leben auch sehr wichtig. Von daher darf ich Ihr Angebot dankend und mit Respekt ablehnen.«
»Peters, Peters, da habe ich mich doch in Ihnen getäuscht! Ich glaube, ich muss mir Ihre Leistungen doch noch einmal genauer anschauen.«

In der folgenden Geschichte baut Engagiertes Handeln auf andere Module der ACT auf: »Erleben des gegenwärtigen Moments«, »Akzeptieren« und »Bereitwilligkeit«. Die Metapher ist außerdem auf Richtungsziele ausgerichtet. Und: Der Titel der Metapher spricht sich nicht Tals-ki aus …

Talski
Oder: Bereit für den Abgrund, um nicht dort zu landen

»Na, na«, sagte Tina zu ihrer Freundin Claudia, »du hast ja richtig leuchtende Augen, wenn du von deinem Skilehrer sprichst. Wenn ich da mal was merke!«

»Ach, Tina, es ist anders, er ist anders … er ist ein Philosoph. Heute habe ich etwas gelernt, das ich, glaube ich, nie vergessen werde.«

»Oje«, meinte Tina, »dein Zustand ist ja noch bedenklicher, als ich dachte!«

»Komm, Tina, setz dich! Er sagte, es gäbe viele technische Details, die wichtig und interessant sind, wenn man Skifahren lernt. Wenn er aber all das auf einen Satz für die entscheidenden Situationen komprimieren sollte, dann hieße der: ›Lege dein Gewicht auf den Talski‹. Er meint damit: Wenn du am Hang die Richtung wechseln willst, belaste den Talski, lege dein Gewicht auf ihn – bringe deinen Körper also hangabwärts. Damit kannst du starken Einfluss darauf nehmen, in welche Richtung du dich bewegen willst.«

Tina war für einen Moment völlig ergriffen. Denn sie erfühlte die übertragen gemeinte Bedeutung auf eine sprachlich schwer greifbare Weise unmittelbar.

Quelle: Idee nach Vuille (2007, S. 313)

Ein wichtiger Aspekt, um Handlungen effektiv zu beeinflussen, besteht darin, auf den engen Zusammenhang zwischen einer Handlung, dem damit verbundenen Ziel und dem wiederum damit verbundenen Wert zu achten. Wird diese Handlung tatsächlich zum angestrebten Ziel führen?

Wir alle kennen Handlungen, die sofortige Ergebnisse zur Folge haben, wie die Unterschreibung eines Mietvertrages mit dem Ziel, in eine andere Wohnung zu ziehen. Andere Handlungen dienen dazu, bestimmte Ergebnisse vorzubereiten.

Oft können auch kleine Schritte, beständig aufbauend ausgeführt, große Ergebnisse erzielen – möglicherweise eher als eine große einmalige Tat, deren Wirkung rasch verpufft.

Samen
Oder: Zeit zum Wachsen

Manche gezielte Handlungen sind wie Samen. Diese Samen säen wir absichtsvoll an einem bestimmten Ort. Nun bedarf es der fürsorglichen Pflege und – sie brauchen Zeit.

Zeit, um zu keimen und zu wachsen.

Quelle: Nach Hayes et al. (2004, S. 240)

Seminar
Oder: Setzen zum Wachsen
Wenn wir Seminare besuchen, werden – nicht nur etymologisch – Samen gesetzt (»Seminar« stammt vom lateinischen »semen« für Samen).
Das uns vermittelte Wissen »geht« oft nicht unmittelbar »auf«. Es braucht eventuell Nacharbeit, braucht Zeit, sich zu »setzen«, damit wir als Seminar-Teilnehmer »ernten« können.

Das folgende Zitat wird mit großer Wahrscheinlichkeit Robert Louis Stevenson zugeschrieben. In seiner Zeit galt er als »morally-inspiring writer«.

Erfolg
Oder: Er folgt
Beurteilt jeden Tag nicht nach der Ernte, die ihr einbringt, sondern nach den Samen, die ihr pflanzt.
Quelle: Robert Louis Stevenson

Die nächste Metapher eignet sich für jene therapeutische Phase, in der der Klient die Konzepte von »Akzeptieren« und »Bereit-Sein« schon kennen und schätzen gelernt hat: Es geht nicht mehr darum, belastende Erfahrungen »auszuhalten«. Der Klient befindet sich jetzt auf der Stufe zu lernen, solche unerwünschten Erlebnisse und Zustände in sich aufzunehmen, sich einzuverleiben, sie »einzuatmen«, wie Hayes et al. (2004, S. 344) sagen. Metaphern mit Richtungen, Orientierungen und Ausdehnungen thematisieren eine Art Intentionalität, die potenziell jeder zielausgerichteten Handlung innewohnt – eine ähnliche Funktion erfüllte bereits die Geschichte »Pfeil nach oben«.

Der aufgeblasene Ballon
Oder: Über das Wachsen entscheiden können
Wir stellen uns den Menschen als Ballon vor, als einen Ballon, der aufgeblasen wird und sich ausdehnt. Auf der Außenseite des Ballons finden wir eine Zone mit der aufgedruckten Frage: »Sind Sie bereit, dieses aufzunehmen?«
Mit dem Wachsen des Ballons wächst auch diese Zone. Der Ballon kann immer weiter wachsen, der Mensch kann immer weiter wachsen. Viele Themen tauchen auf, und immer heißt die Frage: »Ja oder nein?« Bei erstrebt Angenehmem werden wir meistens »ja« sagen, werden also weiter wachsen. Aber auch bei unangenehmen Problemen haben wir die Wahl. Bedenken Sie: Bei »ja« wächst der Ballon, bei »nein« bleibt er wie er ist, beziehungsweise wird er kleiner.
Wenn wir sehr oft »ja« sagen, werden die Herausforderungen des Lebens dadurch keineswegs geringer. Nicht selten wird uns einfach alles zu viel und wir denken: »Das muss doch jetzt nicht auch noch sein!« Doch im Leben werden uns die Geschehnisse so präsentiert, wie sie sich entwickeln. Wir haben nur beschränkten Einfluss darauf. Und doch: Häufiges Bejahen kann auch zu einer Art sinnvoller Gewohnheit werden, die uns in unsere gewünschte Richtung weiter hilft. Die gewonnenen Erfahrungen werden zu

einem Vorrat an Kraft und Zuversicht. Wachsen wollen wir immer – hin zu unseren gewünschten Lebensvorstellungen.
Dieser unser Lebensballon soll immer reicher und größer werden.
Quelle: Nach Hayes et al. (2004, 260 f.)

»Engagiertes Handeln« – lassen Sie mich das nochmals betonen – bedeutet nicht unbedingt große und packende Vorhaben. Es können auch die vielen kleinen, konsequenten Schritte sein, die wir gehen, mit aller Mühe gehen, mit freudigem Herzen ausgerichtet auf das, was wir in diesem unseren Leben umsetzen wollen. »Auch die längste Reise beginnt mit einem ersten Schritt.« Diese bekannte, fälschlicherweise oft Konfuzius zugewiesene Lebensweisheit geht auf eine Passage des »Tao Te King« von Laotse zurück: »Eine Reise von tausend Meilen beginnt mit einem Schritt« (Wing, 1987, Kap. 64).

Geduld und Konsequenz
Oder: Große Sprachen in kleinen Schritten
»Rachel? Bist du das wirklich?«
»Laura? Ich glaub's nicht. Laura!!«
Die beiden umarmen sich. Freuen sich. In ihrer Studienzeit waren sie praktisch Tag und Nacht zusammen unterwegs gewesen, danach trafen sie sich seltener und verloren sich irgendwann aus den Augen. Wie das eben so geht. Aber jetzt, sich zufällig in einem Café treffend, spüren die Freundinnen augenblicklich wieder die alte Vertrautheit.
»Wie lange ist das her?«, fragt Rachel. »Ich weiß gar nicht mehr, wann wir uns das letzte Mal gesehen haben!«
»Ich schon«, grinst Laura. »Genau zwei Jahre, einen Monat und dreizehn Tage.«
»Huch!« Rachel staunt. »Haben wir da geheiratet und ich hab's nur vergessen?«
»Nein, nein«, lacht Laura. »Erklär ich dir später. Jetzt erzähl' erstmal!«
Die nächste Stunde vergeht so schnell, wie sie nur dann vergeht, wenn sich zwei gute, alte Freundinnen nach langer Zeit wieder treffen.
Irgendwann fragt Laura: »Und, wie sieht's mit deinem Spanisch aus?«
Rachel runzelt die Stirn. »Was meinst du?«
»Na, vor zwei Jahren, als wir uns das letzte Mal trafen – da warst du ganz scharf darauf, Spanisch zu lernen.«
Rachel lacht. »Stimmt, jetzt fällt's mir wieder ein. Obwohl ich da weniger auf die Sprache scharf war, als auf den Spanier in unserer Nachbarwohnung.« Rachel seufzt. »Na ja, so stimmt das auch nicht. Aber über ›Buenos Dias‹ und ›cafe con leche‹ bin ich leider nie hinausgekommen.« Noch ein kleiner Seufzer. »Du weißt schon: zu wenig Zeit halt. Stress im Job, außerdem musste ich mich viel um meine Mutter kümmern. Da blieb mir keine Minute!«
Laura schüttelt den Kopf. »Wie schade. Aber bist du dir mit der Minute auch sicher?«
Fragend schaut Rachel ihre Freundin an.
»Dann erkläre ich dir mal«, lächelt Laura zurück, »wieso ich mich so genau an unser letztes Treffen erinnern kann. Du hast mich damals nämlich mächtig inspiriert!«

»Hör' ich gerne.«
»Ja, nach diesem Gespräch dachte ich nur daran, dass ich ja auch schon ewig eine Sprache lernen wollte. Bei mir war's Italienisch.«
»Stimmt!« nickt Rachel. »Dein Traum von bella Italia!«
»Genau. Mit meinem Schul-Englisch habe ich mich immer blöd gefühlt in Italien, dabei wollte ich so gern durch dieses Land reisen, die Küste im Süden besuchen, kleine Dörfer erkunden und endlich Dante im Original lesen! Ich wollte in Rom einen Cappuccino bestellen können und in Venedig eine Gondel. Wollte mir die Skulpturen von Michelangelo ansehen und die Fresken von Raffael. Aber das alles, ohne dass ich mich gleich als dumme Touristin oute!«
»Na. Und wie läuft's?«
»Va bene!«, strahlt Laura. »Molto bene!«
»Echt?« Rachel kommt heute aus dem Staunen gar nicht heraus. »Wie hast du das denn geschafft? Gerade eben hast du mir doch von deiner Hochzeit erzählt und wie stressig dein Job ist!«
»Die Strategie der kleinen Schritte«, meint Laura und führt dann aus: »Mir ging's wie dir – ich dachte: Erstens habe ich eh keine Zeit und zweitens bin ich faul.«
Rachel lächelt. »Und?«
»Und dann habe ich mir diese Strategie ausgedacht. Ganz einfach. Ich habe zwar wenig Zeit, aber eben doch ein bisschen. Jeden Tag nur drei Wörter. Der stete Tropfen, na … du weißt schon.«
»Nur drei Wörter? Da kommst du doch nie weit.«
»Ha!« Laura tippt auf den Tisch. »Und ob. Das ist eine einfache Rechenaufgabe. Hör zu: Nur drei Vokabeln am Tag und auch bloß an sechs Tagen in der Woche. Am Sonntag hab ich die Wörter nur wiederholt.«
»Macht schwache 18 Vokabeln in der Woche«, wendet Rachel ein.
»Aber schon 72 im Monat.«
»Stimmt«, nickt ihre Freundin jetzt. »Das klingt schon fast nach hundert!«
»Ja. Ich habe für das Jahr nur 50 Wochen eingeplant – die zwei anderen hab' ich für Krankheit und extreme Stresszeiten schon vorsorglich abgezogen.«
»Und für Faulheit und keine Lust.«
»Du hast's erfasst. Und in einem Jahr machen 18 Vokabeln pro Woche mal 50 genau 900 Wörter!«
»Huh! Das ist ja schon mehr als der Grundwortschatz einer Sprache.«
»Ich sehe, du hast deine Fremdsprache immer noch im Blick. Stimmt jedenfalls: In einem Jahr lernte ich den kompletten Grundwortschatz, mit dem sich 80 % eines beliebigen Textes verstehen lässt!«
»Und das mit 3 Wörtern am Tag?«
Laura nickt.
Rachel, nun, sie staunt.

Noch merkwürdiger wird es – vielleicht – wenn wir uns klar machen, dass Engagiertes Handeln nicht nur, wie in der letzten Geschichte, aus kleinen Schritten bestehen kann. Sondern zeitweise sogar bedeuten kann: Engagiertes Nicht-Handeln!

Handeln durch Nicht-Handeln
Oder: Am Ende da ankommen, wo wir jetzt schon sind

Diese Geschichte spielt in einem kleinen Fischerdorf, wahrscheinlich eher südlich – eben weit entfernt. Ein Fischer hat sein Boot festgemacht und sichtet gerade seinen Fang. Ein Tourist aus einem der westlichen Industrieländer beobachtet ihn, tritt zu ihm, betrachtet die Fische und lobt die Qualität des Fanges. Wie lange er dafür gebraucht habe, fragt der Tourist.

»Nicht lange«, antwortet der Fischer.

Aber dann hätte er doch länger auf See bleiben können, um mehr zu fangen, meint der Tourist. Der Einheimische erklärt darauf, dass dieser Fang für ihn und seine Familie zum Leben genüge. Was er denn mit dem Rest der Zeit mache, fragt der Tourist weiter.

Der Fischer erklärt: »Ich gehe früh und manchmal spät schlafen, gönne mir mittags mit meiner Frau eine Siesta, spiele mit meinen Kindern und auf der Gitarre. Ich singe dazu und abends treffe ich mich öfters mit meinen Freunden in der kleinen Dorfkneipe. Ja, ich habe ein volles Leben …«

Der Tourist, die ganze Zeit schon etwas ungeduldig, unterbricht ihn. Er sei ein bekannter Berater aus der Wirtschafts-Branche und könne ihm helfen. »Sie müssen«, erklärt er dem Fischer, »jeden Tag länger auf See bleiben und so einen größeren Fang nach Hause bringen. Dadurch können Sie mehr Fische auf dem Markt verkaufen. Mit dem Gewinn können Sie ein größeres Boot kaufen, dann ein zweites, ein drittes und noch mehr. Sie können Fischer einstellen, die für Sie auf See fahren. Mit dem zusätzlichen Gewinn können Sie dann eine kleine Fabrik bauen und den Fisch selbst verarbeiten. Außerdem können Sie so selbst mit den Handelsfirmen Ihre Vereinbarungen treffen. Ja, vielleicht sogar mit einer eigenen Firma den Transport übernehmen!«

»Und dann?« fragt der Fischer.

»Dann«, antwortet der Berater-Tourist, »verdienen Sie richtig viel Geld und werden reich sein«.

»Und dann?« fragt der Fischer.

»Dann können Sie«, sagt der Tourist, von dem wir ja mittlerweile wissen, dass er ein bekannter Wirtschaftsberater ist, »dann können Sie einen sogenannten Prokuristen einstellen. Ja, ja: ›Und dann?‹ werden Sie sicherlich fragen. Dann, tja, dann haben Sie es geschafft. Mit Ihrem Prokuristen werden Sie relativ unabhängig. Dann können Sie es sich leisten, früh oder spät schlafen zu gehen, mittags mit Ihrer Frau eine Siesta zu halten, mit Ihren Kindern zu spielen, ein Instrument zu lernen und dazu zu singen. Abends können Sie sich, na, zum Beispiel mit Ihren Freunden in einer Kneipe treffen. Sie sehen, dann haben Sie ein volles Leben!«

Quelle: Nach Böll (1963: Anekdote zur Senkung der Arbeitsmoral)

Wie schön, wenn der Weg ins Werteland angenehm und bequem ist. Und wahrscheinlich geht es auch nicht nur darum, alle möglichen Strapazen auf sich zu nehmen, nur um ein geliebtes Ziel zu erreichen oder sich auf den langen, lebenslangen Sinn-Weg zu begeben – denn auch die Zeit des Weges ist wertvolle Lebenszeit. Doch: Es will abgewogen (Metapher!) sein. Schade, wenn wir uns zu leicht vom schweren Weg abbringen und unseren Traum – rechtfertigend und schmerzlindernd – nivellieren.

Ein lang gehegter Traum
Oder: Bequem soll es sein

Karin wollte schon immer nach Nesquar reisen, einem ganz besonderen, sehr abgelegenen Ort, der für PKWs gesperrt ist. Nesquar – davon hat sie schon lange geträumt. Eines Tages bekommt sie Kenntnis davon, dass seit kurzem von dem Busbahnhof ihrer Stadt direkt ein Bus nach Nesquar fährt. Karin macht sich sofort auf zum Bahnhof. Und tatsächlich: Da steht ein Bus nach Nesquar. Er sieht ziemlich verdreckt aus, innen wie außen. Ein älteres Modell ist das, mit wenig Platz und schmalen, harten Sitzen. Und eigenartige Leute hocken in dem Bus, irgendwie alternativ von der, hm, schmuddeligen Sorte. Karin schaut auf den Fahrplan: Heute fährt der Bus! Dann erst wieder nächste Woche. Die Abfahrtszeiten sind mit einem kleinen Sternchen markiert, die Anmerkung lautet: Aus aktuellen Gründen kann ein Bus unangekündigt ausfallen. Die nächste Verbindung findet dann wieder nach Fahrplan statt. Also, denkt Karin, eine Woche später.

Sie wirft noch einen skeptischen Blick auf den Bus und läuft nachdenklich an den Haltestellen auf und ab. Aber was ist das? Ein Stück weiter steht noch ein Bus nach Nesquar! Und auch noch ein ganz moderner, gepflegt, geräumig. Und sie liest auf dem Werbezettel: klimatisiert, mit Bordkino, Verpflegung im Preis inbegriffen! Ganz andere Gäste fahren dort mit, sehr zivilisierte Leute. Gut, der Preis ist ziemlich deftig, aber – es geht hier schließlich um ihren langgehegten Traum. Karin fragt sofort nach einer Fahrkarte, auch wenn das jetzt ziemlich spontan ist. Doch, was soll's?

Leider sind schon alle Tickets verkauft, der Bus ist voll. Karin schaut auf den Fahrplan und … kann es kaum glauben: Abfahrt nächstes Jahr am gleichen Tag! Der Bus fährt also nur einmal im Jahr! Und wieder ist das gleiche Sternchen aufgedruckt: Auch dieser Bus kann aus aktuellen Gründen ausfallen. Und die nächste Fahrt wäre dann noch ein Jahr später.

Karin beschließt, auf den nächsten komfortablen Bus zu warten. Die Reise soll schon angenehm sein.

Sie ist traurig und enttäuscht, wo doch Nesquar ein lang gehegter Traum von ihr ist. Doch Karin meint, dass es nicht nur an ihrem Traumort traumhaft sein soll, nein: Auch der Weg dorthin soll ein Traum sein.

So träumt sie weiter.

Quelle: Idee nach Hart (2014, S. 162)

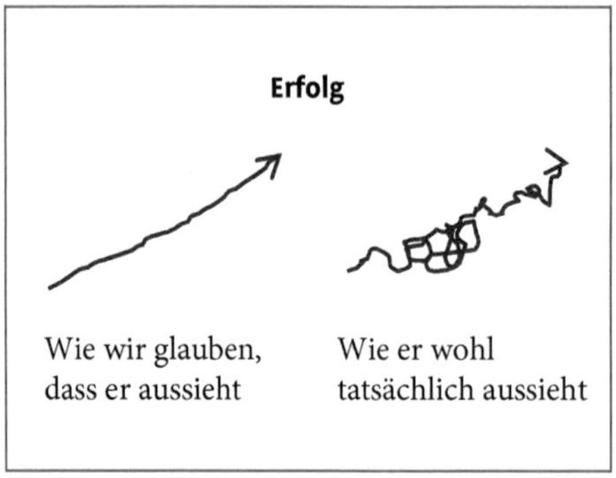

Abbildung 13.1 Erfolgskurve

Im Rückblick scheint Erfolg – zumindest der von allen anderen – eine gerade Linie von A nach B zu sein. In Wirklichkeit ist die Verbindung zum Ziel meist eine chaotische, zackige Kurve mit zahlreichen Höhen und Tiefen.
Winston Churchill drückte das so aus: »Erfolg ist die Fähigkeit, von einem Misserfolg zum anderen zu gehen, ohne seine Begeisterung zu verlieren« (Eißler-Rauh, 2005, S. 25). Begeisterung meint hier auch: Engagiertes Handeln.

Der König und die Spinne
Oder: »Der« Weg ist selten gerade

Eine berührende Illustration zu diesem Gedanken ist die in zahlreichen Varianten erzählte Geschichte von Robert Bruce, der 1306 zum König von Schottland gekrönt wurde. Allerdings war er da noch ein König ohne Land: Die Engländer herrschten brutal über sein Reich. Kurz nach seiner Krönung nahm Robert Bruce, den mancher vielleicht aus Mel Gibsons Film »Braveheart« kennt, den Kampf gegen die Unterdrücker auf. Und wurde von den Engländern in der Schlacht bei Methven vernichtend geschlagen – schon wenige Monate, nachdem Bruce seinen Thron bestiegen hatte, verlor er seine Armee und musste auf eine einsame Insel flüchten. In die Tiefen einer Höhle – allein, verletzt, vom Papst exkommuniziert und voll Angst um seine Familie: Seine Frau befand sich in Gefangenschaft, sein Bruder war bereits hingerichtet worden. Die Höhle umhüllte ihn dunkel und kalt, seine Wunden brannten und die Trauer um seine gefallenen Weggenossen brannte noch stärker. Robert Bruce wollte aufgeben. Er war am Ende, die Übermacht der Engländer einfach nicht zu schlagen – der Kampf schien aussichtslos. Robert Bruce, verlorener König von Schottland, weinte. Durch seine Tränen hindurch entdeckte er im fahlen Licht des Höhleneingangs eine Spinne. Sie hing an ihrem sprichwörtlich seidenen Faden und versuchte eifrig ein Netz zu weben. Doch der schottische Wind fauchte in die Höhle hinein und zerblies ihre Mühen. Kaum hatte sie drei oder vier Grundfäden gezogen, zerriss ein neuer Windstoß ihr Werk. Robert Bruce beobachtete, wie sich das winzige Tier abkämpfte. Zweimal, dreimal versuchte sie es unverdrossen – jedes Mal ohne Erfolg. Denn der Wind war ein zu starker Gegner für sie. Taumelnd hing das Insekt in der Höhle und schien endlich aufzugeben. Aber nein: Die Spinne ruhte sich nur aus. Denn wieder nahm sie ihr Werk in Angriff, zog die Grundfäden für ihr Netz. Und wieder zerfetzte eine Böe ihr Tun. Immer faszinierter schaute Bruce zu und applaudierte befreit – vielleicht auch nur still – als bei ihrem siebten Versuch eine plötzliche Windstille auftrat und die Spinne Erfolg hatte: Endlich schaffte sie es, fünf sich kreuzende Grundfäden von Felswand zu Felswand zu ziehen und dazwischen die ersten Bahnen ihres Netzes zu weben. Als der Wind das nächste Mal blies, war das zarte Gebilde schon stark genug. Und widerstand.
Robert Bruce verstand diesen Schicksalswink: Er musste sein wie die Spinne, durfte nicht aufgeben, musste solange für die Freiheit kämpfen, bis er sie erlangte. Der König von Schottland versuchte es. Und hatte tatsächlich Erfolg: Acht Jahre lang war er

beharrlich wie das kleine Tier, stellte ein neues Heer auf, nutzte Guerilla-Taktiken um die Engländer zu zermürben und besiegte sie schließlich 1314 in der Schlacht von Bannockburn – obwohl die Engländer zahlenmäßig um das Zehnfache überlegen waren. Robert I. gab seinen Ängsten und Schwächen nicht nach, handelte voller Engagement und Hoffnung. Er folgte seinem neuen Wappentier und dem eigenen, durch die inspirierende Spinne geprägten Motto: »If at first you don't succeed, try, try again«.

Oder, wie Johann Wolfgang Goethe in Wilhelm Meisters Wanderjahre prägnant formulierte: »Und dein Leben sei die Tat.«

Die Bezugsrahmentheorie (BRT), die grundlegende Theorie zu ACT, ist der Versuch, Sprache und kognitive Prozesse aus einer behavioristischen Perspektive zu verstehen. Die Theorie beruht auf einfachen Lernprinzipien wie Verstärkung und Bestrafung. Für den Praktiker sind die folgenden beiden Hauptimplikationen von besonderer Bedeutung, die etwa Ciarrochi und Bailey (2010, S. 26) anführen:

(1) Sprachprozesse können Erfahrung dominieren.

(2) Sprache verändert Erfahrung.

Verbale Regeln, Interpretationen und Bewertungen lassen Menschen oft an unergiebigem Verhalten festhalten (beide Male »halten«: Ver-halten, fest-halten), selbst dann, wenn die gemachte Erfahrung unmittelbar die Erfolglosigkeit dieses Verhaltens zeigt. Eine Variante der folgenden Metapher hatten wir schon mit »Immer der alte Käse« im Kapitel zur »Akzeptanz«. Aber schließlich ist ein Hund auch etwas anderes als eine Maus – oder?

Der Hund im Labyrinth
Oder: Vom Vorteil, auf den Hund zu kommen

Diese Geschichte beschreibt ein in vielen Varianten durchgeführtes psychologisches Experiment mit Hunden. Ein Labyrinth beginnt mit zwei Hauptgängen: links und rechts. Nach dieser ersten, grundsätzlichen Abzweigung teilt sich das Labyrinth in typisch labyrinthischer Weise auf. Am Ende des langen Weges, und zwar auf der rechten Hauptseite, liegt als Belohnung für jeden Durchgang ein Trockenfutter-Leckerli.

Der Hund beginnt mit Versuch und Irrtum. Nach wenigen bis vielen Fehlversuchen findet er zum ersten Mal den Zielort, den Ort mit der Belohnung. Beim nächsten Versuch wird er höchstwahrscheinlich noch nicht direkt dorthin finden, doch mit zunehmenden Versuchen reduziert sich die Zahl der Fehlgänge deutlich. So lange, bis das Tier den Weg gefunden, bis es ihn memoriert hat und dann vom Eingang direkt in die richtige Abzweigung, also rechts, abbiegt und vorbei an allen Sackgassen den erfolgreichen Weg läuft. Der Versuchsleiter, man könnte ihn auch das Leckerli-Schicksal nennen, lässt den Hund einige Male gewähren.

Dann aber legt das Leckerli-Schicksal den Hundekuchen an das Ende des linken Hauptweges. Der Hund geht noch einige Male nach rechts, bis er dann doch seinen Weg ändert und die linke Möglichkeit wählt. Er probiert verschiedenes aus, geht dann doch wieder nach rechts, geht andere Wege, und wieder den alten Weg – bis er schließlich am Ende des linken Hauptweges das Leckerli findet. Wieder beginnt die

Erfahrungssuche nach dem geeigneten Weg, bis er, mit abermals vielen unerfolgreichen Abbiegungen, den Hauptweg nach links sicher memoriert.
Der Hund hat aus Erfahrung dazu gelernt.
Das kann der Mensch auch, vielleicht sogar viel schneller durch logische Überlegungen und hilfreiche, richtungsweisende Ein- und Ausschließmarkierungen. Doch unsere Geschichte lassen wir anders enden – das Gute an Geschichten ist ja, dass man sie nach eigenen Vorstellungen formen kann. Auch der Mensch im Experiment sucht sein Ziel, bis er am Ende des rechten Hauptganges seine Belohnung findet. Er bekommt keinen Hundekuchen, sondern eine Tafel Schokolade und wahrscheinlich seine Genugtuung (welch interessante Metapher!), es geschafft zu haben.
Nach einigen erfolgreichen Durchgängen legt das Leckerli-Schicksal auch hier die Schokolade nach links. In alter Gewohnheit dreht der Mensch nach rechts. Er gelangt an den gewohnten Endpunkt und stellt fest: keine Schokolade. Bis dahin verhalten sich Hund und Mensch vergleichbar. Der Unterschied beginnt jetzt und zeigt eine wirklich verkehrte Ausgestaltung des Wortes »auf den Hund gekommen«. Der Mensch – zumindest in unserer Geschichte! – sieht den leeren Platz, schaut noch einmal, und noch einmal und sagt: »Wo ist denn die Schokolade? Die war doch immer hier! … Mist … Das gibt es doch nicht!« Und jetzt kommt eine besonders wichtige wie bemerkenswerte Aussage: »Die Schoko gehört hier hin. Das war immer so! Man kann doch nicht einfach die Schoko hier wegnehmen!« Beachten Sie: Aus dem Nicht-wieder-Hinlegen wird jetzt ein »Wegnehmen«! »Welcher Idiot hat sich hier die Schoko einverleibt!«
Und so weiter.
Sie können jetzt wählen: Nennen Sie einen Zeitraum, wie lange dieser Mensch seine Haltung beibehält. Wie oft geht er immer wieder von vorne nach rechts die wohlmemorierte, ehemals Erfolg versprechende Route entlang? Noch dreimal, ein Dutzend Mal, eine halbe Stunde, eine ganze Stunde, einen halben Tag, einen ganzen Tag, eine Woche, einen Monat, ein Jahr, für den Rest seines Lebens?
Für diese Ihre Einschätzung bedenken Sie bitte noch einmal: »Die Dinge haben so und so zu laufen, damit haben wir bis heute nur gute Erfahrungen gemacht! Man muss doch wissen, auf was man sich verlassen kann.«
Und Vieles mehr.
Was meinen Sie, was meinen Sie realistisch: wie lange?
Quelle: Nach Sonntag (2006, S. 345 f.)

Engagiert handeln bedeutet nicht nur »durchzuhalten«. Es bedeutet, klug zu handeln und dem unnötig Schweren nicht aufzusitzen.

Entgegenkommendes Ziel
Oder: Wirklich entgegenkommend

Seinen Vortrag über Motivations-Coaching beendet der Trainer mit einem »literarischen Nachwort«, wie er sagt.
»Man muss es so einrichten, dass einem das Ziel entgegenkommt.« Theodor Fontane. Ein bekanntes Zitat des Dichters von »Effi Briest« und dem »Stechlin«. Es findet sich in etlichen Büchern über Coaching, Psychologie und Management, in Zitatsammlungen und im Internet sowieso.
Haufenweise.
Ein bekanntes Zitat. Und: Theodor Fontane hat diesen Satz nie geschrieben. Jedenfalls nicht genau so. Recherchiert man, findet man nach einiger Mühe die offenbare Quelle des vermeintlichen Zitates. Die erste Strophe von Fontanes Gedicht »Glück« lautet:
Nicht Glückes bar sind deine Lenze,
du forderst nur des Glücks zuviel;
gib deinem Wunsche Maß und Grenze,
und dir entgegen kommt das Ziel.
Nun, das klingt jetzt nicht mehr so positiv wie die im Zitaten-Kosmos herumschwirrende Weisheit. Das klingt eher nach Akzeptanz als nach Leichtigkeit. Aber es klingt immer noch nach: Engagiertem Handeln.
Vor allem habe ich Ihnen die Geschichte des veränderten Zitates deshalb erzählt, weil sie selbst so etwas wie eine Metapher ist: Kontexte und Bezugsrahmen ändern sich. Ein Satz wird gelesen, kolportiert, wieder erzählt, aus dem Gedächtnis aufgeschrieben – er verwandelt sich. Und das Ergebnis – in diesem Fall ein Fontane-Zitat, das nicht existiert – kann für uns erhellender, treffender oder auch nur modern griffiger sein als das Original.
Quelle: Fontane (1959, S. 23)

In der ACT gehört die Überwindung von Erlebensvermeidung zu den signifikanten Arbeitsansätzen, genauer gesagt, von jener Erlebensvermeidung, die uns wegführt von dem gewünschten sinngerichteten Leben. Klienten lernen, dem werteausgerichteten Leben nachzugehen mitsamt dem scheinbar entgegenstehenden Unbehagen, der Angst, der Mühsal und so weiter. Nicht »trotz« der Barrieren den Weg zu beschreiten, sondern »mit« den Barrieren. Viele gute und scheinbar gute Argumente lassen sich für Vermeidung finden – diese gilt es zu überwinden. Und dennoch! Ein Abwägen scheint immer ratsam.

Berg oder Sumpf
Oder: Sumpf ist Trumpf

Rainer sieht vor sich einen Berg, der in wunderbarer Lage vor ihm in den Himmel ragt. Von dort oben hat man bestimmt eine tolle Aussicht! Es wird ein wenig dauern, erst einmal zum Berg hin und dann auch noch hinauf zu kommen, müsste aber ohne große Härten umsetzbar sein.

Rainer startet in Freude und guter Dinge.
Relativ bald beginnt das Gelände nass zu werden und immer nasser. Rainer sinkt tief ein in den Schlamm, manchmal steht er bis zu den Knöcheln im Sumpf. Gefährlich scheint es hier nicht zu sein, nur äußerst, äußerst mühsam. Und nass. Alles wird nass: Schuhe, Strümpfe, Hose ... Rainer geht weiter, aber besser wird es nicht – im Gegenteil: Die Steigung kommt hinzu. Seine Schuhe sind schwer vom Schlamm; es ist sehr anstrengend, sich fortzubewegen.
Während Rainer durch den Morast stapft, denk er: »Hat das denn sein müssen, dass der Weg so schwer zu gehen ist! So eine schöne Gegend, und so ein blöder Sumpf! Hätte ich das sehen können? Hätte ich mich erst erkundigen sollen? Ich wusste aber doch heute morgen noch gar nichts davon, dass ich auf einen so erhabenen Berg stoßen würde!
Nein, ich gehe zurück, das macht keinen Spaß! ... Komm, du hast dir das vorgenommen, wirst auch bestimmt dafür belohnt, und nasse, schlammige Schuhe und Füße – was soll's! Ich will da hinauf! Jaja. Nur bitte nicht aus Prinzip, nur um es geschafft zu haben, sondern weil du dich auf den Berg freust! Das tue ich, aber ist es mir diesen Preis wert?«
Rainer wackelt mit seinen nassen Zehen in den nassen Schuhen. Und denkt weiter: »Ich bin dabei zu lernen, festzuhalten an meinen Lebensausrichtungen, und mich nicht so leicht, nur weil es umständlich, aufwendig oder angstbesetzt ist, davon abbringen zu lassen. Durchhalten, Richtung einhalten, das gibt meinem Leben Sinn. Und ich bin dabei zu lernen loszulassen, loszulassen von bestimmten Vorstellungen, das Gegebene zu akzeptieren, anzunehmen, sogar willkommen zu heißen. Was ist jetzt für mich zu tun? Ich weiß, dass eine der geschicktesten Vermeidungsrechtfertigungen diejenige ist, zu sagen: Der Aufwand lohnt sich nicht für das anvisierte Ziel. Und weiter, auch eine beliebte Vermeidungsphrase: Über Gefahren fantasieren! Dann verletze ich mir noch das Bein, dann kann ich allein nicht mehr zurück, ... aber das könnte doch passieren! Also nicht nur der riesige, geleistete Aufwand, auch Gefahren, Gefahren! Ja, nicht auszuschließen. Das ist eine noch bessere Vermeidungsstrategie – und auch durchaus vernünftig, manchmal! Noch einmal, was soll ich tun?«
Als Rainer abends wieder Zuhause ist, müde nach seinem anstrengenden Tag sich auf seinem Sofa ausruht, trinkt er einen Tee. Und denkt: »Ich habe mich zu folgendem entschlossen: Meine Sinnrichtungen möchte ich einhalten, umsetzen, einzelne Vorhaben nicht um jeden Preis, nicht prinzipiell umsetzen. Und: nicht schnell, vorschnell aufgeben. Unerwartete Schwierigkeiten, die wird es oft geben, zumal ich meistens vorher keine genaue, tiefgründige Analyse vornehme. Die Erreichung meines Zieles werde ich nicht so schnell abgeben; aktiv anpassende, Hindernisse akzeptierende, flexible Nachhaltigkeit sollen mich charakterisieren.
Quelle: Idee nach Harris (2011, S. 233), Luoma et al. (2009, S. 258)

Werte-Drang-Zweieck
Oder: Wenn das Bedürfnis an der Wertorientierung zerrt

»So, jetzt reicht es!«, sagt Kerstin – eine Woche nachdem sie ihrem Ralf vom »Drang-Surfen« vorgelesen hat. Auch heute ist wieder Sonntag, und auch heute wollten sie sich eigentlich einen »Tatort« im Fernsehen anschauen. Aber wie es scheint, ist die Realität mal wieder spannender. »Ich glaube«, erklärt Kerstin, »so kann das Jahre, vielleicht sogar Jahrzehnte weitergehen: Ich tue etwas, das ich eigentlich nicht will, tue es aber, weil ich Lust darauf habe. Wenn die dann halbwegs gestillt ist, fange ich an, mich zu beklagen und ärgerlich auf mich zu sein. Damit habe ich – wie tausend andere – das Psycho-Perpetuum-Mobile erfunden.«

»Ohne dich trösten zu wollen, aber wenn es dich tröstet …«, meint Ralf. Er kennt Kerstins Vorliebe für Wortspiele und weiß auch, dass er sie damit gut erreichen kann. »Also, wenn es dich tröstet, mir ist besagtes Psycho-Mobile ein langjähriger Begleiter.«

»Komm«, blüht Kerstin auf, »wir verändern jetzt etwas.«

»Prima«, stimmt Ralf ein. »Wir machen unseren Tatort wieder hier und jetzt. Lass uns die Welle surfen!«

»Dann los. Ich möchte dir wieder etwas vorlesen. Gestern habe ich das nur kurz überflogen, aber ich glaube, das könnte uns den Weg weisen. Zuvor möchte ich dir aber sagen, dass ich dich sowieso, und gerade eben besonders … sehr liebe.«

Ralf ist überrascht. Kerstin hat extra etwas sachlich gesprochen – und dann das. Und, dieses »das«, spürt er, kommt von Herzen. Da er die Liebes-Retourkutsche nicht mag – im Sinne von »Ich dich auch« –, antwortet er: »Komm, große Liebe meines Lebens, dann zeig uns beiden den Weg. Ich freu' mich.«

Kerstin schlägt das Buch auf, dort, wo sie gestern einen Zettel hineingelegt hat. »Ich lass mal die Vorbemerkungen weg und lese gleich los: Eine hilfreich-klärende Verdeutlichung von Richtungen ist die Darstellung in Pfeilen. Soll eine Richtungskraft dazukommen, kann man dem Pfeil entsprechend unterschiedliche Längen geben (1).

Um die Wirkkräfte aufeinander zu beziehen, kann man die Pfeile entsprechend in Beziehung setzen (2).

Der größte Kraftschub ist wohl, wenn beide in die genau gleiche Richtung ziehen (3). Der kleinste Kraftschub, wenn sie diametral entgegengesetzt wirken (4).«

Kerstin schaut auf und in das ziemlich verwirrte Gesicht von Ralf hinein. »Warte«, sagt sie, »gleich kommen die Beispiele.«

Ralf nickt zögernd.

»Am leichtesten«, liest sie wieder vor, »am harmonischsten ist es, wenn persönliche Wertausrichtung und Drang/Bedürfnis in die genau gleiche Richtung gehen. Ich möchte mich zum Beispiel gesund ernähren und habe Lust auf frisch gekochte, ayurvedisch gewürzte Rote Beete. Oder ich möchte mich gesund bewegen und habe eine große Motivation, jetzt meine Qi Gong-Übungen durchzuführen. Schwieriger ist es, und hier kann es zu einem Richtungskonflikt kommen, wenn ich mich gesund ernähren möchte und unglaubliche Lust auf fettige Pommes frites mit fertiger Mayonnaise-Soße habe. Oder mich gesund bewegen möchte und einen großen Drang

verspüre, mich hinzulegen und den Fernseher einzuschalten. Oder mit mehreren Dimensionen: Wenn ich mich gesund bewegen möchte, an der frischen Luft spazieren gehe und dabei genüsslich aus tiefen Zügen eine Zigarette rauchen möchte.«
Kerstin dreht Ralf das Buch so zu, dass sie beide gemeinsam hineinsehen können. Und diesmal ist es Ralf, der vorliest: »Auch diese Beispiele lassen sich mit Pfeilen darstellen. Ein Pfeil stellt meinen persönlichenWert dar, ein anderer meinen Drang, mein Bedürfnis, meine Motivation. Für die Darstellung wählen wir hier das neue Wort ›Werte-Drang-Zweieck‹«.
»Zweieck«, wiederholt Ralf. »Das ist köstlich.«
Die beiden lächeln sich an, bevor sie zusammen die Diagramme im Buch betrachten:

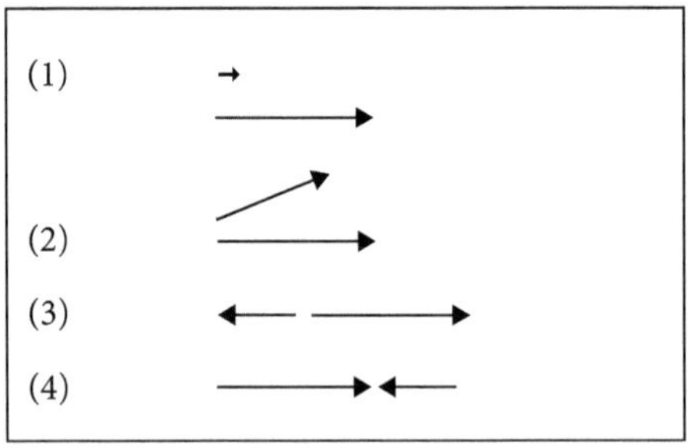

Abbildung 13.2 Richtungskräfte

»Okay,« meint Ralf nach einer Weile, »dann male ich also einen Pfeil, in Länge und Richtung meinem Gefühl, meiner Intuition entsprechend und beschrifte den Pfeil nach einer meiner Wertausrichtungen. Danach zeichne ich mein Bedürfnis, das ich spüre und das meiner Wertvorstellung nicht entspricht. Die Stärke male ich als Länge des Pfeils, die eingeschätzt-gefühlte Abweichung von meiner Werterichtung male ich als entsprechend andere Richtung zu meinem Wertepfeil.«
»Genau«, nickt Kerstin, »so verstehe ich das auch. Also, lass uns beide jetzt mal eine paar Pfeile abschießen. Zschsch!«
Sie zeichnen. Und lächeln.

Viele Menschen sind vulnerabel, also verletzlich, dadurch, dass sie zu sehr auf Ergebnisse hin orientiert sind. Sie beobachten, wie gut es ihnen geht oder wie erfolgreich sie sind – im Vergleich zu anderen. Ständig wollen Sie einen besseren Gemütszustand erreichen als den, in dem sie sich gerade befinden. So werden viele wertorientierte, aufbauende Aktivitäten und Initiativen zu früh aufgegeben, weil das erwartete Ergebnis sich nicht sofort wie gewünscht einstellt.
Aber Fortschritt lässt sich sehr oft nicht von Schritt zu Schritt, von Moment zu Moment beobachten. Hier gilt es, nicht zu verzagen und mit Selbstvertrauen und Zuversicht die wertgeschätzte Richtung einzuhalten.

Weg auf den Berg
Oder: Im Hoch und Runter voran

Stellen Sie sich dafür jetzt einmal vor, dass Sie im Gebirge wandern. Und ich meine nicht die Hügel deutscher Mittelgebirgslandschaften, sondern schon etwas Anspruchsvolleres. Nicht das Matterhorn, doch einen Alpenberg, den es zu erwandern gilt. Wahrscheinlich kennen Sie die Art und Weise, wie Wege auf solchen steilen Abhängen angelegt sind: in kurvenreichen, sich hin und her, nach rechts und links schlängelnden Serpentinen. Manchmal gilt es schmale Brücken zu überwinden, manchmal einen

Klettersteig, der sogar wieder nach unten führt – auf eine tiefere Eben, die Sie schon längst bezwungen hatten. Was würde geschehen, wenn ich Sie jetzt an verschiedenen Punkten dieses beschwerlichen Weges fragen würde: »Und, wie sieht's aus? Wie kommen Sie voran?«
Die Antworten würden wahrscheinlich unterschiedlich ausfallen. An einem schwierigen Abschnitt, wo der Weg dunkel, die Aussicht auf den Berggipfel von einer bedrohlich über Ihnen aufragenden Felswand verdeckt ist, wo der Weg chaotisch ins Nichts zu führen scheint – an diesen Stellen würden Sie vielleicht antworten: »Sieht schlecht aus. Vielleicht habe ich mich sogar verirrt. Wahrscheinlich schaffe ich es nie auf den Gipfel.« Frage ich Sie dagegen auf einer geraden Strecke mit freier Sicht auf den Berg, könnte Ihre Antworten lauten: »Sieht gut aus, bald hab' ich's geschafft.«

Jetzt stellen Sie sich bitte vor, dass Sie sich nicht mehr auf dem Wanderweg befinden, sondern auf der anderen Talseite gemütlich einen Kaffee trinken und die Aussicht auf den Berg genießen. Sie nehmen ein Fernglas zur Hand und beobachten die Wanderer, die sich zum Gipfel hinauf kämpfen. Was würden Sie nun antworten auf die Frage: »Wie kommen diese Leute voran?« Nun, Sie würden – egal auf welche Stelle Sie Ihr Fernglas richten – sagen: »Gut. Sie sind auf dem richtigen Weg.« (Es sei denn, einer der Wanderer bricht sich gerade ein Bein – aber das ist eine andere Geschichte.)
Durch den Perspektivenwechsel sind Sie in der Lage, das große Ganze im Blick zu haben. Sie sind nicht mehr gefangen, begrenzt in einem Augenblick, der in die falsche Richtung zu führen scheint oder sinnlos erscheinen mag. Sie können erkennen, dass dieser ganze eigenartige, von einem ständigen Auf und Ab geprägte Weg genau das ist, was zum Ziel führt. Zum Gipfelkreuz des Berges.
Quelle: Nach Hayes et al. (2004, S. 233)

Wünsche treiben, motivieren – sie bringen uns voran. Und mit jedem Wunsch ist auch das Fühlen des Mangels, des Nicht-Vorhandenseins verbunden.
So, wie es wichtig sein kann, sich auf das Erreichen eines Ziels auszurichten, so kann es entscheidend sein, den Prozess als solchen, die Tatsache, dass wir auf dem Weg sind, schon als Ergebnis anzusehen. Die Vorstellung einer Pyramide als aufbauender Ergebnis-Träger kann Handlungs-Sinn verleihen. Sieht man dagegen sein Glück nur oder vorwiegend im Erreicht-Haben von gesteckten Zielen, so kann das ein Schlüssel zum Unglück sein, da dieses Streben mit chronischer Deprivation, d. h. mit ständigem Mangel und Entzug verbunden ist. Wertvolle Ausrichtungen sind immer auch prozess-orientiert, zeigen sich immer auch im »Handeln«. Ziele helfen uns, Richtungen zu wählen und einzuhalten, geben uns Kraft auf unserem engagierten Weg.
Wie teilweise vorrangig bis ausschließlich die Wertestrebung im Handeln liegt, zeigt die folgende Metapher vom Skifahren. Mit der Tätigkeit des Wanderns verhält es sich übrigens ähnlich.

Skifahren
Oder: Der Prozess als Ergebnis
Stellen Sie sich vor, Sie möchten Ski fahren und sind gerade mit dem Skilift oben angekommen. Gerade sind Sie dabei, sich die lange, schwierige Piste hinunter zu stürzen, als ein Mann auf Sie zukommt und fragt, wo Sie denn hin wollen. Auf Ihre

Antwort »Zur Talhütte« erklärt er, er habe seinen Helikopter vorne und könne Sie gern mit hinunter nehmen – das sei doch bedeutend einfacher. Als Sie erwidern, dass das sehr aufmerksam sei, Sie aber mit den Ski fahren wollen, bleibt er beharrlich und gibt noch einmal zu bedenken, dass Sie doch zur Hütte wollen.
Ja, dieses Ziel haben Sie, und im Moment kein anderes. Und es wird Sie mit Genugtuung erfüllen, dort anzukommen. Doch das eigentlich Wichtige am Skifahren ist das Skifahren – die Handlung, der Prozess.
Quelle: Nach Hayes et al. (2004, S. 232 f.)

Die Idee für die folgende Geschichte liefern die Garten-Metapher (Hayes et al., 2004, S. 231), die Gartenarbeit-Metapher (a. a. O., S. 389) und die Hausbau-Metapher (Hayes & Lillis, 2013, S. 110). In den Garten-Metaphern entdeckt der Besitzer eines Gartens immer wieder einen irgendwie besseren neuen Garten. Ständig zieht er seine gesetzten Pflanzen heraus und verpflanzt sie an diesen neuen Ort. Das geht immer so weiter mit der Konsequenz, dass der Garten an sich zwar immer besser wird im Sinne von größer und passender, mit einer besseren Lage und einer Ausrichtung entsprechend der Himmelsrichtungen, mit guten Verkehrsverbindungen, einer nährstoffreichen Bodenbeschaffenheit usw. Dennoch führt das ständige Umpflanzen dazu, dass die Pflanzen ziemlich mickrig wachsen und die jeweilige Anlage einem Bauplatz gleicht. Bei der Hausbau-Metapher bleiben die Besitzer im alten Haus wohnen, während sie suchen und ein immer besseres finden bzw. am neu gefundenen diese und jene, dann die noch, und wenn schon, dann können wir auch gleich ganz ... Veränderungen und Umbauten durchführen.
Dennoch soll auch deutlich gemacht werden, dass wir uns auf unserem werteausgerichteten Weg nicht allzu »schnell« zufrieden geben sollten.

Die neue Wohnung
Oder: Wähle Deinen Weg und währenddessen wähle die Wege dahin
Ralf hat seine Firma an einen neuen Standort verlegt. Hier erwartet er sich gute Geschäftsmöglichkeiten. Nur die richtige Wohnung zu finden, da tut er sich schwer. Doch er braucht eine, und zwar schnell. So hat er einen Kompromiss gewählt. Zwei Wochen nach seinem Einzug lädt er Freunde ein. Jeder von ihnen bringt sich eine Sitzgelegenheit mit, auch Besteck und Geschirr und etwas zu essen. Für Getränke hat Ralf gesorgt. Alle finden diese improvisierte Party toll, vielleicht sogar viel zünftiger, als wenn die Wohnung »richtig fertig« eingerichtet wäre.
»Ich würde hier gar nichts machen«, meint Irmgard, »und die Wohnung nur als Bleibe nutzen, bis du eine richtige gefunden hast – eine, die zu dir passt«. Sie lächelt. »Das heißt also: Gleich morgen weiter suchen!«
»Ich würde zumindest Jalousien an die Fenster machen, einen Kühlschrank kaufen und eine bequeme Matratze,« erklärt Peter.
»Ach, wer weiß«, meint Volker, »wann und ob du überhaupt eine Wohnung in den nächsten Jahren finden wirst, die dich begeistert. Lass dir hier eine schöne, praktische Junggesellenküche einbauen, richte das Bad neu ein – ein Badezimmer ist wichtig – und lass' dir im Wohnzimmer von einem Schreiner deine Bücherwand nach Maß von Wand zu Wand bis zur Decke einbauen. Und vor allem: neuer Teppichboden!«

Auch die anderen Freunde melden sich zum Thema zu Wort – ihre Äußerungen zur Wohnungsplanung lassen sich jeweils zu einem dieser drei Grund-Statements zuordnen. Nach einer Weile hebt Ralf das Glas, klingt mit dem Löffel dagegen als Zeichen für eine kurze Ansprache und sagt: »Meine Lieben, ich danke euch sehr, dass ihr hierher gekommen seid trotz der Leere dieser Wohnung und sie gefüllt habt mit euren Dingen. Und danke für die Vorschläge bezüglich des Renovierens; das hat mir sehr geholfen, meine Entscheidung zu finden.«

»Und was machst du?«, fragt Brigitte.

»Das, was ihr mir geraten habt«, sagt Ralf. »Ich werde mir morgen zwei tolle Matratzen kaufen in der Größe, in der ich auch später mein Bett möchte. Ans Fenster im Schlafzimmer werde ich Packpapier kleben, fürs Bad die Interieurs kaufen. Von meinen alten Möbeln werde ich etwas fürs Wohnzimmer zusammenstellen. Dann kaufe ich mir einen Wasserkocher, einen schönen, den ich auch behalte, aber auch eine einfache Kochplatte. Und: In den nächsten Tagen suche ich gezielt weiter nach einer passenden Wohnung.«

Zu anderen sprechen
Oder: Man hört selbst mit

»Wenn mir etwas wichtig ist«, so erzählt Matze abends seinem Freund Andy in der Kneipe, »teile ich das oft meiner Frau mit. Nichts Weltbewegendes, kleine Vorhaben, die mir, wie gesagt, wichtig sind. Ich habe festgestellt, dass ich die Dinge dann viel besser umsetze.«

»Naja,« kommentiert Andy, »das soll dich vor deiner Frau wahrscheinlich ins gute Licht setzen und zeigen, was dir alles gelingt!«

»Nein«, meint Andy widersprechend und nachsinnend, »das ist es nicht.«

14 Wert(e)orientierungen

Bewegender Weg

Wenig bewegt einen Menschen mehr,
als dass er den Weg nicht weiß,
wohin er geht.

Und wenig bewegt ihn mehr,
als dass er den Weg weiß,
wohin er gehen wird.
(Norbert Lotz)

14.1 Einführung

Aus Sicht der ACT betrachten wir Werte als frei gewählte, sprachliche Konstrukte, an denen das Verhalten ausgerichtet werden kann. Sie sind eine Sammlung von Aussagen darüber, wie sich eine Person ein gut gelebtes Leben vorstellt, was sie im Lauf dieses Lebens wiederholt erleben und was sie erreichen möchte. Sie stellen »verbal konstruierte, globale, gewünschte und gewählte Orientierungen« dar (Luoma et al., 2009, S. 217). Werte – anders als Ziele – kann man im ACT-Verständnis nicht erreichen, sondern muss sie leben, immer wieder. Das Besondere an frei gewählten Werten ist, dass sie – wiederum anders als Ziele – nicht weiter begründbar zu sein brauchen: Sie werden von einer Person nicht deswegen gewählt, weil sie etwa sozial anerkannt sind – obwohl sie das durchaus sein können und meistens auch sind. Viele Werte sind eine Art Zwischenstation für einen umfassenderen Wert – Hayes et al. (2014, S. 381) sprechen von »Mitteln« zu einem »Endwert«. So können regelmäßige Vorsorgetermine und gesundes Essen als Mittel zum Wert »Gesundheit« dienen. Gesundheit wiederum kann ein Mittel sein, um andere wertgeschätzte Dinge tun zu können, wie z. B. »aktiv sein«, »Freunde treffen« oder »für die Familie da sein«. Die Vermeidung von unangenehmen Gefühlen, Gedanken oder Empfindungen wird keinen Wert verkörpern können; Erlebensvermeidung lässt sich auch als Scheinwert bezeichnen. Sie verhindert sogar sehr häufig, dass ein wirklich wertekonformes Leben geführt werden kann, da das eigene Handeln immer stärker unter die Kontrolle der Vermeidung von ungewollten Gefühlen und Gedanken gerät. Strosahl et al. (2004, S. 45) charakterisieren einen von Vermeidungsverhalten betroffenenen Menschen als jemanden, der »mehr und mehr seinen Richtungsmechanismus (guidance mechanism) im Leben« verliert. Vermeidung entpuppt sich als Falle.

Ein wertekonformes Leben bedeutet explizit nicht, dass unsere Handlungen mit unseren Gefühlen übereinstimmen müssen. Wenn ein wichtiger Wert in unserem Leben formuliert wird, wie z. B. »die Welt neugierig bereisen«, dann könnte daraus das

Engagement entstehen, mit einem Flugzeug zu fliegen – auch wenn wir starke Höhen- oder Flugangst empfinden. Andererseits sind Werte natürlich mit Gefühlen verbunden. So lässt sich anhand des Erlebens von Emotionen häufig erkennen, dass Werte dahinter stecken bzw. im Spiel sind. Dementsprechend sind wir entweder tief bewegt, wenn wir wertschätzend handeln – oder tief verletzt, wenn einer unserer Werte missachtet wird. Daher sprechen Hayes und Lillis (2013, S. 67) von zwei Möglichkeiten, die eigenen Werte zu erforschen: von einer süßen und einer sauren.

Nach ACT-Sicht beruhen Werteorientierungen immer, auch wenn uns das auf den ersten Blick seltsam anmuten mag, auf Handlungen. So schreibt Wengenroth (2013, S. 201): »Wenn wir unsere Werte als Handlungen betrachten, wird Einfluss darauf möglich.« Daher werden sie nicht adäquat durch Substantive, also Gegenstands- oder Dingwörter repräsentiert. Wir drücken sie deshalb mit Verben aus, mit Tu(n)- bzw. Tätigkeitswörtern. Und da es uns fast immer nicht nur um das reine Tun geht, sondern auch um eine bestimmte Qualität der Umsetzung, eine Qualität des Tuns, können wir bei der Formulierung eine Art und Weise, etwa ein Adverb hinzufügen. Beispiele dafür wurden schon genannt: »Die Welt neugierig bereisen« oder »Die Kinder liebevoll erziehen«. Diese Kombination aus Verb und Adverb fokussiert unsere als wertvoll erachteten Ausrichtungen bzw. Orientierungen. Rainer Sonntag (2006, S. 334) charakterisiert Werte deshalb als »Richtungsziele«, als Handlungen ohne direktes Ende. Die erreichbaren konkreten Ziele, die Stationen, Etappen auf dem langen Werte-Weg benennt er als »Ergebnisziele«.

Zusammenfassung
Unter Werten verstehen wir in der ACT frei gewählte Lebensorientierungen, die, um sie möglichst umsetzungsaktiv auszurichten, in der Form von Verben mit Adverben formuliert sind. Sie sollen unserem Leben Sinn und Richtung verleihen.

14.2 Metaphern

Wenn Menschen sich für die Durchführung einer Akzeptanz- und Commitment-Therapie entscheiden, werden sie relativ früh darüber unterrichtet, dass es hier nicht hauptsächlich um das Reduzieren oder Eliminieren einer bestehenden Problematik geht, sondern darum, ein insgesamt nach eigenen Maßstäben ausgefülltes und sinnbestimmtes Leben zu führen. Wie sieht diese Werteorientierung aus? Welchen Weg gilt es dafür zu gehen, welche Hindernisse auf sich bzw. mit sich zu nehmen? Im Laufe dieses Kapitels werde ich Metaphern aus den im folgenden aufgeführten Bereichen aufgreifen.

Werteausrichtung
Oder: Hilfreiche Metaphern
Wir sind am Ende einer Lehrveranstaltung über die Akzeptanz- und Commitmenttherapie. Der Dozent fasst zusammen: »In der bildlich-metaphorischen Umsetzung haben sich für den Bereich der Werteorientierung drei Repräsentanzen als besonders effektiv und nachhaltig ausdrucksstark erwiesen:

1. Weit oben:
Werte – im Sinne von als wertvoll eingeschätzten Orientierungen – sind wie Sterne, Leit-Sterne am Himmel. Sie sind immer da, manchmal verdeckt, doch immer vorhanden. Sie leuchten am Himmel, sie zeigen uns immer die Richtung an, verkörpern den Richtungs-Sinn. Auch wenn wir absichtlich oder durch äußere Hindernisse hervorgerufen eine andere, sogar entgegengesetzte Richtung einschlagen, können wir in jedem Moment unseren alten Kurs, unsere gewünschte Richtung wieder aufnehmen. Denn die Sterne leuchten. Wie unsere Lebensausrichtungen sind Sterne nie zu erreichen, nie zu »haben«, sondern zeigen in lebenslang dynamischer Weise, wo es langgeht.
2. Immer weiter:
Wertvolle Orientierungen sind wie eine bestimmte Himmelsrichtung. In jedem Moment des Lebens, von jedem Standort aus, können wir in die gewählte Richtung los- oder weitergehen. Niemals kommen wir an – aber stets wissen wir, wo es für uns lang geht.
3. Festes Fundament, feste Basis:
Bei einem Gebäude, am deutlichsten vielleicht bei einem Wolkenkratzer, ist das Fundament, die feste Basis, von besonderer Bedeutung. Wenn das Fundament rissig ist oder sonstige Mängel aufweist, kann der schönste Überbau auf tatsächlich sehr wackligen Füßen stehen. So können sich all unsere Ziele und Bestrebungen wahrscheinlich nur dann besonders weit und nachhaltig entfalten, wenn sie auf einem festen Boden, auf einem sinnvollen Unterbau aufragen.
Ich möchte meine Ausführungen beschließen mit einem Zitat des großen amerikanischen Psychologen Abraham Maslow: ›We may define therapy as a search for value – Wir können Psychotherapie als die Suche nach Werten definieren.‹ Vielen Dank für Ihre Aufmerksamkeit.«
Quelle: Maslow-Zitat nach Cooke (2012, S. 67)

Aus der ACT-Perspektive sprechen wir nicht von »richtigen« oder »falschen« Werten – Werte sind zunächst einmal völlig individuell. Auch wenn wir Ideen und Umsetzungen von Werteausrichtungen vorgelebt bekamen oder bekommen, wenn sie in unterschiedlicher Weise als sozial anerkannt, attraktiv oder unliebsam behandelt werden – so beruhen sie doch auf unseren ureigensten Entscheidungen. Die folgende Metapher zeigt: Über Werte lässt sich nicht streiten.

Essvorliebe
Oder: Geschmack ist jenseits von gut und jenseits von schlecht
Mit Vorlieben ist das so eine Sache: Manche Menschen mögen Kitsch, manche Trash-Filme oder Schlager-Lieder. Am vielleicht deutlichsten ist diese nicht diskutierbare Auffassung beim Essen – hier gibt es kein richtig oder falsch. Wenn wir sagen, wie wir das leider oft tun, »Brokkoli schmeckt nicht«, so ist das eine Wesensaussage über Brokkoli. Darüber könnte und kann man streiten. Wenn wir jedoch sagen »Brokkoli schmeckt mir nicht«, dann lässt sich über diese Aussage nicht diskutieren – denn so ist mein Geschmack. Ob dieser nun wiederum gut oder schlecht ist, falls es solch eine

Gesamtaussage überhaupt sinnvollerweise geben kann, das ist wiederum eine andere Frage.
Wie unser Geschmack drücken Werteorientierungen Meinungen, Sichtweisen, Überzeugungen und Präferenzen aus, ganz ähnlich wie unsere Sichtweisen bei Essen oder zum Beispiel Musik.
Quelle: Idee der Metapher nach Harris (2013b, S. 158)

Werteorientierung und Ziele
Oder: Von den Werteorientierungen, die durch die Ziele hindurch auf uns scheinen
Mareike Scheede fasst zum Ende der Therapiestunde noch einmal zusammen: »Unsere Werte-Orientierungen sind wie Sterne am Himmel, nach denen wir uns immer ausrichten können. Egal, wohin unsere aktuelle Reise geht, wir können uns nach ihnen orientieren. Wertvorstellungen können wir in diesem Sinne nicht »erreichen«, nicht »haben«: Sie bleiben unerreichbar und deshalb, ja deshalb!, sind sie richtungsweisend. Ziele sind dagegen eher wie Stationen auf unserem Weg. Je konkreter wir sie beschreiben, desto greifbarer sind sie für uns umzusetzen. Ein Ziel ist erreichbar. Sobald wir es erreicht haben, löst es sich sozusagen auf – und ist kein Ziel mehr.«
»Danke für die Zusammenfassung«, sagt Herr Reimold. »Und Ziele soll man möglichst positiv formulieren, stimmt's?«
Frau Scheede lächelt zustimmend. »Ja, möglichst so, wie der erwünschte Zustand aussehen soll. Und nicht, wie er nicht aussehen soll. Der Weg dorthin geschieht oft genug über das Nicht-Ziel. Oft fällt uns als erstes ein, wie etwas nicht sein soll. Nehmen wir dies als willkommene Übergangs- oder Durchgangsstation.«
»Ah ja«, meint Herr Reimold.
Frau Scheede erklärt weiter: »Unsere Wertorientierungen können wir jederzeit wählen und bestimmen; sie beziehen sich auf das Hier und Jetzt. Selbst wenn wir sie über Jahre oder Jahrzehnte vernachlässigt haben, können wir unsere Werte jetzt und hier wieder ins Leben rufen, können nach ihnen handeln. Ziele sind etwas Zukünftiges, etwas, das wir anstreben.«
»Heißt das, unsere Werte stehen uns näher als unsere Ziele?«, fragt Herr Reimold.
»Ich habe das, glaube ich, noch nie für mich so formuliert«, meint Frau Scheede, »… aber ja, so könnte man das sagen.«
»Das verstehe ich jetzt aber nicht. Werte sind doch wie die Sterne, unerreichbar, also viel weiter weg!« Frau Scheede überlegt kurz. »Ja, hier passt die Metapher nicht so recht«, gibt sie zu, überlegt kurz – ihr Gesicht leuchtet auf – und sie sagt: »Wir können die entfernten Sterne doch so weit weg belassen. Denn ihr Licht, ihr Schein leuchtet überall hin. Von daher sind Sterne allgegenwärtig, sehr nahe – und doch unerreichbar weit.«
»Tolles Bild«, meint Herr Reimold begeistert. »Die weit entfernten Sterne, die auf uns leuchten …«
Quelle: Vgl. Ciarrochi & Bailey (2010, S. 97, 107)

Für Werterichtungen und Lebensorientierungen ist auch der Leuchtturm ein stimmiges, schönes Symbol. Besonders ansprechend ist natürlich seine Leuchtkraft, die man noch aus der Ferne wahrnimmt und die die Richtung deutlich anzeigt. Selbst auf bewegter See, in einem bewegten, stürmischen Leben kann der Leuchtturm, das Leuchtfeuer, die Richtung weisen und damit auch Hoffnung geben.
Denkt man diese Metapher weiter, was man nicht muss – Metaphern »müssen« nicht unbedingt logisch sein, sie sollen einen bestimmten Inhalt plastisch im übertragenen Sinne darstellen –, dann ist der Leuchtturm für die ACT-Kompetenz »Werte« kein wirklich angemessenes Symbol: Schließlich kann jeder Leuchtturm erreicht werden. Erreichbar wären im übertragenen Sinn unsere Ziele – ganz im Unterschied zu Werte-Richtungen. Also, entscheiden Sie selbst, ob der Leuchtturm für Sie eine diesbezüglich passende, eine »ziehende« Metapher darstellt.

Leuchtturm und Leuchtfeuer
Oder: Ausgerichtet auf mein Licht

Wir sind aufgerufen, unsere Aufmerksamkeit auf das vom Leuchtturm (von den Werten) kommende Licht zu richten und uns darauf zu konzentrieren, wie wir uns auf dieses Licht hinbewegen können – anstatt auf der Stelle zu treten und darauf zu warten, dass der Sturm vorübergeht.
Quelle: Nach Eifert (2011, S. 50)

Als nächstes folgt die Richtungs-Metapher par excellence im ACT-Modul »Wert(e)orientierung«. Mit dem hier beschriebenen und genutzten Instrument haben wir wohl alle schon – lange vor GPS-Zeiten – gearbeitet oder nur herum gespielt.

Kompass
Oder: Komm, pass auf!

Wertvoll eingeschätzte Orientierungen, wir benennen sie als WeOs, können für uns wie ein Kompass sein. Ein Kompass weist uns die Richtung; er hilft, uns auszurichten. Mit ihm können wir in jedem Moment feststellen, ob wir auf dem richtigen Weg sind. Unsere WeOs erfüllen auf unserer Lebensreise genau dieselbe Funktion. Sie weisen uns den Weg, den wir uns ausgesucht haben. Handeln wir werteorientiert, ist das so, als liefen wir in diese gewünschte Richtung. Wenn wir uns von unseren Orientierungen zeitweilig entfernen, wissen wir doch immer, wo wir auf Dauer langgehen wollen.
Und: Wir werden nie ankommen, leider – zum Glück. Nie können wir sagen, das wir unsere WeOs – anders als bei Zielen – erreicht haben. Soweit wir auch schon zum Beispiel nach Westen gegangen sind, wir werden nie im, besser in Westen ankommen. Wir werden lebenslang weitergehen müssen und dürfen.
So ist das Erreichen eines bestimmten Zieles, etwa zu heiraten, nur einer von vielen Schritten in eine geschätzte Richtung: ein liebevoller, zugetaner Partner zu sein. Dieser Wert ist nicht in dem Moment »fertig«, wenn man sich das Jawort gibt. Ein liebevoller Partner zu sein ist etwas, an dem man fortlaufend arbeiten muss – zumindest im Prinzip gibt es immer eine Möglichkeit der Verbesserung.
Quelle: Nach Eifert (2011, S. 50; Beispiel: S. 25)

Lassen wir im folgenden Text Professor Dadden ein letztes Mal zu Wort kommen. Er zeigt anhand der Metapher »Das Glas füllen«, dass unsere »Wertvollen Orientierungen« nicht nur Hilfsmittel sind, um unsere Werte bewusst zu leben. Wichtig ist darüber hinaus, die Wertigkeit unserer einzelnen Werte zu kennen. Denn nicht alle haben in unserem Streben den gleichen Stellenwert.

Das Glas füllen
Oder: Das Große zuerst

Das große Glas auf dem Tisch ist leer. Professor Dadden füllt es mit Ping-Pong-Bällen, bis es randvoll gefüllt ist. »Ist das Glas voll?«, fragt er seine Studenten.
»Ja«, antworten diese im Chor.
Darauf nimmt er aus der Schublade eine Kiste mit kleinen Steinen heraus und schüttet sie in das Glas, so dass sie die Zwischenräume der Tischtennisbälle füllen. »Voll?«, fragt er.
Die Studenten bejahen erneut.
Wieder greift er in die Schublade unter seinem Pult, holt eine Tüte Sand heraus, gießt diesen in das Glas; der Sand füllt nun die kleinen Zwischenräume der Steinchen aus. »Ist das Glas jetzt voll?«, fragt er noch einmal, und wieder bejahen die Studenten. Nur einer von ihnen meint: »Kommt drauf an, was Sie noch alles aus Ihrer Schublade zaubern.«
Gelächter.
»Jaja«, sagt der Professor erheitert, »jaja. Wie wär's damit?« Er nimmt, natürlich aus seiner geheimnisvollen Schublade, zwei Flaschen Bier heraus, öffnet sie und gießt sie in das Glas. Das Bier sucht sich seinen Weg zwischen Ping-Pong-Bällen, Steinchen und Sandkörnern.
»Das Glas«, so spricht Dadden, »repräsentiert unser Leben. Die Ping-Pong-Bälle stellen die für uns maßgeblich wichtigen Bereiche dar: Familie, Kinder, die physische Gesundheit, Freundschaften, Beruf und Anderes, was für uns im Leben wirklich von Bedeutung ist. Also jene Bereiche, die unser Leben – sollten wir alles bis auf diese verlieren – immer noch voll und lebenswert sein lassen. Die Steine versinnbildlichen die Lebensbereiche, die für uns relativ bis ziemlich wichtig sind: unsere Wohnung, unser Auto, unsere Karriere, unser Verdienst, unsere Kleidung.«
Dadden macht eine Pause, betrachtet sinnierend das Glas. »Der Sand«, macht er schließlich weiter, »ja, das ist alles Mögliche an Kleinigkeiten, was uns bewegt, erfreut, was uns, hm, ausschmückt. Wenn wir nun den Sand zuerst einfüllen würden, würden wir so viele Kleinigkeiten finden, die unser Leben ausschmücken, dass wir für die größeren Teile, die Steinchen und vor allem für die Ping-Pong-Bälle keinen oder nur unzureichenden Platz fänden. Das Gleiche gilt für unser Leben: genug Raum und Zeit für das, was für uns entscheidend ist und was unser Leben auszeichnen soll. Lasst uns Zeit haben für das, was für jeden von uns entscheidend ist für ein sinnvolles Leben. Nehmen wir uns zum Beispiel Zeit für eine gesunde Ernährung, für körperlich-sinnvolle Bewegung, für gemeinsame Unternehmungen mit unserem Partner oder unseren Kindern, besuchen wir regelmäßig unseren Hausarzt, nehmen wir uns Zeit für uns. Bestimmte Routinearbeiten können auch mal etwas warten, die Glühbirne kann morgen auch noch ausgewechselt werden – vielleicht schätze ich das Licht durch

sein Fehlen dann wieder einmal. Ich möchte euch natürlich nicht das anpreisen, was momentan als Prokrastination durch die Medien geht, vielleicht weil die alten deutschen Wörter wie Aufschieberitis oder Bummelei zu verharmlosend klingen. Nein, ich möchte euch nicht zur Pflichtnachlässigkeit anstiften, ich möchte euch bewusst machen, dass ihr euch zuerst um eure Ping-Pong-Bälle kümmern möget.«
Einer der Studenten hebt im Anschluss die Hand und fragt, was denn das Bier bedeuten solle. »Ah«, lächelt Professor Dadden, »ich bin froh über die Frage. Sie haben gut aufgepasst. Ich wollte Ihnen deutlich machen, dass, egal wie angefüllt und voll ihr Tag sein mag, es immer noch Raum gibt für ein Bier mit guten Freunden.«
Quelle: Ursprung unbekannt. Nach Stoddard (2014, S. 144)

Wertorientierung bedeutet zu wählen. Immer wieder. Die nächste Metapher veranschaulicht Ihre eigenen Möglichkeiten, Ihre Wahl, Ihre Verantwortung.

Der lange Korridor
Oder: Wählen Sie die Türen, die Sie öffnen wollen
Stellen Sie sich vor: Das Leben ist wie das Durchwandern eines fast unendlich langen Korridors mit einer scheinbar unendlichen Anzahl von Türen. Sie haben die Aufgabe, die Möglichkeit und die Macht, zu entscheiden, welche Türen Sie öffnen und welche Räume Sie betreten.
Auf Ihrer langen Korridorreise kommen Sie an Türen vorbei, deren Aufschrift Sie kennen, deren Aufschrift sich wiederholt.
Auf vielen Türen steht ANGST, auf anderen BEQUEMLICHKEIT. Viele tragen die Bezeichnung ALLES PERSÖNLICH NEHMEN, wieder andere HAUPTSACHE, MISSERFOLG VERMEIDEN. Auch Türen wie GESUND LEBEN, SPORT TREIBEN, EIGENE WÜNSCHE UMSETZEN gibt es.
Sie entscheiden, welche Türen Sie öffnen, in welche Räume Sie hineinschauen, welche Räume Sie betreten, in welchen Räumen Sie verweilen. Manche Türen lassen sich leicht öffnen, manche etwas schwerer; manche bleiben, einmal geöffnet, offen, andere schließen sich immer wieder.
Welche Türen wählen Sie aus? Solche, die Ihre Lebensausrichtungen öffnen, die Sie auf Ihren Weg bringen? Solche, die Ihre Probleme benennen? In welchen Räumen verweilen Sie? Welche erkennen Sie sofort wieder, zu welchen scheint es Sie automatisch hinzuziehen? Gehen Sie diesem Hingezogenwerden nach, geben Sie ihm nach? Können Sie neben beziehungsweise mit allen Einschränkungen auch die Möglichkeit spüren, Ihre Wahl zu treffen? Können Sie spüren, dass Sie dies auch »machen« können, dass Sie auch diese »Macht« haben?
Quelle: Nach Eifert & Forsyth (2008, S. 200 f.)

Die folgende Metapher beschreibt den fundamentalen Unterschied zwischen »Werten« und »Zielen«. Werteorientierungen sind, obwohl bzw. weil sie uns unsere Richtung zeigen, hier und jetzt erlebbar. Ziele sind direkt greifbar, sollen es sein und sind auf die Zukunft gerichtet. Durch »Engagiertes Handeln« wollen wir sie umsetzen. Und: Es ist wichtig, dabei in der Gegenwart zu bleiben. Wer nämlich nur auf seine Ziele hin ausgerichtet lebt, wird sie wahrscheinlich schneller erreichen, lebt jedoch in einem chronischen Mangelzustand. Ist ein Mangel abgeschafft, ein Ziel erreicht, erhebt sich der nächste Mangel, das nächste Defizit.

Eine wahrscheinlich destruktive Version des zielgerichtet Lebens ist diejenige, bei der es sich um die Vermeidung schmerzlicher Gedanken und Gefühle handelt. Ist hier ein Zielzustand erreicht, tun sich sofort andere der gleichen Art auf. Die Bewältigung kann zu einer immer wieder kurzfristig erfolgreichen, insgesamt jedoch erfolgsversagenden Lebensaufgabe werden.

Zwei Kinder im Auto
Oder: Vom Leid des einen und der Freude des anderen

Stellen Sie sich zwei Kinder auf dem Rücksitz eines Autos vor, durchaus aber auch zwei Erwachsene vorne im Auto. Das Ziel ist ein bekannter Vergnügungspark, die ungefähre Fahrtzeit: circa dreieinhalb Stunden. Bleiben wir bei den Kindern – Fritz und Rolf.

Fritz fasst alles Mögliche im Auto an, zieht und dreht daran herum. Nach einer halben Stunde fängt er an zu fragen, wann sie denn da seien. Die Stimmung wird gereizt bei den Eltern. Immer wieder, alle zehn Minuten, wiederholt er seine Frage. Die Eltern ermahnen zur Ruhe. Aber Fritz drängelt weiter. Der Vater haut auf das Lenkrad und droht, noch ein Wort und er würde umkehren und nach Hause fahren. Fritz weint vor Wut.

Rolf schaut aus dem Fenster. Manchmal sagt er: »Guck mal, ein …« Er winkt Kindern aus anderen Autos zu, macht die Kühe, an denen sie vorbeifahren, in ihren Kaubewegungen und ihrem Blick nach. »Ehurslrak«, sagt er, »Ehurslrak 12 Kilometer.« Die Eltern amüsieren sich. Rolf hat diese Fähigkeit schon zu einem ausgereiften Standard herangebildet: Er liest Ortsschilder rückwärts. Spaß, so richtigen Spaß, hat auch Rolf an der Fahrt nicht. Doch er freut sich riesig auf den Park; und die Fahrt ist halt ein notwendiges Übel, ein Übel, das er durch viele fröhliche Momente interessant einfärbt. Er macht daraus, man könnte sagen, »lebÜ segitsul nie«.

Alle kommen natürlich gleichzeitig an. Doch nur Rolf hatte eine amüsante Reise. Ihm kam die Fahrt nicht lang vor; Fritz dagegen ist fast geplatzt unterwegs. Fritz hatte nur das Ziel vor Augen und litt sehr, noch nicht dort zu sein, litt an Mangel. Rolf hatte das Ziel auch vor Augen und konnte, so würden wir nach ACT-Sichtweise sagen, in der Gegenwart leben, vielmehr noch: lebendig sein.

Die Heimfahrt: das Gleiche nur in anderer Richtung. Die Müdigkeit führt außerdem dazu, dass Rolf immer wieder einschläft. Und dass Fritz noch nervender nörgelt.

Quelle: Idee nach Harris (2011, S. 313 f.)

Meistens wissen wir schon, wie wir unser Leben ausrichten möchten, zumindest vage. Doch wahrscheinlich ist selbst »vage« unzutreffend ausgedrückt bei den vielen Einflüssen und Ereignissen, Routinen, Aufgaben, Pflichten, Lustverlockungen, Bequemlichkeiten und Schmerzlichkeiten, denen wir täglich, wahrscheinlich minütlich ausgesetzt sind. Wenn wir unser Leben nicht steuern, werden wir von den vielen Strömungen um uns herum und in uns gesteuert. Haben wir eine bewusst klare Vorstellung von unseren »Wertvollen Orientierungen«, steigt die Umsatzbereitschaft – die Bereitwilligkeit, sie auch umzusetzen. Eine wirkungsvolle Vorgehensweise zur Erkundung kann die »projektive Aussagensammlung« sein, die »andere« von sich geben.

Grabrede
Oder: Noch können Sie es ändern

Stellen Sie sich vor: Sie sind gestorben. Wahrscheinlich ist dies in diesem Moment, aus der jetzigen Sicht, keine besonders angenehme Vorstellung. Doch eins ist sicher: Irgendwann, eines Tages wird es soweit sein. Und – das ist das Besondere an dieser Vorstellung – Sie können als Geist, als nicht mehr irdisches Wesen, bei Ihrer Beerdigung unsichtbar dabei sein. Sie hören und sehen, wie die Trauernden über Sie sprechen: öffentlich bei den Ansprachen oder privat in den Gesprächen untereinander. Was werden die einzelnen Menschen sagen, wie werden sie, wahrhaftig, über Sie sprechen, wer wird was sagen? Stellen Sie sich einige für Sie wichtige Personen vor und lassen Sie diese reden. Und die Herausforderung: Lassen Sie diese nicht so reden, wie Sie es »gern hätten«; lassen Sie die Personen so reden, wie Sie meinen, dass Sie es »tatsächlich« tun würden. Haben Sie den Mut, sie überschwänglich reden zu lassen, dabei höchste Wertschätzung und Anerkennung auszudrücken; und haben Sie Mut, sie negativ, kritisch, vielleicht sogar verurteilend sprechen zu lassen. … So, wie diese Menschen nach Ihrem irdischen Ableben öffentlich oder privat eben sprechen und urteilen würden.

Nach dieser Vorstellung überlegen Sie bitte: Welche Schlussfolgerungen ziehen Sie daraus für Ihr Leben? Denn – zum Glück – findet Ihre Beerdigung noch nicht statt. Die Frage jetzt ist nicht, was Sie tun müssten, damit die anderen »besser« über Sie reden. Es geht, den sozialen Aspekt durchaus inbegriffen, vorrangig darum, wie Sie Ihr Leben nach Ihren Vorstellungen leben möchten. Die Aussagen der anderen mögen als Orientierung dienen, als Innehalten, als Reflexion, was Sie mit Ihrem Leben – sofern es in Ihrer Beeinflussung liegt – anfangen wollen, was Sie in Ihrem Leben anfangen, weiterführen, verändern möchten.
Quelle: Idee nach Coyne & Murrell (2009, S. 43)

Hier noch einmal die gleiche Metapher – aber nicht dieselbe! Bemerken Sie den kleinen, aber wichtigen Unterschied?

Wofür soll Ihr Leben stehen?
Oder: Von der Vorausschau der Rückschau

»Heute musste ich in der Therapie etwas machen, was mir erst einmal die Schuhe ausgezogen hat«, berichtet Heinz.
»Oje, was denn?«, fragt Ellen besorgt mit einem Hauch von Erheiterung.
»Ich musste bei meinen eigenen Grabreden dabei sein«, antwortet Heinz.
Darauf verfliegt die leichte Erheiterung bei Ellen: »Weshalb denn das?«

»Tja, Ellen, das hat mir einiges gezeigt. Hat mich getröstet und irgendwie aufgerüttelt. Also …« Und jetzt erzählt Heinz ziemlich genau, was ihm in der Sitzung widerfahren ist.

Die Übung, so meinte sein Therapeut, Dr. Lammer, die er mit Heinz durchführen wollte, hieße ›Wofür soll Ihr Leben stehen‹. Er bat Heinz, die Augen zu schließen, sich gerade, aufrecht und locker hinzusetzen und auf seinen Atem zu achten.
»Stellen Sie sich bitte vor«, begann Dr. Lammer dann, »dass Sie durch eine unerwartete Wendung des Schicksals gestorben sind. Ihrem Begräbnis können Sie als Geist beiwohnen. Sie können also die Trauerreden, die gehalten werden, hören. Versetzen Sie sich in diese Situation! … Stellen Sie sich vor, wie Menschen, die Ihnen nahe und wichtig sind, sich an Sie erinnern sollen! …
Suchen Sie sich einen bestimmten Menschen aus. Was wünschen Sie sich, dass dieser Mensch über Sie sagt? Lassen Sie ihn genau das sagen, was Sie sich von ihm am meisten wünschen würden, wenn Sie die freie Wahl hätten. … Keine Hemmungen, frei heraus aus Ihrem Inneren! … Fertig? Gut. Und jetzt einen anderen. Lassen Sie auch ihn genau das sagen, was Sie gerne möchten. Selbst wenn Sie dem nicht wirklich gerecht werden konnten oder können – er sagt das, was Sie am liebsten hören würden.«
Dr. Lammer gab Heinz Zeit, um sich die Bilder und Sätze vorzustellen. Dann sprach er weiter:
»So wählen Sie sich bitte einige Menschen aus unterschiedlichen Bereichen aus, etwa Ihrer Privatsphäre oder Ihrem beruflichen Umfeld. Wie wünschen Sie, dass diese Menschen sich an Sie erinnern? Lassen Sie sie das sagen, was Sie am liebsten hören würden. Behalten Sie all das im Kopf, so wie es gesagt wird. … Nun kommen Sie bitte langsam hier in diesen Raum zurück … hierher zu uns … jetzt, hier … und öffnen Sie langsam die Augen …«

Ellen ist berührt. Sie schweigt. Dann meint sie: »Dann hast du gewissermaßen andere ausdrücken lassen, wie du meinst, dass dein Leben aussehen soll, was der Sinn deines Lebens ist.«
»Genau«, meint Heinz. »Und wenn du willst, erzähl ich dir, was ich dich habe sagen lassen.«
»Das fände ich … sehr schön«, sagt Ellen.
Quelle: Idee nach Strosahl et al. (2012, S. 120)

Auch die nächste Metaphern kann uns helfen, uns über unsere Werte klarer zu werden. Seien Sie detailliert und ehrlich bei der jeweiligen Ausarbeitung. Denken Sie daran: Es ist Ihre eigene Show.

Ein Film über Sie
Oder: Wäre der zweite Film deutlich anders als der erste?
Angenommen, Sie würden eine Woche lang von einem Kamerateam begleitet werden, das alles filmt, was Sie tun. Und angenommen, wir würden dies wiederholen, nachdem

Sie Ihre Therapie abgeschlossen haben. Was würden wir im zweiten Film sehen oder hören, dem wir entnehmen könnten, dass die Therapie hilfreich war? Was würden Sie tun oder sagen? Welche Unterschiede würden wir in Ihren Interaktionen mit anderen Menschen oder der Art und Weise bemerken, wie Sie Ihre Zeit verbringen?
Quelle: Harris (2011, S. 114)

In den Metaphern dieses Kapitels behandelten wir bis jetzt die Qualität von »Werten«, den Unterschied zu »Zielen« und die Bewusstmachung von beiden. Die anschließenden Geschichten gehen auf unsere alltäglichen Widerstände und Hindernisse ein, die uns von unseren Werteorientierungen abhalten können.
Die nächste Metapher ist dabei ein echter »Allrounder«, da sie sich auf eine Großzahl der ACT-Kompetenzen anwenden lässt. Sie können sie nutzen um mit »Kreativer Hoffnungslosigkeit« zu arbeiten (versuchen, die Dämonen über Bord zu werfen), mit »Akzeptanz« (die Dämonen da sein lassen), »Defusion« (sie bei Tageslicht betrachten), »Engagiertem Handeln« (das Ruder in die Hand nehmen), »Kontakt mit dem gegenwärtigen Moment« (Meer, Himmel, Wind, Sonne usw. wahrnehmen), sogar mit dem »Beobachtenden Selbst« (Sie sind weder das Boot noch die Dämonen) und schließlich, worauf in den folgenden Zeilen der Schwerpunkt liegt, mit der »Wert(e)orientierung«.

Mit Dämonen in einem Boot
Oder: Oftmals sind die Umstände keineswegs günstig

Stellen Sie sich vor, Sie befänden sich auf einem Schiff mitten im Meer. Und unter Deck leben lauter große, Angst einflößende, hässliche Dämonen! Diese Wesen haben mit Ihnen einen Handel abgeschlossen: So lange, wie Sie ziellos auf dem Meer umher treiben, bleiben sie dort unter Deck und lassen Sie in Ruhe.
Eine Zeit lang ist das für Sie in Ordnung. Doch dann sehen Sie all die anderen Schiffe, die auf die Küste zusteuern. Und Sie spüren, dass es auch Sie dorthin zieht. Sie haben Karten dabei, und Sie suchen darauf all die Orte, die Sie gerne sehen möchten. Irgendwann nehmen Sie also all Ihren Mut zusammen, legen das Ruder um und halten auf die Küste zu. Doch in dem Moment, in dem Ihr Boot seine Richtung ändert, stürzen alle Dämonen an Deck und drohen damit, Sie in Stücke zu reißen. Sie sind wahrhaftig riesig und sehen furchterregend aus, haben scharfe Zähne, gewaltige Hörner und scharfe Klauen. Sie haben furchtbare Angst, deshalb entschuldigen Sie sich bei den Dämonen, drehen Ihr Boot und fahren erneut zurück auf das offene Meer. Sobald das Boot wieder ziellos auf dem Wasser treibt, verschwinden die Dämonen. Und Sie atmen erleichtert auf.
Wiederum ist diese Situation für Sie eine Zeit lang in Ordnung, dieses richtungslose Unterwegssein. Doch dann beobachten Sie all die anderen Boote, die auf die Küste zusteuern. Sie schauen wieder auf Ihre Karten und wissen, wohin Sie eigentlich wollen. Also nehmen Sie erneut all Ihren Mut zusammen, legen das Ruder um und halten auf die Küste zu. Doch in der Sekunde, in der das Boot seine Richtung ändert, sind die Dämonen wieder da – mit gewaltigen Zähnen und scharfen Klauen. »Wir werden dir das Leben zur Hölle machen!«, drohen sie. Tatsache ist, dass die Dämonen Ihnen lang angedroht haben, Ihnen die Hölle auf Erden zu bereiten – sie Ihnen aber nie wirklich etwas zuleide getan haben.

Sie können es nämlich gar nicht. Sie können Ihnen faktisch keinen Schaden zufügen – sie können Ihnen nur drohen. Und so lange Sie ihnen glauben, dass sie ihre Worte wahr machen werden, haben die Dämonen die Kontrolle über das Boot. Wenn Ihnen also klar ist, dass Sie zur Küste wollen, was müssen Sie tun?
Das Ruder noch fester in die Hand nehmen und auf die Küste zusteuern. Die Dämonen werden sich dann um Sie versammeln und Sie einzuschüchtern versuchen. Doch – mehr können sie nicht tun! Lassen Sie sie reden, drohen, vorhersagen, rasseln, klappern oder scheppern. Schauen Sie sich die Monster einmal richtig an. Mit Ruhe. Sie werden erstaunt sein, dass sie gar nicht so groß und hässlich sind, wie sie schienen. Die Dämonen nutzen wie Taschenspieler bestimmte Effekte, um viel größer auszusehen, als sie in Wirklichkeit sind. Ist Ihnen das klar geworden, können Sie spüren, dass die Dämonen nicht die große Wirkung auf Sie haben, die Sie bisher angenommen haben. Noch sind Sie verunsichert von dieser neuen Erkenntnis, diesem neuen Schritt.
Und wenn Sie das Ruder in die Hand nehmen, um auf die Küste zuzusteuern, dann werden Sie sich Ihres Bootes gewiss, dieses ganzen Bootes. Registrieren Sie den Himmel, das Meer, die Sonne, den Wind, die Fische, Vögel und anderen Schiffe. Es gibt eine ganze Welt zu entdecken und wertzuschätzen, eine Welt, die bisher ohne Sie, aber schon immer existierte. Ganz gleich, wie weit Sie von der Küste entfernt sind: In dem Moment, in dem Sie das Ruder umgelegt haben, hat das Abenteuer begonnen. Sie bewegen sich sofort in die Richtung, in die es Sie zieht.
Quelle: Nach Harris (2013a, S. 130 ff.)

In vielen Situationen unseres Lebens überlegen wir, ob wir unsere sichere, bzw. relativ sichere Umgebung verlassen wollen – für einen kurzen Moment, für eine längere Zeit, für immer. Dieser gewohnte Ort – davon kann es mehrere geben – ist oftmals vielschichtig, mehrdimensional und durchaus widersprüchlich: sicher, bequem, vertraut und Halt gebend auf der einen Seite, einengend, langweilig, problematisch, keine Herausforderungen bietend auf der anderen Seite. Letztere ist der Ausgangsbereich für werteorientiertes Planen, Ausrichten und engagiertes Handeln. Oftmals, vielleicht sogar typischerweise, ist der Weg charakterisiert von Hoffnung und von angstbesetzten Hindernissen. Diese Hindernisse auf seinem Weg mitzunehmen, ist eines der zentralen Anliegen der ACT.
Nur in wenigen extremen Fällen ist das kontrollierende Vermeiden eines neuen, sich öffnenden Weges unratsam bis lebensgefährlich. Das zeigt die nächste, wahre Geschichte, die uns unsere Sehnsucht, das Suchen nach Leben an anderen Orten und mit anderen Menschen nahe fühlbar werden lässt.

Bubble
Oder: Werteausrichtung und Verletzlichkeit

David Phillip Vetter (1971–1984) wurde durch seine Krankheit berühmt. Der Junge aus Texas litt an einem vererbten schweren Immundefekt: Er besaß keinerlei Immunabwehr gegen jedwede Erreger. David wurde direkt nach der Geburt in einem Plastikzelt untergebracht. Diese sterile Unterbringung erwies sich als die einzige Möglichkeit, David am Leben zu erhalten. Die physische Entwicklung des Kindes verlief nach Angaben der Ärzte normal. Als der Junge eines Tages mit einem Gegen-

stand die Kunststoffschicht seiner Behausung beschädigte, klärte man ihn über die Folgen des Handelns auf. Danach verschlechterte sich Davids mentale Verfassung drastisch.
Die psychische Entwicklung von David war nicht mit der anderer Kinder im gleichen Alter vergleichbar. Vieles konnte er nicht verstehen: Wind beispielsweise kannte er nicht. Mit Hilfe eines speziellen Schutzanzuges, der von der NASA entwickelt wurde, verließ David im Alter von fünf Jahren zum ersten Mal das Krankenhaus. Zeit seines Lebens gab es jedoch auf Grund seiner großen Angst nur sechs solcher Ausflüge.
Im Alter von zwölf Jahren verbesserte sich Davids Gesundheit infolge einer Knochenmarkspende von seiner ältesten Schwester. Dann, eineinhalb Monate später, verschlechterte sich der gesundheitliche Zustand dramatisch: Durch die Transplantation war ein bei der Untersuchung des Spendermarks unentdecktes latentes Virus in seinen Körper gelangt. In der Hoffnung, dass das Immunsystem teilweise wieder funktionierte, verließ David zur Behandlung die sterile Umhausung. Doch die Hoffnung sollte sich nicht erfüllen.
Im Februar 1984 berührte Davids Mutter Carol zum ersten Mal die Hand ihres Sohnes. Es war der Tag, an dem er verstarb.
David Vetter wurde bekannt als *Bubble-Boy*, als Junge in der Kunststoff-Blase.
»... Das sind die Tage von Wundern und Erstaunen,
und weine nicht, Baby, weine nicht, weine nicht ...
Medizin ist magisch und magisch ist Kunst.
Denk an den Jungen in der Seifenblase ...«
(The Boy in the Bubble, 1986. Lied von Paul Simon, Album Graceland)
Quelle: Idee, Einbringung der Geschichte von D. Vetter in den ACT-Kontext: Murrell (2007, S. 313 f.)

Ein Hindernis für die Umsetzung unserer Werteorientierung kann also die Sicherheit und Bequemlichkeit unseres »gewohnten« Ortes sein. Ein anderes sind Mit-Menschen, die unseren Werten entgegen handeln. Schwerlich können wir andere »Maß-regeln«, doch wir können versuchen, Einfluss auf sie zu nehmen. Je mehr wir überzeugt und überzeugend werteorientiert bzw. zielgerichtet agieren, desto mehr können wir wahrscheinlich auf andere Menschen wirken und einwirken, desto mehr kann unser Vorbild in sie einfließen.

Alle würden es gut finden
Oder: Wenn es wirklich um die eigene Verantwortung geht

»Mama«, sagt Luzie zu ihrer Mutter – sie lässt dabei immer das zweite »M« lange summen –, »heute haben wir etwas Tolles in der Schule gemacht. Unsere Lehrerin fragte uns: ›Angenommen, ich könnte mit einem Zauber bewirken, dass alle Menschen das, was ihr denkt, sagt und tut richtig gut finden, dass sie dem zustimmen. Was zum Beispiel würdet ihr tun? Tun mit der Idee, dass es richtig gut für euch ist, dass es euch für euer Leben etwas Wichtiges einbringt?‹ Dann hat sie gesagt, wir sollten nicht einfach etwas sagen wie ›keine Hausaufgaben mehr‹. Höchstens, wenn das für uns sinnvoll ist und uns später irgendwie weiterbringt.«

Die Mutter, übrigens Psychologin, findet die Idee sehr geschickt. So können Menschen, in diesem Fall die Kinder der Schulklasse, viel besser herausfinden, was für sie sinnvoll ist, welchen Weg sie gehen wollen – ziemlich unbeeinflusst von ›sozialer Erwünschtheit‹ einerseits und ›Widerstand‹ oder auf kurze Perspektive ausgerichtete ›Unlust‹ andererseits.
Quelle: Idee nach Harris (2011, S. 331 f.)

Wenn Sie, lieber Leser, bis hierher gekommen sind, wissen Sie bereits um die größten Hindernisse, die sich unseren Werten und Zielen entgegenstellen können: unsere eigenen Gedanken und Gefühle. Eine oft praktizierte Defusions-Strategie besteht darin, den Verstand als eine Person, als eine Maschine oder im weitesten Sinn als ein Ding zu betrachten. So können auch Gedanken und Gefühle personalisiert und auf diese Weise der Kommunikationsprozess verdeutlicht werden. Die folgende Metapher eignet sich zur Verdeutlichung der Themen »Akzeptanz« – und vor allem »Werteausrichtung«. Die in dieser Geschichte einsteigenden Passagiere stehen für jene Erlebnisweisen – Gedanken, Gefühle, Impulse, körperliche Empfindungen –, die sich bei uns Menschen immer wieder einstellen. Auf sie haben wir teilweise nur bedingt bis wenig Einfluss. Sie können sehr unangenehm sein, sind aber selten wirklich gefährlich. Durch sie können wir uns gedrängt fühlen, bestimmte Handlungen auszuführen oder zu unterlassen. Sie sind da. Und: Wir haben die Wahl, ob wir ihren Forderungen Folge leisten oder nicht.

Der Busfahrer
Oder: Wer sagt, dass Reisen nur angenehm sind
Der Busfahrer fährt mit seinem Bus eine bestimmte Route, eine bestimmte Reihe von Zielen ab: die Haltestellen, an denen die Passagiere ein- und aussteigen können, und die Endhaltestelle. Der Busfahrer kann, wie jeder Autofahrer, lenken, Gas geben oder bremsen – so kann er die Haltestellen nach seiner Weise ansteuern. Darüber hat er Kontrolle.
Keine beziehungsweise nur wenig Kontrolle hat er hingegen darüber, welche Passagiere in den Bus einsteigen, wo sie sich hinsetzen und wie sie sich verhalten. Da sind viele freundliche Menschen dabei, lustige und stille, müde, geplagte oder unzufriedene. Ängstliche gibt es, die bei jeder Kreuzung eine Gefahr wittern, »Vorsicht!« rufen und ständig von Unfällen und Unglücken erzählen, die sich irgendwo, irgendwie, irgendwann ereignet haben. Es steigen auch wirklich unfreundliche, dunkle Gestalten ein, die alles andere als sympathisch sind. Und es kann sogar sein, dass diese Typen anfangen, den Fahrer zu bedrängen: Er solle vorn ja nach links abbiegen, statt geradeaus zu fahren, bei der nächsten Haltestelle auf keinen Fall halten und ähnliches. Der Busfahrer beginnt, mit ihnen zu diskutieren. Er sagt, sie sollen sich gefälligst ruhig verhalten und stellt seinen Innenspiegel so ein, dass er sie nicht sieht. Er ist derart damit beschäftigt, dass er manchmal ein Straßenschild übersieht, sich nicht richtig einordnet oder fast bei Rot über eine Kreuzung fährt. Immer wieder muss er anhalten, um die Passagiere zu ermahnen, zu beschwichtigen und mit ihnen zu diskutieren. Die Reise verzögert und verzögert sich. Er fordert die unangenehmen Typen auf auszusteigen, doch das heizt sie nur richtig an.

Die Bedrohlichen geben keine Ruhe. Tut der Busfahrer nicht, was sie wollen, kommen sie nach vorne und bauen sich drohend vor ihm auf. Zwar hat noch nie ein solcher Passagier seinen Drohungen irgendwelche Taten folgen lassen, aber man weiß ja nie …
Tut der Busfahrer das, was die unangenehmen Gäste von ihm erwarten, hat er eine Weile seine Ruhe. Eine Weile! Er ahnt sogar schon, welche Richtung man bei der nächsten Ampel von ihm erwartet. Doch damit weicht er von seiner Route ab, mit allen Konsequenzen, die das für ihn und andere hat. Vorwiegend für ihn. Er lenkt seinen Bus nicht mehr gemäß seinen Plänen, Wünschen und Orientierungen, sondern vorwiegend so, dass die anderen Ruhe halten.
Quelle: Nach Zettle (2004, S. 94)

Eine Hilfe zur Bewältigung unserer Ängste, destruktiver Gedanken oder auch äußerer Hindernisse kann die Rückbesinnung auf unser Lebensenergiepotential sein. Als Visualisierung dieser Kraft dient die nächste Metapher.

Der Hammer
Oder: Es kommt darauf an

Unschöne Gefühle existieren. Wahrscheinlich wäre es interessant zu wissen, woher sie im Einzelnen kommen. Doch oft sind die Antworten müßig, und fast immer lässt sich nicht eine Ursache finden. Das Geschehen unseres Lebens ist multidimensional, multikausal. Und außerdem: Würden wir die Gründe finden, wenigstens teilweise, dann hätten wir sie erst einmal gefunden, nicht verändert. Statt zu suchen – zumindest neben dem Suchen – ist es wichtig, zurechtzukommen, voranzukommen. Unseren Weg zu gehen, den wir gehen wollen.
In der Vergangenheit haben wir so oft unsere Energie auf den Versuch verwendet, unsere Ängste in den Griff zu bekommen – fast so, als sei die Angstbewältigung unsere Berufstätigkeit. Nun, in der Gegenwart, können wir darüber nachdenken, wie wir unsere Energie auf eine andere Weise einsetzen. Beispielsweise um ein vertrauter Freund zu sein, eine liebevolle Schwester, ein hingebungsvoller Partner oder verantwortungsbewusster Vater. Wir können unsere Energie auch nutzen, indem wir eine erfüllendere Karriere beginnen, ein erfolgreicher Student oder Athlet werden, ein Hobby wiederbeleben und eben das tun, was immer unser Herz auch wünschen mag. Unsere Lebensenergie ist ein Geschenk.
Wir können sie uns als einen Hammer vorstellen. Mit einem Hammer können wir bauen, mit einem Hammer können wir zerstören. So können wir unsere Energie darauf konzentrieren, dazu bündeln und einsetzen, ein erfülltes Leben zu führen. Wir können unsere Energie auch verschwenden oder sie in wenig hilfreiche, oft sinnlose Versuche investieren, das Unkontrollierbare, das wenig Kontrollierbare zu kontrollieren – das heißt, auf unsere Ängste einzuschlagen.

Auf beiden Wegen, dem ersten wie dem zweiten, werden unsere Ängste uns begleiten. Mit dem Hammer können wir konstruktiv aufbauen oder auch destruktiv abbauen und zerstören.
Quelle: Idee nach Eifert & Forsyth (2008, S. 200 f.)

Sich etwas wünschen – oder »Wünsche haben« wie wir im Deutschen sagen – bedeutet: Zumindest im gegenwärtigen Augenblick fehlt etwas – unserer Meinung nach. Wir erleben einen subjektiven Mangel. Wenn dieses Nicht-Vorhandensein auf dem Weg unserer Lebensausrichtung liegt, versuchen wir engagiert, diesen Wunsch zu erfüllen, dieses Ziel zu erreichen. Wenn die Umsetzung nicht mit höherwertigen Werteausrichtungen in Einklang zu bringen ist, können wir dies dann aktiv annehmen und akzeptieren? Sind wir bereit, »mit« dem erlebt-gefühlt-gedachten Mangel unser Handeln entsprechend unseren Werteausrichtungen umzusetzen? Spüren wir diesen bereiten Handlungswillen? Und sind wir außerdem bereit, Unerwünschtes und Störendes mitzunehmen, uns davon nicht von unseren Visionen abbringen zu lassen?

Der unerwünschte Partygast
Oder: Schade, dass es so war – was ein Glück!
Bert und Klara sind in ihr neues Haus gezogen. Sie sind glücklich und froh, alles gut geschafft zu haben. Jetzt wollen sie eine Einweihungsfeier veranstalten. Dazu haben sie Einladungen in die Briefkästen der anliegenden Straßen werfen lassen, und auch im Supermarkt haben sie ein Schild aufgehängt: »Alle sind herzlich eingeladen.« Sie treffen mannigfaltige Vorbereitungen, besorgen Getränke, haben ein reichhaltiges kaltes Buffet bestellt, verschiedene Kuchen selbst gebacken, den Garten und die Wohnung liebevoll geschmückt und vorbereitet.
Die Gäste kommen. Man freut sich, sich kennenzulernen. Die Stimmung ist herzlich und freundlich. Das ist und wird ein wundervolles Fest. Weitere Gäste tröpfeln nach. Dann klingelt es erneut. Oje, wie sieht der denn aus? Er heiße Ottmar und würde drei Straßen weiter wohnen. Er wirkt ungepflegt und verwahrlost, seine Kleidung ist schmutzig, er riecht äußerst unangenehm.
»Tut mir leid«, sagt Bert, »Sie können hier nicht rein. Das ist eine private Feier, eine geschlossene Gesellschaft.«
Ottmar zieht die verkrumpelte Einladung vom Briefkasten aus der Tasche; außerdem hält er die Einladung vom Supermarkt, die er mitgenommen hat, hoch: »Alle sind eingeladen.« Mittlerweile hat er schon einen Schritt in den Flur gesetzt. Bert vergewissert sich, dass Ottmar sich »ordentlich« verhalten werde, geht mit ihm in den Garten und fragt, ob er ein Wasser trinken möchte.
»Nein, Bier« – so Ottmars Antwort.
Bert und Klara wenden sich wieder den anderen Gästen zu, sind aber mit ihrer Aufmerksamkeit hauptsächlich bei dem unerwünschten Gast. Sie beobachten, wie er sich zu kleinen Personengruppen dazugesellt und gleich das Wort an sich reißt, wie andere Gäste sich teilweise verhohlene Blicke zuwerfen, wie er einige Frauen unangenehm anmacht – kurz, Bert hält das nicht länger aus. Das ist das schöne Fest von Klara und ihm, sie haben sich soviel Mühe gegeben. Bert erträgt es nicht mehr, geht zu

Ottmar, bittet ihn zu gehen und begleitet ihn mit fester Absicht zum Ausgang. Tür zu. Geschafft! Zurück zum Fest. Poh! Was für ein Segen …!
Es vergehen einige Minuten, da schellt es erneut. Bert, jetzt vorsichtiger geworden, schaut hinter dem Fenster nach, wer wohl geklingelt hat. Und sieht Ottmar draußen stehen. Bert entschließt sich, nicht zu öffnen. Ottmar läutet weiter, länger, rhythmischer, fängt an, draußen zu rufen und fordert lautstark Einlass.
Nein, Bert wird nicht öffnen! Aber Ottmar lässt nicht ab. Schließlich öffnet Bert die Tür einen Spalt, um zu sagen, dass Ottmar gefälligst abhauen solle. Doch der ungebetene Gast schiebt Bert einfach zur Seite, schlüpft durch den Türspalt und marschiert durch Flur und Wohnzimmer in den Garten. Und zieht dieselbe Nummer ab wie vorher: Er ist laut, aufdringlich und mischt die Gäste auf.
Da platzt Bert der Kragen. Er geht zu Ottmar, nimmt ihm sein Glas ab, fordert ihn auf zu gehen, drängt ihn zur Tür und geleitet ihn mit fester Hand nach draußen.
Ottmar pocht gegen die verschlossene Tür. Bert bleibt im Haus an der Tür stehen, geht zum Fenster und beobachtet heimlich den unerwünschten, lästigen Nachbarn. Geschafft, der kommt nicht mehr rein! Während er so einige Minuten kontrollierend die Situation überwacht – erfolgreich –, wird ihm klar, dass er eigentlich bei seiner Party sein möchte. Die hat er schließlich mit viel Mühen vorbereitet. Er möchte, zusammen mit seiner Frau, die netten Nachbarn kennenlernen, Gespräche führen und Kontakte knüpfen.
So geht er zurück in den Garten, er freut und amüsiert sich.
Etwa eine Viertelstunde später taucht Ottmar plötzlich wieder im Garten auf. Anscheinend ist er, als einer der Gäste kurz das Haus verließ, hineingehuscht.
Bert macht sich klar, was er eigentlich möchte. Das Unerwünschte, in dem Fall Ottmar, abzuwehren beziehungsweise irgendwie in Schach zu halten, würde seine Aufmerksamkeit in Beschlag nehmen. Die Polizei rufen, etwas zu Protokoll geben, diskutieren – all das würde sein Fest überlagern. Also entscheidet er sich, Ottmar hinzunehmen. Er entscheidet sich aktiv, seine Aufmerksamkeit darauf zu lenken, was ihm wichtig ist. Das Hindernis – oh, wenn es doch nicht da wäre! – nimmt er mit einer bewussten Entscheidung in Kauf.
Und es passiert etwas Merkwürdiges: Ottmar ist immer noch auffällig, doch sein Verhalten hält sich in Grenzen. Er ist nicht mehr so laut, nicht mehr so auffallend. Auch die Reaktionen der Gäste sind weniger abweisend.
Spät am Abend, als er mit seiner Frau Klara über den Tag spricht, meint Bert: »Klara, für mich war, nein ist dies in mehrfacher Hinsicht ein besonderer Tag. Einmal habe ich mit dir und den Nachbarn unser schönes, neues Haus eingeweiht. Ich glaube, wir haben ein paar sehr nette Leute kennengelernt. Dann habe ich etwas, das unser Vorhaben gestört hat, erfolgreich abgewehrt. Und habe außerdem gelernt, dass dabei fast das draufgegangen wäre, was wir uns so fest vorgenommen haben. Ich habe heute für mich in einer nachhaltigen Weise gelernt, Hindernisse, wie man sagt, mit ins Boot zu nehmen.«
»Aber wäre es nicht schön gewesen, dieser Ottmar hätte uns nicht belästigt?«, fragt Klara.

»Oh ja, das wäre wunderschön gewesen«, antwortet Bert und nimmt seine Klara in den Arm. »Davon können wir träumen. Und währenddessen gilt es, unser Leben zu leben und zu bewältigen. Hindernisse und Widrigkeiten, die wir momentan nicht ausräumen können – oder nur so, dass sie uns wichtige Gelegenheiten verpassen lassen – gilt es, zu integrieren.«
»Du bist halt mein Philosoph«, lächelt Klara, »nein, mein Lebenskünstler! Einer der Gründe, weshalb ich dich liebe.«
Quelle: Nach Orsillo et al. (2004, S. 118)

Unmöglich
Oder: Oder?
»Unmöglich!«, sagt die Tatsache.
»Probier's!«, sagt der Traum.
Quelle: Unbekannt

Das fühlbare Erkennen um den wertvollen Schatz des Lebens und die Dankbarkeit, leben zu dürfen, bilden eine schöpfende, schöpferische Grundlage des Bewusstseins unserer gewählten Werteorientierungen. Zum Abschluss dieses Kapitels deshalb eine Metapher, die uns diesen Schatz immer wieder ins Gedächtnis rufen mag.

86.400 Sekunden
Oder: Wozu Mathematik doch gut ist
Ein Tag hat 24 Stunden, 1440 Minuten, 86400 Sekunden.
Wenn ich 40 bin, habe ich 40 × 365 × 86400 = 1261440000 Sekunden gelebt.
Die Zahl ist so groß, ich weiß nicht mal sofort, wo die Punkte hin müssen: 1.261.440.000.
Einemilliardezweihunderteinundsechzigmillionenvierhundertvierzigtausend
Geschenke des Lebens.
Gigantisch.
Vielleicht bekomme ich noch einmal so viele geschenkt.
Vielleicht weniger, vielleicht mehr.
Und selbst wenn ich Schlaf, unvermeidbare Krankheiten, Jobs, die man eben machen muss, abziehe...
Was für eine Zahl!
Da bekommt der Begriff »Zeitverschwendung« eine ganz neue Dimension.

Literatur

Abramowitz, J. S., Tolin, D. F. & Street, G. P. (2001). Paradoxical Effects of Thought Suppression: A Meta-analysis of Controlled Studies. Clinical Psychology Review, 21 (5), 683–703.

Alidina, S. (2011). Achtsamkeit für Dummies. Weinheim: Wiley-VCH.

Anālayo, B. (2010). Der direkte Weg – Satipaṭṭhāna. Stammbach: Beyerlein & Steinschulte.

Assaloni, H. (2015). Eine Träne auf dem Weg in die Freiheit: ACT und der Einbezug von kreativen Arbeitsweisen in die Behandlung einer Patientin mit chronischem Schmerz und Depression. In M. Waadt, J. Martz & A. Gloster (Hrsg.), Arbeiten mit der Akzeptanz- und Commitment-Therapie (ACT). Ein Fallbuch (S. 211–241). Bern: Hogrefe.

A-Tjak, J. G., Davis, M. L., Morina, N., Powers, M. B., Smits, J. A. & Emmelkamp, P. M. (2015). A Meta-Analysis of the Efficacy of Acceptance and Commitment Therapy for Clinically Relevant Mental and Physical Health Problems. Psychotherapy and Psychosomatics, 84(30), 30–36.

Barraza, J. A., Alexander, V., Beavin, L. E., Terris, E. T. & Zak, P. J. (2015). The Heart of the Story: Peripheral Physiology during Narrative Exposure Predicts Charitable Giving. Biological Psychology, 105, 138–143.

Batizi, D. (2013). Woher stammt der Begriff »Lampenfieber«? http://www.abendblatt.de/ratgeber/wissen/article119 261 411/Woher-stammt-der-Begriff-Lampenfieber.html [Abgerufen am 20.07.2015].

Benoy, C., Bader, K. & Schumann, I. (2015). Akzeptanz- und Commitment-Therapie: Ein transdiagnostischer Ansatz. PSYCH up2date, 9 (04), 237–255.

Bilich, L. L. & Ciarrochi, J. (2009). Promoting Social Intelligence Using the Experiential Role-Play Method. In J. T. Blackledge, J. Ciarrochi & F. P. Deane (Eds.), Acceptance and Commitment Therapy. Contemporary Theory, Research and Practice (pp. 247–262). Bowen Hills: Australian Academic.

Bishop, S. R., Lau, M., Shapiro, S., Carlson, L., Anderson, N. D. & Carmody, J. (2004). Mindfulness: A Proposed Operational Definition. Clinical Psychology: Science and Practice, 11, 230–241.

Blackledge, J. T. & Barnes-Holmes, D. (2009). Core Processes in Acceptance and Commitment Therapy. In J. T. Blackledge, J. Ciarrochi & F. P. Deane (Eds.), Acceptance and Commitment Therapy. Contemporary Theory, Research and Practice (pp. 41–58). Bowen Hills: Australian Academic.

Blonna, R. (2013). Effektiver coachen mit ACT. Psychologisches Handwerkszeug für Coaches. Paderborn: Junfermann.

Boeger, A. (2013). Psychologische Therapie- und Beratungskonzepte: Theorie und Praxis (2. Aufl.). Stuttgart: Kohlhammer.

Bölts, J. (2015). Qigong – Heilung mit Energie. Das Wissen der Traditionellen Chinesischen Medizin. Freiburg: Herder.

Bohus, M. & Wolf-Arehult, M. (2013). Interaktives Skills Training für Borderline-Patienten. Das Therapeutenmanual. Stuttgart: Schattauer.

Chantry, D. (Ed.). (2007). Talking ACT: Notes and Conversations on Acceptance and Commitment Therapy. Reno: Context.

Chester, A. ACBS metaphors: The Jigsaw Piece Metaphor. https://contextualscience.org/the_jigsaw_piece_metaphor_acceptance_defusion [Abgerufen am 31.08.2015].

Ciarrochi, J. V. & Bailey, A. (2010). Akzeptanz- und Commitmenttherapie in der KVT. Weinheim: Beltz.

Cooke, P. (2012). One Big Thing. Discovering What You Were Born to Do. Nashville: Thomas Nelson.

Coyne, L. W. & Murrell, A. R. (2009). The Joy of Parenting. An Acceptance & Commitment Therapy Guide to Effective Parenting in the Early Years. Oakland: New Harbinger.

Davis, R. N. & Nolen-Hoeksema, S. (2000). Cognitive Inflexibility Among Ruminators and Nonruminators. Cognitive Therapy and Research, 24 (6), 699–711.

Duncker, K. & Lees, L. S. (1945). On problem-solving. Psychological Monographs, 58 (5), 1–113.

Eifert, G. H. (2011). Akzeptanz- und Commitment-Therapie (ACT). Göttingen: Hogrefe.

Eifert, G. H. & Forsyth, J. P. (2008). Akzeptanz- und Commitment-Therapie für Angststörungen. Ein praktischer Leitfaden zur Anwendung von Achtsamkeit, Akzeptanz und wertgeleiteten Verhaltensänderungsstrategien. Tübingen: dgvt.

Eifert, G. H., McKay, M. & Forsyth, J. P. (2013). Mit Ärger und Wut umgehen. Der achtsame Weg in ein friedliches Leben – mit der Akzeptanz- und Commitment-Therapie (ACT) (2. Aufl.). Bern: Huber.

Eifert, G. H. & Timko, C. A. (2012). Mehr vom Leben. Wege aus der Anorexie. Das ACT-Selbsthilfebuch. Weinheim: Beltz.

Eißler-Rauh, D. (2005). Erfolg. Zitate. Book on Demand.

Feldner, M. T., Zvolensky, M. J., Eifert, G. H. & Spira, A. P. (2003). Emotional Avoidance: An Experimental Test of Individual Differences and Response Suppression Using Biological Challenge. Behaviour Research and Therapy, 41 (4), 403–411.

Ferriter, C. (2014). Eating an Apple. In J. A. Stoddard & N. Afari (Eds.), The Big Book of ACT Metaphors. A Practitioner's Guide to Experiential Exercises & Metaphors in Acceptance & Commitment Therapy (p. 54). Oakland: New Harbinger.

Fischer, E. P. (2014). Wie kommt die Welt in den Kopf? Oder Die Macht der Sinne. München: Herbig.

Flaxman, P. E., Blackledge, J. T. & Bond, F. W. (2014). Akzeptanz- und Commitment-Therapie. Paderborn: Junfermann.

Flaxman, P. E., Bond, F. W. & Livheim, F. (2015). Achtsam und erfolgreich im Beruf. Mit ACT die psychische Gesundheit am Arbeitsplatz stärken. Paderborn: Junfermann.

Fletcher, L. & Hayes, S. C. (2005). Relational Frame Theory, Acceptance and Commitment Therapy, and a Functional Analytic Definition of Mindfulness. Journal of Rational-Emotive and Cognitive-Behavioral Therapy, 23 (4), 315–336.

Follette, V. M. & Pistorello, J. (2012). Zurück ins Leben finden. Mit ACT Posttraumatische Belastungsstörungen und traumabedingte Probleme bewältigen. Paderborn: Junfermann.

Fontane, T. (1959–1975). Gedichte. Ausgabe 1898. München: Nymphenburger Verlagshandlung.

Forsyth, J. P. & Eifert, G. H. (2010). Mit Ängsten und Sorgen erfolgreich umgehen. Ein Ratgeber für den achtsamen Weg in ein erfülltes Leben mit Hilfe von ACT. Göttingen: Hogrefe.

Freud, S. & Breuer, J. (1991). Studien über Hysterie (Bd. 10 446). Frankfurt a. M.: Fischer.

Gauntlett-Gilbert, J. (2007). Metaphor. RFT, Should Clinicians Learn? – Museum Traffic Light. In D. Chantry (Ed.), Talking ACT. Notes and Conversations on Acceptance and Commitment Therapy (p. 186). Reno: Context.

Gillanders, D. (2014). Taking off your Armour. In J. A. Stoddard & N. Afari (Eds.), The Big Book of ACT Metaphors. A Practitioner's Guide to Experiential Exercises & Metaphors in Acceptance & Commitment Therapy (p. 122). Oakland: New Harbinger.

Glosters, A. T., Martz, J. & Waadt, M. (2015). Nützliche Perspektiven. In M. Waadt, J. Martz & A. Glosters (Hrsg.), Arbeiten mit der Akzeptanz- und Commitment-Therapie. Ein Fallbuch (S. 13–32). Bern: Hogrefe.

Gosnell, J. (2007). Mindfulness: melting frozen emotion/thought blockage. In D. Chantry (Ed.), Talking ACT: Notes and Conversations on Acceptance and Commitment Therapy (p. 312). Reno: Context.

Grebäck, N. (2007). The Road Sign Metaphor. In D. Chantry (Ed.), Talking ACT: Notes and Conversations on Acceptance and Commitment Therapy (p. 310). Reno: Context.

Halifax, J. (2004). The Fruitful Darkness: A Journey Through Buddhist Practice and Tribal Wisdom. New York: Grove.

Hammel, S. (2015). Handbuch des therapeutischen Erzählens. Geschichten und Metaphern in Psychotherapie, Kinder- und Familientherapie, Heilkunde, Coaching und Supervision (Jubiläumsausgabe). Stuttgart: Klett-Cotta.

Harris, J. C. (1881). Uncle Remus. His songs and sayings. New York: Appleton.

Harris, R. (2011). ACT leicht gemacht. Ein grundlegender Leitfaden für die Praxis der Akzeptanz- und Commitment-Therapie. Freiburg: Arbor.

Harris, R. (2013a). Wer dem Glück hinterherrennt, läuft daran vorbei. Ein Umdenk-Buch (4. Aufl.). München: Goldmann.

Harris, R. (2013b). Wer vor dem Schmerz flieht, wird von ihm eingeholt. Unterstützung in schwierigen Zeiten. München: Kösel.

Harris, R. (2014). Schwierige Situationen in der Akzeptanz- und Commitmenttherapie (ACT). Weinheim: Beltz.

Hart, A. (2014). Waiting for the Wrong Train. In J. A. Stoddard & N. Afari (Eds.), The Big Book of ACT Metaphors. A Practitioner's Guide to Experiential Exercises & Metaphors in Acceptance & Commitment Therapy (p. 162). Oakland: New Harbinger.

Hayes, S. C. (1987). A Contextual Approach to Therapeutic Change. In N. S. Jacobson (Ed.), Psychotherapists in Clinical Practice. Cognitive and Behavioral Perspectives (pp. 327–387). New York: Guilford.

Hayes, S. C. (2004). Acceptance and Commitment Therapy, Relational Frame Theory, and the Third Wave of Behavioral and Cognitive Therapies. Behavior Therapy, 35 (4), 639–665.

Hayes, S. C. (2012). Akzeptanz- und Commitment-Therapie und die Neuen Verhaltenstherapien. Achtsamkeit, Akzeptanz und deren Zusammenhang. In S. C. Hayes, V. M. Follette & M. M. Linehan (Hrsg.), Achtsamkeit und Akzeptanz. Das Erweitern der kognitiv-behavioralen Tradition (S. 13–49). Tübingen: dgvt.

Hayes, S. C., Follette, V. M. & Linehan, M. M. (Hrsg.). (2012). Achtsamkeit und Akzeptanz. Das Erweitern der kognitiv-behavioralen Tradition. Tübingen: dgvt.

Hayes, S. C. & Lillis, J. (2013). Akzeptanz- und Commitment-Therapie. München: Reinhardt.

Hayes, S. C. & Smith, S. (2007). In Abstand zur inneren Wortmaschine. Ein Selbsthilfe- und Therapiebegleitbuch auf der Grundlage der Akzeptanz- und Commitment-Therapie (ACT). Tübingen: dgvt.

Hayes, S. C. & Strosahl, K. D. (Eds.). (2004). A Practical Guide to Acceptance and Commitment Therapy. New York: Springer.

Hayes, S. C., Strosahl, K. D. & Wilson, K. G. (2004). Akzeptanz- und Commitment-Therapie. Ein erlebnisorientierter Ansatz zur Verhaltensänderung. München: CIP-Medien.

Hayes, S. C., Strosahl, K. D. & Wilson, K. G. (2014). Akzeptanz- & Commitment-Therapie. Achtsamkeitsbasierte Veränderungen in Theorie und Praxis. Paderborn: Junfermann.

Hermans, D., Rimé, B. & Mesquita, B. (Hrsg.). (2013). Changing Emotions. London: Taylor & Francis.

Hesse, H. (1977). In V. Michels (Hrsg.).

Holman, E. A. & Cohen Silver, R. (1998). Getting »Stuck« in the Past. Temporal Orientation and Coping with Trauma. Journal of Personality and Social Psychology, 74 (5), 1146–1163.

Hoyer, J., Beesdo, K. & Becker, E. (2007). Ratgeber Generalisierte Angststörung. Informationen für Betroffene und Angehörige. Göttingen: Hogrefe.

Jacob, C. (2015). Von Prüfungsangst zu Prüfungsmut, von Lampenfieber zu Auftrittslust. Stuttgart: Schattauer.

Jackson, S. A. & Csikszentmihalyi, M. (1999). Flow in Sports. Champaign: Human Kinetics.

Jahn, J. (1990). Muntu. African Culture and the Western World. New York: Grove Weidenfeld.

Jepsen, M. (2014). Ball in a Pool. In J. A. Stoddard & N. Afari (Eds.), The Big Book of ACT Metaphors. A Practitioner's Guide to Experiential Exercises & Metaphors in Acceptance & Commitment Therapy (39). Oakland: New Harbinger.

Kabat-Zinn, J. (2015). Im Alltag Ruhe finden: Meditationen für ein gelassenes Leben. München: Knaur.

Kafka, F. (1998). Briefe 1902–1924. Frankfurt a. M.: Fischer.
Kana, R. K., Blum, E. R., Ladden, S. L. & Ver Hoef, L. W. (2012). How to do things with Words. Role of Motor Cortex in Semantic Representation of Action Words. Neuropsychologia, 50 (14), 3403–3409.
Körte, W. (Hrsg.). (1847). Die Sprichwörter und sprichwörtlichen Redensarten der Deutschen: nebst den Redensarten der deutschen Zech-Brüder und aller Praktik Großmutter, d.i.d. Sprichwörter ewigem Wetter-Kalender. Leipzig: Brockhaus.

Levin, M. E., MacLane, C., Dalfos, S., Seeley, J. R., Hayes, S. C., Biglan, A. & Pistorello, J. (2014). Examining Psychological Inflexibility as a Transdiagnostic Process across Psychological Disorders. Journal of Contextual Behavioral Science, 3 (3), 155–163.
Lewin, K. & Graumann, C.-F. (1982). Kurt-Lewin-Werkausgabe. Feldtheorie. Bd. 4. Bern: Huber.
Livesay, J. R. & Samaras, M. R. (1998). Covert Neuromuscular Activity of the Dominant Forearm during Visualization of a Motor Task. Perceptual and motor skills, 86 (2), 371–374.
Lotz, N. (1994). Tai Chi zur Kritikbewältigung. VHS-Video. Frankfurt a. M.: First.
Lotz, N. (2010). Ich preise Dich. DVD. Frankfurt a. M.: First.
Lotz, N. W. (2012a). Gedachte Gedanken. Oder: Ein kaum bemerkbares Denktraining für mehr Lebensglück. Frankfurt a. M.: First.
Lotz, N. W. (2012b). Rhetorik im Alltag. Schlagfertigkeit kann man lernen (2. Aufl.). Frankfurt a. M.: First.
Luoma, J. B., Hayes, S. C. & Walser, R. D. (2009). ACT-Training: Acceptance & Commitment Therapie: Ein Handbuch. Paderborn: Junfermann.

Madejsky, M. (2008). Alchemilla. Eine ganzheitliche Kräuterheilkunde für Frauen. München: Goldmann.
Marlatt, G. A. & Gordon, J. R. (1980). Determinants of Relapse. Implications for the Maintenance of Behavior Change. In P. O. Davidson & S. M. Davidson (Eds.), Behavioral Medicine. Changing Health Lifestyles (pp. 410–452). New York: Brunner/Mazel.
McGuinty, E., Armstrong, D. & Carrière, A.-M. (2014). A clinical treatment intervention for dysphoria: externalizing metaphors therapy. Clinical psychology & psychotherapy, 21 (5), 381–393.
Michels, V. (Hrsg.). (1977). Hesse: Die Gedichte. Frankfurt a. M.: Suhrkamp.
Miller, N. E. (1944). Experimental studies of conflict behavior. In J. McV. Hunt (Hg.), Personality and behavior disorders (pp. 431–465). New York: Ronald Press.
Moestl, B. (2010). Shaolin. Du musst nicht kämpfen, um zu siegen. Mit der Kraft des Denkens zu Ruhe, Klarheit und innerer Stärke. München: Knaur.
Murrell, A. (2007). Values and vulnerability – boy in the bubble. In D. Chantry (Ed.), Talking ACT: Notes and Conversations on Acceptance and Commitment Therapy (p. 313). Reno: Context.

Naseri, M., Petramfar, P. & Ashraf, A. (2015). Effect of Motor Imagery on the F-Wave Parameters in Hemiparetic Stroke Survivors. Annals of Rehabilitation Medicine, 39 (3), 401–408.
Neumann, K. E. (1921). Die Reden Gotamo Buddhos, aus der mittleren Sammlung Majjhimanikayo des Pali-Kanons (Bd. 3). München: Piper.
Nyanaponika (1997). Geistestraining durch Achtsamkeit (8. Aufl.). Stammbach: Beyerlein und Steinschulte.

O'Brien, K. M., Larson, C. M. & Murrell, A. R. (2011). Die dritte Welle der Verhaltenstherapie für Kinder und Jugendliche: Fortschritte, Herausforderungen und Perspektiven. In L. A. Greco & G. H. Hayes (Hrsg.). Akzeptanz und Achtsamkeit in der Kinder- und Jugendlichenpsychotherapie (S. 26–46). Weinheim: Beltz.
Odhage. ACBS metaphors: The Pendulum Metaphor (willingness). https://contextualscience.org/the_pendulum_metaphor_willingness [Abgerufen am 31.08.2015].
Öst, L. G. (2014). The Efficacy of Acceptance and Commitment Therapy. An Updated Sys-

tematic Review and Meta-Analysis. Behaviour Research Therapy, 61, 105–121.
Orsillo, S. M., Roemer, L., Block-Lerner, J., Le-Jeune, C. & Herbert J. C. (2004). ACT with anxiety disorders. In S. C. Hayes & K. D. Strosahl, (Eds.), A Practical Guide to Acceptance and Commitment Therapy (pp. 103–132). New York: Springer.
Ott, U. (2010). Meditation für Skeptiker. Ein Neurowissenschaftler erklärt den Weg zum Selbst. München: Barth.
Ott, U. (2013). Yoga für Skeptiker. Ein Neurowissenschaftler erklärt die uralte Weisheitslehre. München: Barth.

Paulus, T. (1973). Hope for the Flowers. New York: Paulist Press.

Robinson, P., Wicksell, R. & Olsson, G. (2004). ACT with Chronic Patients. In S. C. Hayes & K. D. Strosahl (Eds.), A Practical Guide to Acceptance and Commitment Therapy (pp. 315–345). New York: Springer.
Ruiz, F. (2012). Acceptance and Commitment Therapy versus Traditional Cognitive Behavioral Therapy. A Systemic Review and Metaanalysis of Current Empirical Evidence. International Journal of Psychology & Psychological Therapy, 12 (2), 333–357.

Sauser, A. L. ACBS metaphors: Thoughts and Feelings. Droplets. https://contextualscience.org/thoughts_and_feelings_droplets [Abgerufen am 31.08.2015].
Scarlet, J. (2014). The Prince and the Beggar. In J. A. Stoddard & N. Afari (Eds.), The Big Book of ACT Metaphors. A Practitioner's Guide to Experiential Exercises & Metaphors in Acceptance & Commitment Therapy (p. 122). Oakland: New Harbinger.
Schmidinger, H., Sonntag, R. F. & Gloster, A. T. (2015). Springen lernen. In M. Waadt, J. Martz & A. Gloster (Hrsg.), Arbeiten mit der Akzeptanz- und Commitment-Therapie (ACT). Ein Fallbuch (S. 131–159). Bern: Hogrefe.
Scholz, W.-U. (2014a). Entwicklungsförderung durch kre-aktives Leistungs- und Lebens-Coaching. In A. Fichtner & W. Müller (Hrsg.), Coaching – Methoden und Porträts erfolgreicher Coaches (S. 374–386). Berlin: epubli.
Scholz, W.-U. (2014b). Skills for cre-active Problem-Solving. In Proceedings of the 6th International Conference on Education and New Learning Technologies EDULEARN14, Barcelona, July 7–9, 2014 (pp. 4949–4959).
Schwanfelder, W. (2007). Laotse für Manager. Meisterschaft durch Harmonie. Frankfurt a. M.: Campus.
Schweiger, U. & Sipos, V. (2015). Die 3. Welle der Verhaltenstherapie. PSYCH up2date, 9, 191–194.
Segal, Z. V., Williams, J. & Teasdale, J. D. (2008). Die achtsamkeitsbasierte kognitive Therapie der Depression. Ein neuer Ansatz zur Rückfallprävention. Tübingen: dgvt.
Sonntag, R. (2006). Engagiertes Handeln lernen: Die Akzeptanz- und Commitment-Therapie. In T. Heidenreich & S. Michalak (Hrsg.), Achtsamkeit und Akzeptanz in der Psychotherapie. Ein Handbuch (S. 295–353). Tübingen: dgvt.
Sonntag, R. (2014). Metaphern in der Akzeptanz- und Commitment-Therapie. Verhaltenstherapie & psychosoziale Praxis, 46 (4), 935–947.
Spiegel, Der (1983). Echt schriller Typ. In deutschen Filmkunst-Kinos wird ein Humorist der 50er Jahre bejubelt – Heinz Erhardt. Der Spiegel, 25, 152–153. http://magazin.spiegel.de/EpubDelivery/spiegel/pdf/14 018 426 [Abgerufen am 20.07.2015].
Stewart, I. & Barnes-Holmes, D. (2001). Understanding Metaphor: A Relational Frame Perspective. Behavior Analyst, 24, 191–199.
Stoddard, J. A. (2014). Muntu. In J. A. Stoddard & N. Afari (Eds.), The Big Book of ACT Metaphors. A Practitioner's Guide to Experiential Exercises & Metaphors in Acceptance & Commitment Therapy (p. 123). Oakland: New Harbinger.
Strosahl, K. D., Hayes, S. C., Wilson, K. G. & Gifford, E. V. (2004). An ACT Primer: Core Therapy Processes, Intervention Strategies, and Therapist Competencies. In S. C. Hayes & K. D. Strosahl (Eds.), A Practical Guide to Acceptance and Commitment Therapy (pp. 31–58). New York: Springer.

Swain, J., Hancock, K., Hainsworth, C. & Bowman, J. (2013). Acceptance and Commitment Therapy in the Treatment of Anxiety. A Systematic Review. Clinical Psychology Review, 33 (8), 965–978.

Törneke, N. (2012). Bezugsrahmentheorie. Eine Einführung. Paderborn: Junfermann.

Tücke, M. (2005). Psychologie in der Schule – Psychologie für die Schule. Eine themenzentrierte Einführung in die Pädagogische Psychologie für (zukünftige) Lehrer. Münster: LIT.

Twohig, M. P., Hayes, S. C. & Berlin, K. S. (2011). Akzeptanz- und Commitmenttherapie bei externalisierenden Störungen im Kindesalter. In L. A. Greco & G. H. Hayes (Hrsg.), Akzeptanz und Achtsamkeit in der Kinder- und Jugendlichenpsychotherapie (S. 180–203). Weinheim: Beltz.

Vuille, P. (2014). Room Full of Duct Tape. In J. A. Stoddard & N. Afari (Eds.), The Big Book of ACT Metaphors. A Practitioner's Guide to Experiential Exercises & Metaphors in Acceptance & Commitment Therapy (p. 39). Oakland: New Harbinger.

Vuille, P. ACBS metaphors: The Mind as a GPS. https://contextualscience.org/the_mind_as_a_gps [Abgerufen am 31.08.2015].

Watzlawick, P. (2011). Anleitung zum Unglücklichsein (19. Aufl.). München: Piper.

Weinschenk, S. (2014). Your Brain On Stories. Stories Are Powerful Because They More Fully Engage the Brain. https://www.psychologytoday.com/blog/brain-wise/201411/your-brain-stories [Abgerufen am 18.08.2015].

Wegner, D. M., Schneider, D. J., Carter, S. R. & White, T. L. (1987). Paradoxical Effects of Thought Suppression. Journal of Personality and Social Psychology, 53 (1), 5–13.

Wengenroth, M. (2012). Therapie-Tools. Akzeptanz- und Commitmenttherapie (ACT). Weinheim: Beltz.

Wengenroth, M. (2013). Das Leben annehmen. So hilft die Akzeptanz- und Commitmenttherapie (ACT) (2. Aufl.). Bern: Huber.

Westrup, D. (2014). Advanced Acceptance & Commitment Therapy. The Experienced Practicioner's Guide to Optimizing Delivery. Oakland: New Harbinger.

Wicksell, R. K. & Greco, L. A. (2011). Akzeptanz- und Commitmenttherapie bei Kindern und Jugendlichen mit chronischen Schmerzen. In L. A. Greco & G. H. Hayes (Hrsg.), Akzeptanz und Achtsamkeit in der Kinder- und Jugendlichenpsychotherapie (S. 99–126). Weinheim: Beltz.

Wiener, D. N. (1996). B. F. Skinner: Benign Anarchist. University of Michigan: Allyn & Bacon.

Wilson, K. G., Hayes, S. C., Gregg, J. & Zettle, R. D. (2001). Psychopathology and Psychotherapy. In S. C. Hayes, D. Barnes-Holmes & B. Roche (Eds.), Relational Frame Theory. A Post-Skinnerian Account of Human Language and Cognition (pp. 211–237). New York: Plenum.

Wilson, R. ACBS metaphors: The Clutch. https://contextualscience.org/the_clutch [Abgerufen am 31.08.2015].

Wing, R. L. (1987). Der Weg und die Kraft. Laotses Tao-te-king als Orakel- und Weisheitsbuch. München: Droemer Knaur.

Yafei, L. (2007). Persönliche Mitschrift zur Lehrer-Ausbildung in Nei Yang Gong.

Zettle, R. D. (2004). ACT with Affective Disorders. In S. C. Hayes & K. D. Strosahl (Eds.), A Practical Guide to Acceptance and Commitment Therapy (pp. 77–102). New York: Springer.

Zettle, R. D. (2007). ACT for Depression. A Clinician's Guide to Using Acceptance and Commitment Therapy in Treating Depression. Oakland: New Harbinger.

Metaphernverzeichnis

3 Metaphern gekonnt einsetzen
- Nicht bis zum bitteren Ende. Oder: Eine Geschichte abbrechen 37

4 Gegenwärtig leben
- Von der Wichtigkeit der Gegenwart. Oder: Ist das Genannte wichtiger als das Nicht-Genannte? 40
- Blumen brauchen Sonnenlicht. Oder: Zum Zweck der Präsenz 41
- Präsenter Augenblick. Oder: Der Blick durch die Augen 41
- Im Spiel sein. Oder: Von der nicht verdrängten Verdrängung 42
- Die Straße vor uns. Oder: Aufmerksames Registrieren erhöht unsere Handlungszufriedenheit 42
- Die »andere Hand«. Oder: Abgelenkt von dem, was wichtig ist 43
- Guten Appetit, Roboter! Oder: Präsenz als Privileg 43
- Ich kann jetzt nicht. Oder: Präsenz-Paradox 44
- Fahrpläne studieren. Oder: Konzentriert planen und offen für die Gegenwart bleiben 44
- »Stör mich nicht«. Oder: Wie leicht man sich doch herausbringen lässt 44
- Nur keine Langeweile. Oder: Zu tun gibt es immer etwas 45
- Gefangen und befreit im Konjunktiv der Vergangenheit und Zukunft. Oder: »Hätte« wird immer auch gefühlt 45
- Nach dem Konzert. Oder: Heute ist anders als gestern 46
- Die Präsenz ausdehnen. Oder: Das Universum berühren 49
- Fotografieren. Oder: Der präsente Augenblick im Zoom 49
- »Materialisieren« von Gefühlen. Oder: Das Ding betrachten 49
- Die drei Nornen. Oder: Nur in der Gegenwart können wir generieren 50
- Die Erdbeere. Oder: Vom Mehr des Jetzt 50
- Ein Schluck Wasser. Oder: Des scheinbar Selbstverständlichen gewahr werden 52
- Schnee. Oder: Schnee von heute 53

5 Achtsamkeit
- Achtsam sein. Oder: Wenn es was bringt 56
- Sei wie ein Baum. Oder: Vom Verwurzeln, Abstammen, Verästeln und Verzweigen 58
- Dokumentarfilm. Oder: Die Betrachtungs-Haltung einnehmen 60
- Buddha spricht über Achtsamkeit. Oder: Das Satipatthāna-Sutra 61
- Purna bhujasana. Oder: Gedanken entkreisen 63
- Gedanken- und Gefühls-Regen. Oder: Die Tropfen beobachten 65

▶ Eine Übung im Gehen. Oder: Sich der Bewegung gewahr sein 66
▶ Erstarrung und Achtsamkeit. Oder: Das Eis in uns 67
▶ Die Parade der Gedanken. Oder: Welche Kiste darf es denn sein 68
▶ Achtsamkeit im Fokus der Neurobiologie. Oder: Der achtsame Schmerz 70

6 Kreative Hoffnungslosigkeit
▶ Zwei kreative Erlebnisse. Oder: Wie man hoffnungslos los wird 74
▶ Der Mann im Loch. Oder: Erfolg versprechendes, nicht selten jedoch destruktives Überlebensprogramm 76
▶ Ein Raum voller Isolierband. Oder: Verheddert in den eigenen Lösungen 77
▶ Die Teerbaby-Metapher. Oder: Stecken bleiben 78
▶ Chinesische Fingerfalle. Oder: Je heftiger, desto weniger 78
▶ Rütteln. Oder: Der Versuch der Gegenteil-Lösung 79
▶ Tauziehen mit dem Monster. Oder: Vom Loslassen des Festhaltens 80
▶ Wenn der Hammer fällt. Oder: Lass den Hammer fallen 81
▶ Rückkopplungsheulen. Oder: In Abstand vom Laut-Sprecher 82
▶ Auf den Gleisen. Oder: Auf den Gleichen 83

7 Kontrolle
▶ Die Sendung zum Sonntag. Oder: Etymologie der Kontrolle 85
▶ Der Polygraf. Oder: Das einfache Spiel, das sich als so schwierig erweist 86
▶ Nicht an DAS denken. Oder: Man kann nicht an etwas nicht denken 87
▶ Zwei Mäuse. Oder: Auf dem Problem schwimmen 88
▶ Klemmbrett. Oder: Was darf's denn kosten? 90
▶ Das Spinnennetz. Oder: Wenn Kontrolle zu Unterdrückung wird 92
▶ Sonnenuntergang. Oder: Ob die Erde nicht doch eine Scheibe ist? 93
▶ Flugphobie. Oder: Kontrollieren und integrieren 94
▶ Treibsand. Oder: Mut für das neue Programm, das helfen kann 94
▶ Zu weit herausgeschwommen. Oder: Wenn die Verzweiflung zum helfenden Zweifel wird 95
▶ Kämpfen? Oder: Sowohl weder als auch noch 96
▶ ABS: Anti-Blockier-System. Oder: Im Auto wie im Leben 97
▶ Die Kupplung. Oder: Kontrolliertes Fahren im Kopf 97
▶ Kampfschalter. Oder: Vom sauberen und schmutzigen Unbehagen 98
▶ Die imaginäre Kurbel. Oder: Vom Fernsehen kann man doch lernen 101

8 Erlebensvermeidung
▶ Der Ball im Schwimmbad. Oder: Bedrückendes Drücken 104
▶ Der Angst-Löwe wächst. Oder: Wie wir etwas füttern und das Gegenteil wollen 105
▶ Vermeidungsgradient und Annäherungsgradient. Oder: Mathematik der Gefühle 106
▶ ACTive Schlagfertigkeit. Oder: Kreatives Jonglieren 108

- Die Problemlösemaschine. Oder: Eine klassische ACT-Metapher 109
- Die verheimlichte Furcht. Oder: Gefangen in der eigenen Verstrickung 111
- Emotionaler Kreisverkehr. Oder: Vermeidungskreisen 112
- Die Straße. Oder: Gäbe es keine Straßenschilder, müsste er nicht mehr zu Hause bleiben 112
- Der nette Zahnarzt. Oder: Der Abszess der Vermeidung 114

9 Bereitwilligkeit

- Akzeptanz und Bereitwilligkeit. Oder: Annehmen und umsetzen 116
- Der Sprung. Oder: Jetzt! 118
- Die Klammer-Wesen. Oder: Loslassen in den Strudel hinein 118
- Jugendliebe. Oder: Vom Schmerz ohne Trauma 119
- Zur Schule fahren. Oder: Bereitwilligkeit kann und darf sich durchaus unterschiedlich anfühlen 120
- Kiste voller Zeug. Oder: Das additive Mülleimer-Milieu 121
- Gastfreundschaft. Oder: Sei willkommen, auch wenn ich Dich nicht unbedingt mag 122
- Die beiden Regler. Oder: Sie haben viel geschoben, jetzt können Sie es kippen lassen 123
- Die Seifenblase auf dem Weg. Oder: The Bubble on the way 124
- Schauspieler auf der Bühne. Oder: Ohne »Fieber« brennt die Lampe vielleicht nicht 127
- Das Pendel. Oder: Seekrank im Kopf 128
- Gedankenströme. Oder: Der Fischschwarm in unserem Kopf 130

10 Akzeptanz

- Einen Apfel essen (1). Oder: Einen Apfel essen (2) 133
- Immer der alte Käse. Oder: Wenn die Maus ein Mensch wäre 133
- Ich bin mein Wissenschaftler. Oder: Irgendwie ist alles interessant 134
- Der Duft der Freiheit. Oder: Wie könnte es doch so schön sein 134
- Ja, so ist das also. Oder: Omas Umgang mit der Welt 135
- Das Puzzle. Oder: Es passt, ohne dass es (mir) passen muss 137
- Zwei Nachbarländer. Oder: Was wir von der Politik (nicht) lernen können 137
- Benzin. Oder: Treibstoff oder Triebstoff 139
- Die Seifenblase. Oder: Zusammen gegeneinander unterwegs 139
- Monster am Wegrand. Oder: Was ist zu tun, wenn uns etwas wie ein Monster zu sein scheint? 140
- Auf der Eisdecke. Oder: Ausgehen von dem, wie es ist 141
- Reisen mit dem Problemkind. Oder: Mit Gefühl und Mitgefühl 141
- Weltenkörper. Oder: Makrokosmos repräsentiert Mikrokosmos, Mikrokosmos repräsentiert Makrokosmos 142
- Pflanzen als lebende Bilder. Oder: Licht und Schatten verbinden 143

11 Defusion

- ▶ Defusion. Oder: Meint Norbert Lotz hier und jetzt 149
- ▶ Schokoladen-Kuchen. Oder: Erst die Mischung macht's 149
- ▶ Gedanken wie Schmetterlinge. Oder (kindersprachenanalog): Je fester desto quetsch 150
- ▶ Fahrrad der Sprache. Oder: Lenken und treten, wie es erforderlich ist 151
- ▶ Die scheinbar Gleichen. Oder: Primär und sekundär 152
- ▶ Was ist ACT? Oder: Wofür steht ACT? 154
- ▶ Unkraut. Oder: Zur ideologischen Willkür von Wörtern 155
- ▶ Auf dem Drang surfen. Oder: Draufsetzen und warten 156
- ▶ Sonnenmetapher 1. Oder: Vom Aufgang des Nicht-Aufgangs 159
- ▶ Sonnenmetapher 2. Oder: Von schönen Illusionen 159
- ▶ Spring ich oder spring ich nicht. Oder: Denk-Entscheidungen 160
- ▶ Den Kontext verändern. Oder: Der Kameramann ist immer dabei 160
- ▶ Lebendiger Abstand. Oder: Alles andere als abgestandenes Wasser 161
- ▶ Zwei Fische. Oder: Das Sprachwasser verlassen 161
- ▶ Der trockene Brunnen. Oder: Der Brunnen »darf« nicht trocken sein 162
- ▶ Die Wahlnachrichten. Oder: Gedankenwahl ist immer 162
- ▶ Ungünstiger Ausdruck. Oder: Wortabstand 163
- ▶ Eigene Wörter bilden. Oder: Ein Umfühl-Programm 165
- ▶ Fachwörter. Oder: Fächerwort 166
- ▶ Gedanken auf einem Blatt Papier. Oder: Der Abstand macht's 167
- ▶ Gedankenwerkstatt. Oder: Statt Gedankenwerke 168
- ▶ Der übereifrige Assistent. Oder: Ich kann wählen, welche Dienste ich annehme 169
- ▶ Unser Verstand als GPS. Oder: Wohin geht die Reise? 169
- ▶ Blechdosen-Monster. Oder: Auseinander macht kleiner 170
- ▶ Klavierspielen müsste man können. Oder: Es ist zu früh, um zu spät zu sein 171

12 Selbst

- ▶ Die beiden Selbst. Oder: Bilden wir uns eine Meinung von den Beiden 174
- ▶ Erscheinungsformen des Selbst. Oder: Begriffe für das Unfassbare 175
- ▶ Den Panzer tragen. Oder: Den Panzer bereithalten 177
- ▶ Der maßgeschneiderte Anzug. Oder: Der maßgescheiterte Anzug 178
- ▶ Der Prinz und der Bettler. Oder: Wechselstarre 179
- ▶ Muntu. Oder: Das Bleibende Selbst 179
- ▶ Schachspiel. Oder: Das Brett im Kopf 181
- ▶ Das Denkende Selbst. Oder: Wie echt Verkleidungen wirken können 182

13 Engagiertes Handeln: Commitment

- ▶ Waldeinsamkeit. Oder: Einer sieht es immer 184
- ▶ Schwimmen. Oder: Die Alternative zu tun: doch tun 184
- ▶ Ich will. Oder: Meine Wahl 184

- Ein Schmetterling werden. Oder: Bereit zu fliegen 185
- Wenn ein Schwertfisch in einer Pfütze aufwächst. Oder: Seinen Platz finden 186
- Der neue Weg. Oder: Die Komfortzone zeitweise verlassen 187
- Tauchen. Oder: Erst eintauchen, dann durchtauchen 188
- Pfeil nach oben. Oder: Sich ausdehnender Kreis 188
- Nie zurück. Oder: Nach hinten ist okay 190
- Aufsteigen. Oder: Bleiben kann nicht bleiben 191
- Talski. Oder: Bereit für den Abgrund, um nicht dort zu landen 192
- Samen. Oder: Zeit zum Wachsen 192
- Seminar. Oder: Setzen zum Wachsen 193
- Erfolg. Oder: Er folgt 193
- Der aufgeblasene Ballon. Oder: Über das Wachsen entscheiden können 193
- Geduld und Konsequenz. Oder: Große Sprachen in kleinen Schritten 194
- Handeln durch Nicht-Handeln. Oder: Am Ende da ankommen, wo wir jetzt schon sind 196
- Ein lang gehegter Traum. Oder: Bequem soll es sein 197
- Der König und die Spinne. Oder: »Der« Weg ist selten gerade 198
- Der Hund im Labyrinth. Oder: Vom Vorteil, auf den Hund zu kommen 199
- Entgegenkommendes Ziel. Oder: Wirklich entgegenkommend 201
- Berg oder Sumpf. Oder: Sumpf ist Trumpf 201
- Werte-Drang-Zweieck. Oder: Wenn das Bedürfnis an der Wertorientierung zerrt 203
- Weg auf den Berg. Oder: Im Hoch und Runter voran 204
- Skifahren. Oder: Der Prozess als Ergebnis 205
- Die neue Wohnung. Oder: Wähle Deinen Weg und währenddessen wähle die Wege dahin 206
- Zu anderen sprechen. Oder: Man hört selbst mit 207

14 Wert(e)orientierungen

- Werteausrichtung. Oder: Hilfreiche Metaphern 209
- Essvorliebe. Oder: Geschmack ist jenseits von gut und jenseits von schlecht 210
- Werteorientierung und Ziele. Oder: Von den Werteorientierungen, die durch die Ziele hindurch auf uns scheinen 211
- Leuchtturm und Leuchtfeuer. Oder: Ausgerichtet auf mein Licht 212
- Kompass. Oder: Komm, pass auf! 212
- Das Glas füllen. Oder: Das Große zuerst 213
- Der lange Korridor. Oder: Wählen Sie die Türen, die Sie öffnen wollen 214
- Zwei Kinder im Auto. Oder: Vom Leid des einen und der Freude des anderen 215
- Grabrede. Oder: Noch können Sie es ändern 216
- Wofür soll Ihr Leben stehen? Oder: Von der Vorausschau der Rückschau 216
- Ein Film über Sie. Oder: Wäre der zweite Film deutlich anders als der erste? 217

- Mit Dämonen in einem Boot. Oder: Oftmals sind die Umstände keineswegs günstig 218
- Bubble. Oder: Werteausrichtung und Verletzlichkeit 219
- Alle würden es gut finden. Oder: Wenn es wirklich um die eigene Verantwortung geht 220
- Der Busfahrer. Oder: Wer sagt, dass Reisen nur angenehm sind 221
- Der Hammer. Oder: Es kommt darauf an 222
- Der unerwünschte Partygast. Oder: Schade, dass es so war – was ein Glück! 223
- Unmöglich. Oder: Oder? 225
- 86.400 Sekunden. Oder: Wozu Mathematik doch gut ist 225

Sachwortverzeichnis

A
Achtsamkeit 54f.
Akzeptanz 16, 54, 101, 115, 131f., 170
Akzeptanz- und Commitmenttherapie (ACT) 15, 19, 39, 73, 163
Akzeptanz- und Commitmenttherapie (ACT)
– Hexaflex 16
– kognitive Fusion 146, 172
– Wirksamkeit 19

B
Bereitschaft in der ACT 115, 131
Bereitwilligkeit 115f.
– Mangel an 119
Bewertungen 151
Bezugsrahmentheorie (BRT) 20, 23, 173, 199
– Analogien 21
– Metaphern 22

C
Commitment 16, 183f.

D
Defusion 16, 49, 54, 146f., 161, 221

E
Engagiertes Handeln 183f.
– Selbstverpflichtung 184
Entspannungstechniken 65
Erlebensvermeidung 103f., 115, 201

F
Funktionaler Kontextualismus 20
Fusion 149, 154

G
Gedankenunterdrückung 46
Gefühle 93, 127
Gegenwart 16, 39f., 54, 131
– bewusstes Erleben 41

K
Kontrollstrategien 84f., 90, 115, 132
Kreative Hoffnungslosigkeit 73f.

M
Metaphern
– Einsatz 26
– Funktion 30
– physiologische Wirkung 31
– Präsentation 32f.
– vorzeitiges Beenden 37

P
Pliance 24
Psychische Flexibilität 16, 55, 132
– Hexaflex 17

R
Regelgeleitetes Verhalten 22
Rigidität 24

S
Selbst 16, 54, 172f.
– -als-Kontext 172f., 179f.
– -als-Konzept 172f., 175f.
– Beobachtendes Selbst 172f., 180f.

T
Therapeutische Beziehung 15

V
Vermeidungsstrategien 114

W
Werteorientierungen 16, 208f., 215

Z
Ziele 208, 215